常见九大骨关节疾病诊断与治疗

CHANGJIAN JIUDA GUGUANJIE JIBING ZHENDUAN YU ZHILIAO

主　编　杨海鹏　　杨卫青

副主编　宫维勇　　孙国威　　杨　娜　　刘梦池

编　者　吴新峰　　仇智广　　谢中宝　　吴英超

　　　　王海亮　　张宝亮　　王立明

U0293537

河南科学技术出版社

·郑州·

内容提要

本书简要介绍了常见九大骨关节疾病的病因病理、临床表现、诊断标准、检查方法等,详细阐述了其注射治疗、非损伤性治疗、药物治疗、中医治疗、自然疗法、药酒治疗、物理化学治疗及注意事项等。本书力求集可操作性、实用性、知识性于一体,重点突出、图文并茂、由浅入深、通俗易懂,适合全科医师、基层医务人员及患者阅读参考。

图书在版编目（CIP）数据

常见九大骨关节疾病诊断与治疗/杨海鹏,杨卫青主编. 一郑州：河南科学技术出版社,2021.3

ISBN 978-7-5725-0270-5

Ⅰ.①常… Ⅱ.①杨… ②杨… Ⅲ.①关节疾病－诊疗 Ⅳ.①R684

中国版本图书馆 CIP 数据核字（2021）第 012551 号

出版发行：河南科学技术出版社
　　　　　北京名医世纪文化传媒有限公司
　　　　　地址：北京市丰台区万丰路 316 号万开基地 B 座 1-115　邮编：100161
　　　　　电话：010-63863186　010-63863168
策划编辑：焦万田
文字编辑：刘英杰
责任审读：周晓洲
责任校对：龚利霞
封面设计：中通世奥
版式设计：崔刚工作室
责任印制：苟小红
印　　刷：河南省环发印务有限公司
经　　销：全国新华书店、医学书店、网店
开　　本：850 mm×1168 mm　1/32　印张：9.125　字数：229 千字
版　　次：2021 年 3 月第 1 版　　2021 年 3 月第 1 次印刷
定　　价：46.00 元

前　言

骨关节疾病是人类的常见病、多发病。目前全世界约有 3.6 亿人患有不同程度的关节疾病,其中大多数人因骨性关节炎、类风湿关节炎、风湿性关节炎、慢性关节痛、骨质疏松症、滑膜炎、腰背痛及各类意外伤害事故而承受巨大痛苦。

骨关节疾病是一组疾病的总称:既有骨骼和关节自身的病变,也有身体其他系统疾病在骨关节局部的反应;既有骨关节部位的临床表现,也存在全身多系统、器官的症状和体征。许多骨关节疾病既有外科治疗方法,如手术、穿刺、注射、针灸等,也有非损伤性的治疗方法,如药物治疗、药酒治疗、运动疗法、理疗、按摩、中医外治、中药治疗等。

本书分为九部分,包括风湿热与风湿性关节炎、类风湿关节炎、痛风、滑膜炎、颈椎病、肩周炎、强直性脊柱炎、腰椎间盘突出症、骨性关节炎。本书简要介绍了骨关节疾病的病因病理、临床表现、诊断与鉴别论断等,重点介绍了其治疗方法、预防措施及注意事项等。

骨关节疾病的治疗应在诊断明确、检查完善的基础上进行。如果应用中医药疗法或中西医结合疗法治疗疾病,还应辨证施治,以便取得理想疗效。由于疾病不同的特点和个体差异等因素,可能出现相似的疾病须选择不同的治疗方法,建议患者参考、应用本书涉及和介绍的疗法时,应在专业人员的指导下进行,注意适应证和禁忌证,以免产生不良后果。

我们相信本书一定会对广大全科医师、基层医师、患者或对医学知识感兴趣的人们有所帮助，为他们提供骨关节疾病最基本的医学参考。由于受到各种客观条件的限制，加之医学技术日新月异，本书在编写过程中一定存在许多难以令人满意的地方，欢迎广大读者给予批评指正。

编　者

目 录

一、风湿热与风湿性关节炎

（一）病因病理

风湿热是由 A 族乙型溶血性链球菌感染后发生的一种自身免疫性疾病，引起全身结缔组织病变，主要侵犯关节、心脏、皮肤，偶可累及神经、血管、浆膜、肺、肾等。常见的病因主要包括以下两种。

1. **A 族 β 型溶血性链球菌感染**　A 族 β 型溶血性链球菌与风湿热的病因学关系，已得到临床、流行病学、细菌学及免疫学间接证据的支持。前瞻性长期随访资料显示，抗生素治疗和预防链球菌感染可减少风湿热的初发及复发；链球菌感染流行后其发病率显著升高；细菌学研究表明大多数患者咽拭子培养有 A 族 β 型溶血性链球菌生长；免疫学研究证实，风湿热发病前均存在先期的链球菌感染史，如咽峡炎、扁桃腺炎或猩红热，这些患者血清中存在抗链球菌抗体。此外，感染途径也是至关重要的，链球菌咽部感染曾被认为是风湿热的必要条件。

2. **遗传易感因素**　临床观察发现，并非所有感染 A 族 β 型溶血性链球菌的人群都会发病，即使是严重感染者，也只有 1%～3%会患病。链球菌感染后只有部分人群发病的事实，提示宿主遗传易感性的存在，但其确切的关系尚不清楚。

中医学认为风湿性关节炎是一种痹证，当机体内正气虚，阳气不足，卫气不能固表，腠理不密，又久住潮湿之地，以及外受风、寒、湿三邪侵入而发病。

（二）临床表现

1. 风湿性关节炎在发病前 1～3 周约 50% 患者有咽炎、扁桃腺炎及上呼吸道感染史。可有全身乏力、食欲缺乏、烦躁等前驱症状，继而出现高热、关节红肿、皮下结节，环形红斑，甚至有心肌炎、心内膜炎、心包炎、舞蹈病、胸膜反应等症状，其次有关节疼痛、发热、风湿性心肌炎病史。

2. 实验室检查发现心电图 P-R 间期延长，白细胞计数升高，红细胞沉降率加快，C 反应蛋白阳性。

3. 风湿热患者风湿性关节炎发病率为 75% 以上，典型的关节表现有以下 7 个方面。

（1）游走性多关节炎，所谓游走性是指首先受累的关节局部炎症及活动受限持续几日，然后自然消退，接着其他部位出现关节炎，同样持续几日后消失，又转移至其他关节，如此此起彼伏的、游走性现象是风湿性关节炎的特征。

（2）对称性关节受累，如常对称累及膝、踝、肩、腕、肘、髋等大关节。

（3）局部呈红、肿、热、痛的炎症表现及关节功能障碍。

（4）部分患者几个关节同时发病。

（5）手、足小关节或脊柱关节等也可累及，但少见。罕见因手反复发作关节炎而出现掌指关节尺侧偏移及半脱位，称 Jaccoud 关节病。

（6）一般没有骨质破坏，急性炎症消退后，关节功能完全恢复，不遗留关节强直和畸形，但关节炎可反复发作。

（7）关节局部炎症的程度与有无心肌炎或心瓣膜病变无明显关系。

（三）实验室检查与临床分型

1. 实验室检查　风湿热的相关检查主要有抗链球菌溶血素

"O"(ASO)试验、红细胞沉降率和 C 反应蛋白。

（1）ASO 试验：被 A 族溶血性链球菌感染后 1 周，患者血清中即可产生一定量的抗链球菌溶血素"O"抗体，感染后第 3～4 周达到高峰，可持续较长时间。ASO 抗体滴度在 1：600 以上者为阳性，提示患者近期被链球菌感染。

但是，链球菌感染可致多种疾病，急性扁桃腺炎、急性肾小球肾炎 ASO 抗体均有升高，所以 ASO 抗体升高不一定患上了风湿热。

（2）红细胞沉降率：简称血沉。红细胞沉降率增快是由于血浆中大而不对称的分子如纤维蛋白、球蛋白及 γ 球蛋白等增加，这些蛋白分子可促进红细胞形成串状，从而加速了红细胞的沉降。它的升降与风湿活动度相一致，也可作为有效的诊断指标。低活动时：20～40mm/h；中等活动时：40～80mm/h；高活动时：＞80mm/h。

（3）C 反应蛋白：在某些疾病中，特别是在急性期出现的一种异常球蛋白，因为它能与肺炎球菌的 C 多糖体起沉淀反应，故称为 C 反应蛋白。

C 反应蛋白是细菌感染和严重组织损伤的一项诊断指标，常用于判定炎症性质及病情活动情况。风湿热、类风湿关节炎、系统性红斑狼疮、感染、创伤等疾病的活动期及手术后可呈阳性反应，静止或恢复期消失。

C 反应蛋白的正常指数＜8mg/L。风湿热急性期的 C 反应蛋白在 30mg/L 以上，疾病缓解后 C 反应蛋白会渐渐恢复正常。

2. 临床分型　通常将风湿热分为单纯急性型、反复发作型、急性暴发型和潜伏型。

（1）单纯急性型：患者抵抗力好，同时配合有效治疗，初发的风湿热可得到及时控制，不复发也不遗留心瓣膜病变。

（2）反复发作型：病情反复发作，每次发作持续数周至数月，继而进入非活动期，以后又复发。此时心脏病变逐渐加重。

（3）急性暴发型：人体抵抗力差或致病因素强，患者表现为高热、严重心肌炎和心功能不全等。多见于儿童，预后很差。

（4）潜伏型：风湿热症状不明显而呈隐匿性进行，逐渐形成心瓣膜病。本病有反复发作倾向，如预后较差，可能与没有给予及时合理的治疗有关。初次发现者应采取有效措施，控制病情，争取早日治愈。

（四）诊断与鉴别诊断

1. 诊断

（1）主要表现：心肌炎、多关节炎、舞蹈症、环行红斑、皮下节结。

（2）次要表现：已经有风湿热或患风湿性心脏病、关节痛、发热、红细胞沉降率加速或 C 反应蛋白阳性或白细胞数增多、心电图 P-R 间期延长。

凡临床上有以上 2 项或 1 项主要表现加 2 项次要表现，并有近期链球菌感染证据，如溶血性链球菌增高或咽拭子培养阳性者，可确诊为风湿热。

2. 风湿性关节炎与类风湿关节炎进行鉴别　风湿热是链球菌感染所致，早期关节表现为红、肿、热、痛，功能障碍，红细胞沉降率升高，溶血性链球菌增高，X 线片无明显改变，愈后不留下任何瘢痕。

类风湿关节炎是因自身免疫功能失调所致，多表现为晨僵、肿胀、疼痛、小关节对称性受累、类风湿因子阳性、X 线片可见骨质疏松，可留下关节畸形强直。

风湿热与类风湿关节炎，虽有相似的临床表现，但从其发病机制、实验室检查、X 线片、疾病预后来说，均有不同，治疗原则也不相同，治疗康复需要在医生指导下进行。

(五)中医辨证分型

国家中医药管理局 1994 年 6 月 28 日发布的《中华人民共和国中医行业标准·中医病证诊断疗效标准》将本病称为风湿痹，指出：风湿痹由于风寒湿热等外邪入侵，闭阻经络关节，气血运行不畅，以全身关节呈游走性红、肿、痛为主要临床表现。证候分类有行痹、痛痹、着痹、热痹和虚痹。

1. 行痹(风邪偏胜) 肢体关节肌肉痛，游走不定，屈伸不利，或见恶风发热等。舌苔薄白，脉浮。

2. 痛痹(寒邪偏胜) 肢体关节痛较剧，遇寒加重，得热痛减，昼轻夜重，关节不能屈伸，痛处不红，触之不热。苔白滑，脉弦紧。

3. 着痹(湿邪偏胜) 肢体关节重着酸痛，痛处固定，下肢为甚，或有肿胀，肌肤麻木，阴雨天气加重。舌苔白腻，脉濡缓。

4. 热痹(热邪偏胜) 起病急骤，关节痛，局部红肿灼热，痛不可触，屈伸不利，得冷稍舒。多有发热、恶风、多汗、心烦口渴。舌红苔黄，脉滑数。

5. 虚痹(气血两虚) 病程日久，反复不愈，关节痛，时轻时重。面黄无华，心悸自汗，头晕乏力。舌质淡，苔薄白，脉濡。

(六)西医治疗

1. 药物治疗 风湿热与风湿性关节炎的治疗主要是控制感染。其目的是消除链球菌感染和缓解关节痛症状。

(1)青霉素：消除链球菌感染的药物近年有不少新的进展，从疗效和经济角度出发，目前仍首选青霉素，须做皮试。用青霉素治疗分以下 4 种情况：①感染不太严重者，可用青霉素 80 万～160 万 U，分 2 次肌内注射，连续 10～14d。或长效青霉素，成人 120 万 U，体重 27kg 或以下者，用 60 万 U，1 次肌内注射。②感染较严重者：可用长效青霉素，160 万～240 万 U/d，儿童 80 万～160 万 U/d，分 2 次肌内注射，连续 10～14d。亦可用口服青霉素

Ⅴ,儿童 250mg,成人 500mg,每日 2～3 次,疗程 10～14d。③对青霉素过敏者,可用红霉素口服,儿童 30mg/(kg・d),总量最大每日为 1g,成人每日为 1.5g,分 2～4 次口服,疗程 10～14d。④对红霉素耐药或不能耐受者,可用阿奇霉素,疗程 5d,16 岁以上者第 1 日 500mg,第 2 至第 5 日 250mg,1 次服用。亦可用头孢菌素类药物,如头孢氨苄,疗程 10～14d。

如果青霉素治疗失败,再发风湿热或风湿性关节炎,可加用利福平或改用林可霉素、替卡西林、克拉维酸钾治疗。

(2)乙酰水杨酸:又称阿司匹林(aspirin,ASA)。

(3)吲哚美辛(消炎痛):可以阻断前列腺素合成,具有消炎、镇痛、解热等功效,临床上用于治疗关节炎。吲哚美辛是最强的前列腺素(PG)合成酶抑制药之一,具有显著抗炎、解热、镇痛作用,但不良反应多,30%～50%用治疗量后发生不良反应,约 20%患者必须停药。故本药仅用于其他药物不能耐受或疗效不显著的患者。对急性风湿性和类风湿关节炎的疗效与保泰松相似,约2/3 患者可得到明显改善。如果连用 2～4 日仍不见效者,应改用他药。本药禁用于孕妇、儿童、机械操作员、精神失常、溃疡病、癫痫、帕金森病及肾病患者。每日剂量为 75～100mg,分 3 次服用,胃肠反应较布洛芬、萘普生、双氯芬酸更多。属同类结构的还有舒林酸、阿西美辛等。

(4)布洛芬:本品为苯丙酸类非甾体抗炎药,是有效的 PG 合成酶抑制药,具有解热、镇痛及抗炎作用,其作用比阿司匹林、保泰松或对乙酰氨基酚强,多用于扭伤、劳损、下腰痛、肩周炎、滑囊炎、肌腱及腱鞘炎,以及牙痛和术后疼痛、类风湿关节炎、骨性关节炎等病。每日剂量为 1.2～2.4g,分 3～4 次服用。20%～30%患者有胃肠不良反应,严重者可出现上消化道出血。同类药物有洛索洛芬(乐松)。

(5)非普拉宗:本品为吡唑酮类非甾体抗炎药,具有抗炎、镇痛作用,并有一定的解热作用。与氢化可的松、保泰松、甲芬那酸、吲哚美辛等相比,其抗炎效果相等或较优。本品的镇痛效果稍强于等剂量的保泰松。临床试验表明,本品对患者关节痛、肌痛、腰痛的改善最快者为 1~2d,一般 1~2 周开始减轻,并对降热也有一定效果,其他症状如僵硬、关节功能障碍等也有不同程度的改善。本品胃肠耐受性好,是较好一种抗风湿药物。不良反应较保泰松明显少。每日剂量为 200~600mg。

(6)阿西美辛:本药是一种吲哚衍生物,可影响炎症反应的多个环节而发挥其抗炎、镇痛作用。它可抑制蛋白变性,稳定溶酶体膜,抑制蛋白酶、透明质酸酶及组胺释放,本药还具有抗缓激肽活性,抑制前列腺素的作用,抑制补体的作用明显强于吲哚美辛。与其他非甾体类抗炎药物一样,本药可抑制血小板聚集。主要代谢产物是吲哚美辛,每日剂量为 30~90mg。

(7)舒林酸:本品为非甾体类前体抗风湿药,吸收后,经过两步生物转化即可逆还原成硫化物代谢产物及不可逆地氧化为无活性的砜代谢产物。其活性代谢产物是一个有效的前列腺素合成抑制药,具有消炎、镇痛和解热性能,能使炎症、疼痛和压痛等症状迅速缓解并可促使关节活动的早期恢复。本药主要以无生物活性的代谢物随尿排出,对肾功能的影响比其他非甾体类消炎药小。每日剂量为 200~400mg。

(8)双氯芬酸:芬酸类药物中抗炎作用最强者,其消炎、镇痛及解热作用比阿司匹林强 26~50 倍,比吲哚美辛强 2~2.5 倍。该药特点为药效强、剂量小、个体差异小、不良反应轻微。于 1974 年在日本上市,其后 30 多年的临床经验充分证实了该药的疗效。双氯芬酸口服吸收迅速,血清半衰期 2h,与血浆蛋白结合率高达 96%,滑液中的浓度高于血浆,主要由肾排泄。作用机制主要系通过抑制 COX 来阻断前列腺素的产生而发挥抗炎镇痛效果。双氯芬酸作为芬酸类目前临床应用的最主要药物。其作为抗炎、镇痛和解热药在临床应用的 31 年间,已在全球 120 多个国家数以亿计的风湿性和非风湿性患者中应用。与众多的抗炎药相比,其疗效和安全性均处于较好的水平,并被一些研究者认为是抗炎药中重要的和具有较高价值的产品,是治疗风湿性疾病最安全的药物之一。正因为如此,该药不仅在以往的临床实践中经常使用,而且在当今及将来仍是抗炎和镇痛治疗中的首选药物之一。双氯芬酸口服吸收迅速,血清半衰期 2h,与血浆蛋白结合率高达 96%,主要由肾排泄。作用机制主要系通过抑制 COX 来阻断前列腺素的产生而发挥抗炎镇痛效果。每日剂量为 75~150mg。

(9)双氯芬酸/米索前列醇:本品为双氯芬酸与米索前列醇的复方制剂。米索前列醇用于预防由于非甾体消炎药物诱发的胃或十二指肠溃疡,减少双氯芬酸对胃肠道的刺激。每日剂量为 75~150mg。

(10)酮洛芬:本品为苯丙酸类非甾体抗炎药。本品具有镇痛、消炎和解热作用,其特点为高效低毒性,疗效优于同类布洛芬。临床试验表明,在同等剂量下,抗炎镇痛作用比阿司匹林强约 150 倍,解热作用 4 倍于吲哚美辛,100 倍于阿司匹林。毒性为吲哚美辛的 1/20。血浆半衰期为 1~4h。每日剂量为 100~200mg。

(11)萘普生:本品为苯丙酸类非甾体抗炎药。萘普生为强效非甾体消炎镇痛药。抗炎作用约为保泰松的 11 倍,镇痛作用约为阿司匹林的 7 倍,解热作用约为阿司匹林的 22 倍,为一种低毒性的消炎、镇痛、解热药,耐受性好。其作用及用途与酮洛芬相似。血浆半衰期为 13~14h,大于酮洛芬(1~4h)。每日剂量为 250~500mg。

(12)非诺洛芬(苯氧布洛芬):本品为非诺洛芬复方制剂,具有解热、镇痛、消炎的作用,用于关节炎、骨性关节炎、关节强直性脊椎炎及痛风等。不良反应主要为消化不良、腹部不适、鼻塞、皮疹。肾功能不全者慎用。胃溃疡患者禁用。每日剂量为 300~1200mg。

(13)吡罗昔康:本品为苯噻嗪类非甾体抗炎药,本品为目前较好的长效抗风湿药。对风湿性及骨风湿性关节炎的疗效与阿司匹林、吲哚美辛及萘普生相同而不良反应少。半衰期为 36～45h。用药剂量小,每日服用 1 次(20mg)即可有效。由于本药为强效抗炎镇痛药,对胃肠道有刺激作用,剂量过大或长期服用可致消化道出血、溃疡。每日剂量为 10～40mg。

(14)美洛昔康(莫比可):本品为非甾体抗炎药,更具 COX-2 选择性,不良反应较轻。临床试验数据报道胃肠道不良反应大约占治疗患者的 18％。

美洛昔康由德国研制出品,在 1996 年以商品名 Mobic 首次在南非上市,被用于风湿性关节炎及类风湿关节炎。美洛昔康的优点为剂量小,不良反应轻,长效(1d 1 次),治疗费用低。每日剂量为 7.5～15mg。

(15)尼美舒利:(美舒宁)本品功能基团为磺基,具有高度选择性抑制 COX-2 的特点。据国外文献报道,尼美舒利对 COX-2 选择性比对 COX-1 强 1000 倍左右,有学者认为尼美舒利是目前世界药物市场唯一的 COX-2 抑制药。另外,尼美舒利不会导致阿司匹林哮喘,且较长时间的应用不会导致关节软骨的进一步破坏。常见的不良反应有过敏性皮疹、头痛、眩晕。每日剂量为100～200mg。

2. **物理疗法** 急性或慢性期间风湿性关节炎都可使用理疗,理疗使受累关节消炎、镇痛,而且能降低机体敏感度而达到脱敏。

(1)急性期:①紫外线方法。用红斑量紫外线照射,可有脱敏、消炎、止痛的作用。一般首次可照射 3～6 个生物剂量,每个关节隔 1～2d 照射 1 次,重复照射时,视前次照射后的皮肤红斑反应,增加 1～3 个生物剂量,每个关节照 4～5 次。如数个关节同时出现炎症,可轮流照射,每日不超过 2 个大关节。②离子导入疗法。通常采用水杨酸钠离子导入和具有较强脱敏作用的钙离子导入,也可以用祛风镇痛的中药导入。方法是在 400cm² 电极板上放置上述药物置于肩胛间,另两个 200cm² 电极板放于两小腿屈侧,20～30mAh,15～20min,每日1次,15～20次为1个疗程。亦可采用领区钙离子导入疗法。如属四肢小关节,可用四槽浴水杨酸钠阴极导入,电流量20～30mAh,时间20min,每日1次,15～20次为1个疗程。③硫化氢浴疗法。硫化氢浴对风湿性关节炎的亚急性期可考虑应用,但须注意心脏情况。硫化氢浓度为100～150mg/L,水温37～38℃,持续12～15min,每日或隔日1次,10～15次为1个疗程。④蜡疗法。在亚急性期用蜡疗以消肿、镇痛,如为手足部可用浸法,即将肢端先涂一层蜡后,慢慢浸入50～55℃石蜡液中,每次30～40min,也可用蜡盘或蜡垫包敷法,持续20～30min,每日1次,16次为1个疗程。

(2)慢性期:①矿水浴、温水浴疗法。选用全身浴时,勿使心脏增加负担。矿水浴,淡水浴温度38～39℃,每次15min,每日1次。盐水浴每浴盆放2kg食盐,温度37～38℃,氡水浴浓度0.50～1.50kBq/L,温度36～37℃,每次12～15min,每日或隔日1次。硫化氢浴浓度100mg/L,温度为37℃,每次115min,隔日或每日1次。氡浴、硫化氢浴疗程不宜过长,一般12～15次为1个疗程。②温热疗法。局部泥敷法,泥温45～48℃,20～30min,每日1次,15～20次为1个疗程。蜡疗法可根据罹患关节部位选用蜡盘法、槽垫法或浸蜡法,时间20～30min,15～20次为1个疗程。③离子导入疗法。可用全身水杨酸或钙离子导入法,或用局部对置法导入,四肢小关节可用四槽浴导入法,导入药物可选用亚硫酸钠、镁或中草药导入,每次15～20min,每日1次,15～20次为1个疗程。④短波、超短波疗法。当有关节腔炎性渗出或痛觉时,可用超短波治疗,板状电极在关节部对置,无热或微热量,每次15min,每日1次,15次为1个疗程。短波透热,用板状电极或螺旋柱状电缆极于关节部,温热量,每次15min,15次为1个疗程。亦可选用微波疗法,用圆形或长形辐射器置于关节部位,距离10～15cm,功率用40～100W,时间5～10min,每日1次,15次为1个疗程。⑤紫外线疗法。急性期未用过紫外线治疗时,可用红斑量紫外线对关节轮流照射,或采用全身紫外线照射法。每日或隔日1次,18~20次为1个疗程。⑥其他。可采用红外线或电光浴局部照射,每次20min,每日1次。也可并用按摩、体育疗法。

(七)中医治疗

1. 辨证治疗

(1)行痹:①症状。肢体关节酸痛,游走不定,关节屈伸不利,或有恶寒发热。苔薄白,脉浮。②治则。祛风通络,散寒除湿。③方药。防风汤(防风、甘草、当归、茯苓、杏仁、桂枝、黄芩、秦艽、葛根、麻黄)。

(2)痛痹:①症状。肢体关节痛较剧,痛有定处,得热痛减,遇寒痛增,关节不可屈伸,局部皮色不红,触之不热。苔薄白,脉弦紧。②治则。温经散寒,祛风除湿。③方药。乌头汤(乌头、麻黄、芍药、甘草、黄芪)。

(3)着痹:①症状。肢体关节重着,酸痛,或有肿胀,痛有定处,手足沉重,活动不便,肌肤麻木不仁。苔白腻,脉濡缓。②治则。除湿通络,祛风散寒。③方药。薏苡仁汤(薏苡仁、当归、芍药、麻黄、肉桂、炙甘草、苍术)。

(4)热痹:①症状。关节痛,局部灼热红肿,得冷稍舒,痛不可触,或兼有发热,恶风,口渴,烦躁不安等全身症状。苔黄燥,脉滑数。②治则。清热通络,祛风除湿。③方药。白虎桂枝汤(生石膏、知母、桂枝、粳米、甘草)。

(5)虚痹:①症状。病程日久,反复不愈,气血两虚,关节痛,时轻时重,面黄无华,心悸自汗,头晕乏力。舌质淡,苔薄白,脉濡。②治则。补益气血,搜风通络。③方药。独活寄生汤(独活、桑寄生、杜仲、牛膝、细辛、秦艽、茯苓、桂心、防风、川芎、人参、甘草、当归、芍药、干地黄)。

2. 中成药

(1)疏风定痛丸:①组成。马钱子(制)、麻黄、乳香(醋制)、没药(醋制)等。②功效。祛风散寒,活血止痛。用于风寒湿痹,筋脉不舒,四肢麻木,腰腿痛,跌打损伤,瘀血作痛。③使用说明。按量服用,不宜多服。体弱者慎服,孕妇忌服。

(2)正清风痛宁:①组成。青风藤中提取的主要成分食盐酸青藤碱。②功效。祛风除湿、活血通络、利水消肿。用于各种关节炎、类风湿关节炎、骨性关节炎、强直性脊柱炎、肩周炎、痛风等。③用法用量。口服,每次1~4片,每日3次。饭前服或遵医嘱。④使用说明。本品安全性好,对胃肠道刺激性小,长期使用对心、肝、肾、生殖系统等重要器官未见不良反应。但要注意皮肤潮红、灼热、瘙痒、皮疹,偶见胃肠不适、恶心、食欲减退、头昏、头痛、白细胞减少和血小板减少等不良反应。

(3)宝光风湿液:①组成。独活、桑寄生、羌活、川芎、鹿角胶、鳖甲胶等。②功效。祛风除湿,养血通络,补养肝肾。适宜于治疗各种关节炎、类风湿关节炎及肩周炎、骨质增生、新旧软组织损伤等,可用于肝肾血亏、风寒湿痹、骨关节痛、四肢麻木等。③用法用量。每日2~3次,每次10ml,饭后服。④使用说明。严重心、肝、肾功能损害者慎用,乙醇过敏者禁用。孕妇忌服。

(4)风湿骨痛胶囊:①组成。制川乌、制草乌、红花、木瓜、乌梅、麻黄、甘草等。②功效。温经散寒,通络止痛。用于寒湿闭阻经络所致的痹证,症见腰脊痛、四肢关节冷痛等症状者可以服用。③用法用量。口服,每次2~4粒,每日2次。④使用说明。孕妇禁服。

(5)云南白药气雾剂:①组成。三七、重楼等。②功效。活血散瘀,消肿止痛。适宜于跌打损伤、瘀血肿痛、肌肉酸痛及关节痛者。③用法用量。每日3~5次,喷于伤患处。④使用说明。孕妇忌用,酒精过敏者忌用,皮肤破伤处不宜喷敷。

(6)双虎肿痛宁:①组成。搜山虎、黄杜鹃根、生川乌、生草乌、生天南星、生半夏、樟脑、薄荷脑。②功效。化瘀行气,消肿止痛,舒筋活络,祛风除湿。用于跌打损伤,风湿痹病。症见关节、肌肉局部瘀肿痛,活动受限,关节屈伸不利;软组织损伤、风湿性关节炎、类风湿关节炎见上述证候者。并可作为骨折及脱臼复位等手术局部麻醉止痛用。③剂型规格。搽剂:每瓶 25ml、60ml 或 80ml。④用法用量。外用。擦患处,每日 3～4 次。⑤注意事项。外用药,严禁内服。孕妇忌用。皮肤破损处不宜使用。对本药发生过敏者立即停用。

(7)沈阳红药片:①组成。当归、川芎、白芷、三七、红花、土鳖虫、延胡索。②功效。活血止痛,祛瘀生新。用于跌打损伤、风湿痹病。症见损伤局部皮肤青紫,筋骨肿痛,活动受限,或风湿瘀血阻络,关节、肌肉痛,肢体麻木,屈伸不利;软组织损伤、风湿关节炎、类风湿关节炎、痛风见上述证候者。③剂型规格。糖衣片:每片 0.25g。还有胶囊、橡胶膏、气雾剂等剂型。④用法用量。空腹温开水或黄酒送服。1 次 2 片,每日 2 次,儿童减半。⑤注意事项。孕妇禁用,经期停用。服用本品出现变态反应者停止使用。

(8)养血荣筋丸:①组成。当归、赤芍、鸡血藤、何首乌(黑豆酒炙)、党参、炒白术、铁丝威灵仙(酒炙)、续断、桑寄生、盐补骨脂、伸筋草、透骨草、油松节、木香、陈皮、赤小豆。②功效。养血荣筋,祛风通络。用于陈旧性跌打损伤导致的局部筋骨痛,肌肉萎缩,肢体麻木,关节屈伸不利;网球肘、扳机指、桡骨茎突狭窄性腱鞘炎、足跟痛见上述证候者。③剂型规格。大蜜丸:每丸 9g。④用法用量。口服。1 次 1～2 丸,每日 2 次。⑤注意事项。孕妇禁服。

(9)舒筋定痛片:①组成。乳香(醋制)、没药(醋制)、红花、大黄、土鳖虫、当归、自然铜(醋煅)、硼砂(煅)、骨碎补。②功效。舒筋活血,消瘀止痛。用于跌打损伤、扭挫伤、碾伤、骨折伤筋、闪腰岔气,肌肉、肌腱、韧带损伤,气血运行不畅,阻滞经络所致局部皮肤青紫瘀肿、疼痛剧烈、功能活动障碍,以及慢性腰腿痛、风湿痹痛。软组织损伤、急性腰扭伤、胸胁迸伤、骨折见上述证候者。

③剂型规格。糖衣片:每次 0.25g(片芯重)。④用法用量。口服。1次 4 片,每日 2 次。⑤注意事项。高血压病、心脏病者慎服。孕妇、肝功能异常及乙醇过敏者忌服。骨折、脱臼者应手法复位后,再用药物治疗。

3. 验方

(1)消痹汤:①组成。桂枝 10g,威灵仙 15g,海风藤 20g,鸡血藤 30g,桑寄生 30g,续断 20g,狗脊 20g,茯苓 20g,附子 10g。②做法。上药放锅中,加水足量,浸 1h 后,煎取汁服用。每日 1 剂,早晚各煎 1 次,于饭后 1h 温服。③说明。本方的功用在于祛风散寒、利湿通络、活血化瘀、消肿止痛,适宜于寒邪偏胜、肢体关节痛较剧、遇寒加重、得热痛减、昼轻夜重、关节不能屈伸、痛处不红、触之不热者服用。

(2)寄秦汤:①组成。独活 20g,桑寄生 20g,豨莶草 30g,秦艽 12g,当归 12g,苍术 15g,防己 10g。②做法。上药放锅中,加水足量,浸 1h 后,煎取汁服用。每日 1 剂,早晚各煎 1 次,于饭后 1h 温服。③说明。本方祛风湿、通痹阻,适宜于关节炎湿邪偏胜、肢体关节重着酸痛、痛处固定、下肢为甚,或有肿胀、肌肤麻木、阴雨天加重者服用。

(3)麻黄石膏汤:①组成。麻黄 3g,生石膏 30g,茯苓 15g,威灵仙 15g,秦艽 10g。②做法。先取石膏加水煎 30min,然后放入其他药,煎 30min 后取汁,然后加水再煎 1 次。最后,将 2 次药汁混合,分 2 次服用。每日 1 剂,于饭后 1h 温服。③说明。本方祛风散寒、清热利湿,适宜于关节炎热邪偏胜、关节痛、局部红肿灼热、痛不可触、屈伸不利、得冷稍舒,或有发热恶风、汗出、心烦口渴者服用。

(4)灵风饮:①组成。威灵仙 20g,海风藤 20g,生甘草 6g。②做法。上药同放锅中,加水浸 1h 后煎煮取汁,连煎 2 次,混合药汁,分 2 次于饭后温服。③说明。本方有明显的祛风镇痛作用,适宜于风邪偏胜、肢体关节肌肉痛、游走不定、屈伸不利,或见恶风发热者服用。

(5)二藤茅根汤:①组成。忍冬藤 30g,白毛藤 30g,白茅根 30g。②做法。忍冬藤、白毛藤、白茅根放锅中,加水浸 1h,煎取汁温服。③说明。本方清热通络,祛风除湿,适宜于关节痛、局部灼热红肿、痛不可触、口渴、烦闷不安者服用。

(6)忍冬桑枝饮:①组成。忍冬藤 30g,桑枝 30g。②做法。上药放锅中,加水浸 1h,然后煎 30min,取汁温服,早晚各 1 次,连服 1 周。③说明。本方清热凉血、通络行痹,适用于风湿热急性期发热、关节红肿热痛者。

(7)络石寄生饮:①组成。络石藤 30g,常青藤 20g,桑寄生 20g,伸筋草 20g。②做法。上药放锅中,加水足量,浸 1h 后,煎取汁服用。每日 1 剂,早晚各煎 1 次,于饭后 1h 温服。③说明。适用于脉络痹阻、关节挛急疼痛者。

(8)豨莶茄根饮:①组成。豨莶草 30g,桂枝 10g,茄根 15g。②做法。上药放锅中,加水浸 1h,然后煎 30min,取汁温服,早晚各 1 次,连服 1 周。③说明。方中桂枝性温,配合有祛风湿作用的豨莶草、茄根,适用于关节屈伸不利、肢体酸痛、游走不定者。

(9)柿叶茶:①组成。柿叶 30g,山楂 30g,冰糖 30g。②做法。柿叶晒干用,研成粗末;山楂研碎。将柿叶、山楂和冰糖一并放杯中,冲入沸水,加盖闷 10min 后饮用。③说明。柿叶与山楂合用,有益于保护和增强血管功能、防治关节炎。

4. 抗风湿药酒 风湿性关节炎是一种常见的急性或慢性结缔组织炎症,可反复发作并累及心脏。临床以关节和肌肉游走性酸楚、疼痛为特征。

类风湿关节炎是一种以关节滑膜炎为特征的慢性全身性自身免疫性疾病。滑膜炎持久反复发作,可导致关节内软骨和骨的破坏,关节功能障碍,甚至残疾。血管炎病变累及全身各个器官,故本病又称为类风湿病。寒冷、潮湿、疲劳、营养不良、创伤、精神因素等,常为本病的诱发因素。

中医学认为此病因外感风寒湿邪,合而为病入络,流注关节阻遏气血,风邪水湿乘虚而入,侵犯于筋脉使其经络闭塞,闭者不通,不通则疼,疼久者必痛,痛久必结,结久者必肿,肿久者必热,这就是阴阳失调,脏腑相互不能滋生而致肿胀疼痛的机制。根源为气血不活、毛细血管及微循环不畅所致。中医的疗法是以调理微循环为主,只要微循环畅通了,经络筋脉就会散结,症状也会随着微循环的畅通而逐渐消失。

中医辨证论治风湿与类风湿通常采用虚者补之、实者泻之、寒者热之、热者寒之等法则。本选编部分为具有祛风除湿、活血化瘀、通络止痛功效的药酒,供患者根据临证选用。

(1)长宁风湿酒:①原料。当归 120g,土茯苓、威灵仙各 90g,生地黄、防己、红花各 60g,木瓜 30g,高粱酒 1500ml,蝮蛇、眼镜蛇、赤练蛇各 500g。②制作方法。将上述前 7 味药材装入布袋,置于容器中,加入高粱酒,密封浸泡 21d,过滤去渣,蝮蛇、眼镜蛇、赤练蛇分别置于容器中,用 1000ml 高粱酒浸泡,21d 后沥出,等量混合为三蛇酒,与药汁等量混合后,即可使用。③用法用量。口服:每次 10～15ml,每日 3 次。④功效主治。具有散风活血、祛湿止痛的功效。主治类风湿关节炎及其他关节炎。⑤药方来源。引自《中药制剂汇编》。⑥方评。土茯苓性平,味甘、淡,归胃、肝经,具有解毒利尿、通利关节的作用,属清热药下分类的清热燥湿药。用治湿热淋浊、带下、痈肿、瘰疬、疥癣、梅毒及汞中毒所致的肢体拘挛、筋骨疼痛。现代临床用土茯苓复方治疗急性肾小球肾炎和慢性肾炎急性发作疗效良好;还可用于治疗乙型肝炎、前列腺炎、急性睾丸炎、阴道炎、溃疡性结肠炎,以及治疗痛风、膝关节积液、淋病性尿道炎。⑦注意事项。肝肾阴虚者慎服。

(2)风湿骨痛酒:①原料。老鹳草 60g,丁公藤 30g,桑枝、豨莶草各 15g,白酒 1000ml。②制作方法。将 4 味药材粉碎成粗末,置于净瓷坛内,加白酒 1000ml,待药末浸透加盖密封放阴凉干燥处,浸泡 7～10d,经常摇动促进有效成分溶出,启封,过滤去药渣,静置澄清,装瓶备用。③用法用量。口服:每日早、中、晚各 1 次,每次 20～30ml。④功效主治。具有祛风湿、舒筋活络、通经的功效。用于治疗风湿骨痛、腰膝酸痛、四肢麻木、关节炎等。⑤药方来源。引自《江苏省药品标准》。⑥方评。老鹳草性平,味苦、辛,归肝、肾、脾经,具有祛风湿,通经络,止泻痢的作用。临床常用于治疗风湿痹痛、麻木拘挛、筋骨酸痛、泄泻痢疾等。药理实验表明:老鹳草具有抗菌、抗病毒、抗炎、抗肝损伤等作用。此外,尚有止咳、抗氧化、抗诱变及杀伤癌细胞等药理作用。⑦注意事项。脾胃虚寒、便溏者慎服。

(3)风湿骨痛酒:①原料。鸡血藤、络石藤、海风藤、桑寄生各 90g,五加皮 60g,白酒 2000ml。②制作方法。将上述前 5 味药材切成薄片,置于容器中,加入白酒,密封浸泡 30d,过滤去渣后,即可使用。③用法用量。口服:每次 15～30ml,日服 2 次。④功效主治。具有祛风除湿、舒筋通络的功效。用于治疗风湿性关节炎及关节痛。⑤药方来源。引自《中药制剂汇编》。⑥方评。鸡血藤性温,味苦、甘,归肝、肾经,补血、活血、通络。主治月经不调、血虚萎黄、麻木瘫痪、风湿痹痛。⑦注意事项。暂不明确。

(4)古圣酒:①原料。漏芦(去芦头、麸炒)、地龙(去土炒)各 18g,生姜 75g,蜂蜜 75ml,白酒 1500ml。②制作方法。前两味,捣碎为末。先将生姜细切绞取汁,再加蜂蜜,同煎三五沸,待温再入酒,瓷器收贮。7d 后去药渣,取药液备用。③用法用量。口服:每次 15ml,每日 3 次。④功效主治。具有祛风活血的功效。主治类风湿关节炎。⑤药方来源。引自《圣济总录》。⑥方评。漏芦性寒,味苦,归胃经,具有清热解毒、排脓止血、消痈下乳的作用。主治诸疮痈肿、乳痈肿痛、乳汁不通、瘰疬疮毒。地龙性寒,味咸,归肝、脾、膀胱经,具有清热定惊、通络、平喘、利尿的作用,属平肝息风药下属分类的息风止痉药。主治高热神昏、惊痫抽搐、关节痹痛、肢体麻木、半身不遂、肺热咳喘、尿少水肿、高血压。⑦注意事项。脾胃虚寒者慎服,孕妇禁服。本品味腥,内服易致呕吐,煎剂宜配少量陈皮,或炒香研末装胶囊,可减少此反应。

(5)海风藤酒:①原料。海风藤、追地风各50g,白酒1000ml。②制作方法。将寻骨风捣碎,浸入白酒中,封口。置阴凉处,经常摇动数下,14d后去渣即成。③用法用量。口服:每日早、晚各1次,每次10ml。④功效主治。具有祛风利湿、通络止痛的功效。主治风湿性关节炎、重着麻痹、筋骨疼痛,亦用于支气管哮喘,支气管炎等。⑤药方来源。引自《中药制剂汇编》。⑥方评。海风藤味苦、辛,性温,具有祛风湿、通经络、行气止痛的作用。主治风湿痹痛、关节不利、筋脉拘挛、腰膝疼痛、跌打损伤。

(6)风湿药酒:①原料。全蝎、当归头、川牛膝各40g,川芎32g,红花36g,白芥子24g,麝香0.8g,白酒2000ml。②制作方法。将前6味药材捣成粗末放入酒坛中,加盖浸泡2～3周,滤去药渣,在药酒加入麝香研成的细粉末,继续浸泡2～3周开坛饮用。③用法用量。口服:每晚1次,临睡前服30ml,孕妇忌用。④功效主治。具有活血祛风、搜风通络的功效。用于治疗类风湿关节炎等关节痛,以关节游走性痛为主者。⑤药方来源。引自《国医论坛》。⑥方评。全蝎性平,味辛,有毒,归肝经,具有息风镇痉、攻毒散结、通络止痛的作用。用于治疗小儿惊风、抽搐痉挛、中风口喎、半身不遂、破伤风、风湿顽痹、偏正头痛、疮疡、瘰疬。麝香性温,味辛。归心、脾经,具有开窍醒神、活血通经、消肿止痛的作用。主治热病神昏、中风痰厥、气郁暴厥、中恶昏迷、经闭、癥瘕、难产死胎、心腹暴痛、痈肿瘰疬、咽喉肿痛、跌仆损伤、痹痛麻木。⑦注意事项。脾胃虚寒、便溏者慎服。

(7)蕲蛇药酒:①原料。蕲蛇50g,羌活、天麻、五加皮、当归、秦艽各24g,红花36g,防风12g,白糖180g,白酒2000ml。②制作方法。将诸药(红花除外)粉碎成粗末,同红花一起放入净瓷坛内,加白酒2000ml,搅拌均匀,加盖密封,放阴凉干燥处浸泡7～10d,并经常摇动,促进有效成分溶于酒内,启封过滤,除去药渣,加白糖溶解,澄清装瓶备用。③用法用量。口服:每日早、晚各1

次,每次 20～30ml。④功效主治。具有祛风湿、定惊止痉、活血化瘀、通络止痛的功效。用于治疗风湿性关节炎、类风湿关节炎及关节痛等。⑤药方来源。引自《中药制剂汇编》。⑥方评。羌活性温,味辛、苦,归膀胱、肾经,具有解表散寒,祛风除湿,止痛的作用,配合独活、川芎等药具有良好的活血止痛效果。⑦注意事项。血虚痹痛、气虚多汗者慎服。

(8)抗风湿热药酒:①原料。雷公藤 20g,青风藤 120g,生地黄 80g,黄精、秦艽、丹参各 64g,海风藤、忍冬藤、怀牛膝各 48g,白木耳、石斛各 32g,冰糖 200g,白酒 2000ml。②制作方法。将诸药捣成粗末,放入酒坛中,加白酒和冰糖搅拌溶解,加盖放阴凉处浸泡 7～10d,开盖后滤去药渣,澄清装瓶即可服用。③用法用量。口服:每日 3 次,每次饭后服 20～30ml。④功效主治。具有养阴清热、祛风除湿、活血通络的功效。用于治疗类风湿关节炎偏热者。⑤药方来源。引自《河北中医》。⑥方评。海风藤味苦、辛,性温,具有祛风湿、通经络、行气止痛的功效,主治风湿痹痛、关节不利、筋脉拘挛、腰膝疼痛、跌打损伤。

(9)喇嘛酒:①原料。核桃仁、桂圆肉各 20g,怀牛膝、杜仲各 3g,豨莶草、白术、川芎、茯苓、牡丹皮各 2.5g,枸杞子、熟地黄、首乌各 5g,砂仁、乌药各 1.5g,白酒 1500ml。②制作方法。将上述前 14 味药材切碎,装入布袋,置于容器中,加入白酒 750ml,隔水煮 2h,待冷后加入白酒,密封浸泡 7d 后,过滤去渣,即可使用。③用法用量。口服:每次 20ml,日服 2 次。④功效主治。具有养肝肾、补气血、强筋骨的功效。用于治疗精血亏损,半身不遂及风湿性关节炎、筋骨痛、四肢麻木。⑤药方来源。引自《药酒汇编》。⑥方评。枸杞子性平,味甘,归肝、肾经,具有滋补肝肾、益精明目等功效。治疗虚劳精亏、腰膝酸痛、眩晕耳鸣、内热消渴、血虚萎黄、目昏不明。牛膝性平,味甘、微苦,归肝、肾经,具有逐瘀通经、通利关节、利尿通淋等作用。⑦注意事项。外感实热、脾虚泄泻者慎服。

（10）木瓜牛膝酒：①原料。木瓜、牛膝各 25g，白酒 500ml。②制作方法。将前 2 味药材捣碎，置容器中，加入白酒，密封，浸泡 15d 后，过滤去渣，即成。③用法用量。口服：每次 10ml，每日 2 次。④功效主治。具有舒筋活络、祛风除湿的功效。主治关节僵硬、活动不利、筋骨酸痛等。⑤药方来源。引自《民间百病良方》。⑥方评。木瓜性温，味酸，归肝、脾经，具有平肝舒筋、和胃化湿的作用，属祛风湿药下属分类的祛风湿强筋骨药。主治湿痹拘挛、腰膝关节酸肿疼痛、吐泻转筋、脚气水肿，又可治风湿性关节炎、脚癣等。牛膝性平，味甘、微苦，归肝经、肾经，具有逐瘀通经、通利关节、利尿通淋等作用。⑦注意事项。下部腰膝无力，由于精血虚、真阴不足者不宜用，湿热偏盛、小便淋闭者慎服。

（11）全龙酒：①原料。全蝎、蜈蚣各 27g，乌梢蛇 90g，白酒 1000ml。②制作方法。将三药捣成粗末，放入酒坛中加白酒搅拌润湿，加盖放阴凉处浸泡 2～4 周，开盖滤去药渣，澄清装瓶即可服用。③用法用量。口服：每天晚上适量饮用，参考量为 20～30ml，不得过量。④功效主治。具有祛风湿、止痉挛、搜风通络的功效。用于治疗类风湿关节炎。⑤药方来源。引自《食物疗法》。⑥方评。蜈蚣性温，味辛，归肝经，具有息风镇痉、攻毒散结、通络止痛的作用。主治小儿惊风、抽搐痉挛、中风口㖞、半身不遂、破伤风、风湿顽痹、疮疡、瘰疬、毒蛇咬伤。全蝎性平，味辛，有毒，归肝经，具有息风镇痉、攻毒散结、通络止痛的作用。主治小儿惊风、抽搐痉挛、中风口㖞、半身不遂、破伤风、风湿顽痹、偏正头痛、疮疡、瘰疬。⑦注意事项。蜈蚣有毒，用量不宜过大。血虚生风及孕妇禁用。

（12）青风藤酒：①原料。青风藤 15g，白酒 500ml。②制作方法。将青风藤加工碎，浸入白酒中，封口，置阴凉处，每日摇晃 1 次，7d 后即可饮用。③用法用量。口服：每日 2 次，每次 15～20ml。④功效主治。具有祛风湿、通经络的功效。主治风湿痹痛、麻木瘙痒、浮肿尿少、脚气湿肿等。⑤药方来源。引自《临床实用中药学》。⑥方评。青风藤性平,味苦、辛,归肝、脾经,具有祛风湿、通经络、利小便的作用。主治风湿痹痛、关节肿胀、麻痹瘙痒。药理实验证实,有镇痛、镇静和抗炎、抗过敏等作用。对心血管系统的作用表现在多方面,如抗心律失常、抗心肌缺血、降血压等。⑦注意事项。可出现痛痒、皮疹、头昏头痛、皮肤发红、腹痛、畏寒发热、过敏性紫癜、血小板减少、白细胞减少等不良反应,使用时应予注意。

(13)石斛酒:①原料。石斛 120g,丹参、川芎、杜仲、防风、白术、人参、桂心、五味子、白茯苓、陈皮、黄芪、怀山药、当归、炮干姜各 60g,炙甘草 30g,牛膝 90g,白酒 8000ml。②制作方法。将前17 味药材细锉,入布袋,置容器中,加入白酒,密封,浸泡 7d 后,过滤去渣,即成。③用法用量。口服:每次 5～15ml,每日 2 次。④功效主治。具有健脾补肾、活血通络、益气暖胃的功效。主治风虚劳、脚气痹弱、筋骨疼痛、腹内冷、不思食之症。⑤药方来源。引自《太平圣惠方》。⑥方评。石斛性微寒,味甘,归胃、肾经,具有益胃生津、滋阴清热的作用。怀山药性平,味甘,归脾、肺、肾经,具有补脾养胃、生津益肺、补肾涩精的作用。主治脾虚食少、久泻不止、肺虚喘咳、肾虚遗精、带下、尿频、虚热消渴等。麸炒山药补脾健胃,主治脾虚食少、泄泻便溏、白带过多。⑦注意事项。热病早期阴未伤者、湿温病未化燥者、脾胃虚寒者,均禁服。

(14)祛风酒:①原料。独活、羌活、桑寄生各 30g,木瓜、牛膝、川续断、五加皮、补骨脂各 45g,党参 75g,白药、秦艽各 30g,冰糖250g,白酒 2500ml。②制作方法。将诸药粉碎成粗末,放入净容器中加白酒 2500ml,加盖密封,经常摇动浸泡 10～15d,启封过滤除去药渣,加冰糖溶解,澄清装瓶备用。③用法用量。口服:每天早、中、晚各 1 次,每次 20～30ml。④功效主治。具有祛风湿、温经散寒、扶正固本、通络止痛的功效。用于治疗风湿性关节炎、痛风、骨节酸痛、筋脉拘挛、屈伸不利等。⑤药方来源。引自《百病中医膏散疗法》。⑥方评。独活性微温,味辛、苦,归肾、膀胱经,具有祛风除湿、通痹止痛的功效。主治风寒湿痛、腰膝疼痛、少阴伏风头痛。桑寄生味苦、甘,性平,归肝、肾经。⑦注意事项。阴虚阳亢、汗多、精滑者慎服。

(15)寻骨风酒:①原料。寻骨风 15g,白酒 500ml。②制作方法。将上药粗碎,浸入白酒中,封口密闭,置阴凉处,每日摇动 1 次,7d 后去渣备用。③用法用量。口服:每日 3 次,每次空腹温饮 10~15ml。④功效主治。具有祛风通络的功效。主治风湿痹痛、肢体麻木、筋脉拘挛等。凡筋骨不健者,皆可服之。⑤药方来源。引自《南京民间草药》。⑥方评。寻骨风性平,味辛、苦,归肝、胃经,具有祛风通络、行气止痛的作用。主治风湿痹痛、肢体麻木、筋骨拘挛、跌打损伤痛、胃痛、牙痛、疝痛等。⑦注意事项。阴虚内热者禁用。

(16)威灵仙酒:①原料。威灵仙 200g,黄酒 600ml。②制作方法。将威灵仙捣碎,置于酒中浸泡,加盖密封,置阴凉处,经常摇动,25~30d 后开封过滤即成。③用法用量。口服:每日 2 次,每次 15ml。④功效主治。具有祛风湿、通经络、止痛消炎的功效。主治慢性风湿性关节炎。⑤药方来源。引自《家庭保健膳食精选》。⑥方评。威灵仙性温,味辛、咸,归膀胱经。主治风湿痹痛、肢体麻木、筋脉拘挛、屈伸不利、骨鲠咽喉。具有镇痛、抗疟,降血糖、利胆,增强食管蠕动,软化鱼骨刺,松弛咽、食管及肠平滑肌等作用。⑦注意事项。气虚及孕妇慎用。

(17)蕲蛇酒:①原料。蕲蛇 30g,蜈蚣、细辛各 20g,当归、白芍、甘草各 60g,白酒 2000ml。②制作方法。将诸药捣成粗末,放入酒坛中加白酒搅拌浸湿,加盖放阴凉处浸泡 7~10d,滤去药渣、澄清装瓶即可服用。③用法用量。口服:每天早晚各服 1 次,每次 30~40ml。④功效主治。具有祛风止痉、温经通络、活血祛瘀的功效。用于治疗风湿性关节炎、类风湿关节炎。⑤药方来源。引自《福建中医》。⑥方评。蜈蚣性温,味辛,归肝经,具有息风镇痉、攻毒散结、通络止痛的作用。主治小儿惊风、抽搐痉挛、中风口喎、半身不遂、破伤风、风湿顽痹、疮疡、瘰疬、毒蛇咬伤。甘草性平,味甘,归心、胃、脾、肺经,具有补脾益气、止咳祛痰、缓急定痛、调和药性的作用。⑦注意事项。蜈蚣有毒,用量不宜过大。血虚生风及孕妇禁用。

(18)夜合枝酒:①原料。羌活 70g,黑大豆、糯米各 2500g,细曲 3500g,防风 180g,合欢皮、桑枝、槐枝、柏枝、石榴枝各 500g。②制作方法。将羌活、防风捣碎如豆;用水 25L,与后五味药同煎,取 12.5L,去渣;以煎出的药液浸入糯米、黑大豆,经 2d,蒸熟入曲,与防风、羌活拌和造酒;依常法酿造 21d,压去糟渣,取药液备用。③用法用量。口服:每次 30～50ml,每日 2 次,早、晚各温服,勿醉。④功效主治。具有祛风胜湿、通经活络的功效。主治类风湿关节炎。⑤药方来源。引自《圣济总录》。⑥方评。羌活性温,味辛、苦,归膀胱、肾经,具有解表散寒、祛风除湿、止痛的作用。配合独活、川芎等药具有良好的活血止痛效果。黑豆性平、微寒味甘,归脾、肾经。具有补肾益阴、健脾利湿、除热解毒等功效。⑦注意事项。血虚痹痛、气虚多汗者慎服。小儿不宜多食黑豆,风寒头痛者忌服。

(19)五加皮酒:①原料。五加皮、红花各 15g,当归、玫瑰花、栀子、白豆蔻各 12g,佛手、黄柏、甘草、白芷、菊花、知母、木瓜、肉桂、陈皮、丁香各 6g,玉竹 300g,木香 5g,米酒 1500ml。②制作方法。将玫瑰花、菊花同捣碎成粗末的其他中药一起放入酒坛中,加白酒密封,浸泡 7～10d,启封过滤去渣,澄清装瓶备用。③用法用量。口服:每日 2～3 次,每次 20～30ml 或随量饮用,不得过量,勿醉。④功效主治。具有清热养阴、活血通络、散寒止痛、调和肝肾的功效。用于治疗慢性风湿、筋骨无力及肝肾不和所致的食少脘痞、两胁胀痛及小便不利等。⑤药方来源。引自《清太医院配方》。⑥方评。白豆蔻辛,温,归肺、脾、胃经,具有化湿消痞、行气温中、开胃消食的作用。主治湿浊中阻、不思饮食、湿温初起、胸闷不饥、寒湿呕逆、胸腹胀痛、食积不消。知母性寒,味苦、甘,归肺、胃、肾经,具有清热泻火、生津润燥的作用。主治外感热病、高热烦渴、肺热燥咳、骨蒸潮热、内热消渴、肠燥便秘。⑦注意事项。脾胃虚寒、大便溏泻者禁服。

(20)万年春酒:①原料。红参、锁阳、淫羊藿、丹参、制狗脊、白术(麸炒)、枸杞子各 30g,地枫皮、川牛膝各 15g,五竹 100g,红花 40g,蔗糖 2400g,52°白酒 6000ml。②制作方法。将上述前 11 味药材切碎,混匀,加入白酒 4800ml。浸泡 1d,循环提取 4d,过滤,药渣压榨,榨出液过滤,与浸液合并。另取蔗糖和水 1200ml,加热溶解并过滤,将糖液和白酒 1200ml 加入上述提取液中,混匀并冷藏 12h 后,过滤,即可使用。③用法用量。口服:每次 25～50ml,或随量服用,日服 2 次。④功效主治。具有补气健脾、益精滋肾、祛风活血、强壮筋骨的功效。用于治疗气虚脾弱、腰膝酸软及风湿性关节炎。⑤药方来源。引自《药酒汇编》。⑥方评。红参性温,味甘、微苦,归脾、肺、心、肾经,具有大补元气、复脉固脱、益气摄血的作用。多用于体虚欲脱、肢冷脉微、气不摄血、崩漏下血。白术性温,味甘、苦,归脾、胃经。具有健脾、益气、燥湿利水、止汗、安胎的作用。主治脾胃气弱、不思饮食、倦怠少气、虚胀、泄泻、痰饮、水肿、黄疸、湿痹、小便不利、头晕、自汗、胎气不安等。⑦注意事项。不宜与藜芦、五灵脂同用。心脏病和高血压患者在服用前,要在医师的指导下服用。生长发育期的青少年不适宜服用红参,会导致早熟。

(21)石藤通络酒:①原料。络石藤 30g,秦艽、伸筋草、路路通各 20g,高粱酒 300ml。②制作方法。将上述前 4 味药材洗净,切碎,置于容器中,加入白酒,密封浸泡 3～7d,过滤去渣后,即可使用。③用法用量。口服:每次 10～20ml,每日早、晚各 1 次。④功效主治。具有祛风、活血、通络的功效。用于治疗风寒湿痹、关节肿胀疼痛、游走不定、恶风、舌质淡红、苔薄白、脉浮紧。适用于风湿性关节炎早期。⑤药方来源。引自《药酒汇编》。⑥方评。络石藤味苦,性微寒,归心、肝、肾经,具有祛风通络、凉血消肿的作用,属祛风湿药下分类祛风湿强筋骨药。外用适量,研末调敷或取鲜品捣烂敷伤处。主治风湿热痹、筋脉拘挛、腰膝酸痛、喉痹、跌仆损伤。⑦注意事项。阳虚畏寒、大便溏泻者禁服。

(22)松节地黄酒:①原料。松节、牛蒡子、火麻仁各100g,生地黄、秦艽、牛膝各50g,丹参、萆薢、苍耳子、独活各30g,肉桂、防风各20g,白酒2000ml。②制作方法。将火麻仁炒香,同其他中药一起捣成粗末,加入酒坛用白酒浸泡7~10d,滤去药渣,澄清装瓶备用。③用法用量。口服:每日3次,饭前随量温饮,不得过量,勿醉。④功效主治。具有祛风湿、除痹痛的功效。用于治疗筋骨拘急、四肢挛痛、脚气脚软、关节不利等。⑤药方来源。引自《太平圣惠方》。⑥方评。松节性温,味苦、辛,归肝、肾经。具有祛风除湿,通络止痛的作用。主治风寒湿痹、历节风痛、转筋挛急、跌打伤痛。⑦注意事项。阴虚血燥者慎用。

(23)生石斛酒:①原料。生石斛90g,牛膝30g,杜仲、丹参各24g,生地黄150g,黄酒3000ml。②制作方法。上述药切碎,用纱布袋盛,放酒坛内,封口泡7d后,去药渣,取药液,装瓶备用。③用法用量。口服:每次30ml,每日3次,温服。④功效主治。具有补肾强筋骨、活血祛瘀、利关节、止痛的功效。主治类风湿关节炎。⑤药方来源。引自《外台秘要》。⑥方评。石斛性微寒,味甘,归胃、肾经,具有益胃生津、滋阴清热的作用。⑦注意事项。热病早期阴未伤者、湿温病未化燥者、脾胃虚寒者,均禁服。

(24)天麻酒:①原料。天麻15g,蕲蛇12g,羌活、五加皮、秦艽、当归各6g,红花9g,防风3g,白酒1000ml,白糖90g。②制作方法。将上述前8味药材捣碎,置于容器中,加入白酒,密封浸泡7d后,过滤,加入白糖至溶化,过滤去渣,即可使用。③用法用量。口服:每次30~60ml,日服2次。④功效主治。具有祛风湿、活血通络的功效。用于治疗风湿、类风湿关节炎及关节疼痛等。⑤药方来源。引自《药酒汇编》。⑥方评。天麻性平,味甘,归肝经,具有平肝息风止痉的作用。主治头痛眩晕、肢体麻木。羌活性温,味辛、苦,归膀胱、肾经,具有解表散寒、祛风除湿、止痛的作用,配合独活、川芎等具有良好的活血止痛效果。⑦注意事项。血虚痹痛、气虚多汗、脾胃虚寒、便溏者慎服。

(25)追黄酒:①原料。追风酒:当归、川芎、白芍、羌活、桂枝、香附、川牛膝、杜仲、枸杞子、熟地黄、独活、木瓜、地龙、土茯苓、大枣、萆薢各15g,红花、三七、蝉蜕各9g,蜈蚣8条,46°~60°白酒4000ml。黄藤酒:黄藤全根(即雷公藤全根)500g,50°~60°白酒4000ml。②制作方法。将上述前20味药材捣碎,置于容器中,加入白酒,密封浸泡20d,过滤去渣,即成追风酒;将黄藤全根切成2~3mm薄片,浸泡于白酒中,密封14~30d,过滤去渣,即成黄藤酒。两酒按1:1混合,即成追黄酒。③用法用量。口服:每次15~30ml,日服3次。④功效主治。具有养血行瘀、祛风散寒、理气通络、止痛的功效。用于治疗类风湿关节炎,急性、亚急性活动期及慢性迁延期均可使用。⑤药方来源。引自《湖北中医杂志》。⑥方评。白芍性微寒,味苦、酸,归肝、脾经,具有平肝止痛、养血调经、敛阴止汗的作用。⑦注意事项。白芍不宜与藜芦同用,虚寒证不宜单用。

5. 外敷法

(1)方法1:石蒜30g,生姜20g,葱须20g,分别洗净,一并捣烂如泥,外敷患处。本验方所用药物性温热,有温散通行的作用,适用于风湿热关节冷痛者。

(2)方法2:新鲜骨碎补100g,洗净捣烂,敷患处。适用于风湿热关节冷痛者。

(3)方法3:仙人掌削去刺,取净肉50g,捣成泥状,加食盐少许,拌匀后涂敷患处。仙人掌性清凉,适用于风湿热关节红肿热痛者。

6. 膏药法 原料用虎杖100g,樟脑15g,医用凡士林250g。制作时,将虎杖研成细粉,过筛后备用,樟脑用适量乙醇溶化后倒入虎杖粉中,凡士林加热溶化成液状一并拌入,搅拌均匀后,加盖放置冷却成膏状。使用时,将膏药涂在敷料上 2～3mm 厚,敷在患处,隔日换药 1 次。虎杖清血热,樟脑浸透入骨,凡士林有黏合作用,合而适宜用于关节热痛、痛有固定点者。

7. 热熨法　石菖蒲 60g,小茴香 60g,食盐 500g。上药一并放锅中,炒至热烫,用纱布包裹,乘热熨患处。本法适用于肢体关节冷痛,遇寒痛剧、得热痛减者。注意烫伤肌肤。

8. 熏洗法

(1)方法 1:①原料。生川乌 6g,生草乌 6g,透骨草 30g,莪术 30g,制乳香 30g,制没药 30g,威灵仙 30g,桑寄生 30g,皂角刺 20g,淫羊藿 20g,当归 20g,制南星 15g,北细辛 6g。上药同放砂锅中,加水浸泡 2h,煎煮取汁,连煎 2 次,合并药汁熏洗。每日 1 次,连洗 7～10d。②说明。本方有祛风利湿、温经散寒、通络止痛的作用,熏洗时可乘热熏蒸患处,待水温适当时,再在患处洗浴。熏洗时配合活动关节,以利血脉通畅,能增强药效。水凉后,可冲入沸水,继续熏洗。

(2)方法 2:①原料。干姜 50g,生草乌 6g,海桐皮 50g,宣木瓜 30g,晚蚕沙 30g。上药同放砂锅中,加水浸泡 2h,煎煮取汁,连煎 2 次,合并药汁熏洗。每日 1 次,连洗 7～10d。②说明。本方温经散寒、清热通络,适宜用于内有郁热者。可先趁热熏蒸患处,待温后用消毒巾蘸药液擦洗患处,或直接用药液浸洗。

(3)方法 3:①原料。桂枝 10g,桑寄生 20g,防风 10g,泽泻 20g,附片 10g,麻黄 10g,忍冬藤 30g,黄芩 10g。上药放锅中,加水足量,浸 1h 后煎煮 20min,趁热熏蒸患处,待温后将药液倒入盆中用消毒巾蘸药液擦洗患处,或直接用药液洗浴患处,如此反复擦洗、热熨 2～3 次,每日早、晚各 1 次,每剂可用 2d。②说明。本方即编者研制的新法风湿散,采用了祛风、散寒、除湿、清热、通络、止痛的药物,作用广泛,各种类型的关节炎者均可采用。

(八)自然疗法

1. **心理疗法** 精神因素对风湿热患者有很大的影响,减少烦恼忧愁,保持良好的情绪,是恢复健康的基础。患者的精神调养以健康、积极为原则,要树立正确的人生观和世界观,要有积极的人生态度和高尚的道德情操,热爱生活,坚定战胜疾病的信念,只有这样才助于病体的康复;相反,消极悲观、抑郁苦闷、对治疗失去信心,只会加重病情,对康复不利。

2. **医疗体育** 适当的运动能增强关节的灵活性,对于关节功能康复很有帮助。在风湿热病情缓解后,即应进行功能锻炼。可采用散步、打太极拳等,简便易做,不受季节、场所限制。下面介绍几组简便易做的医疗体育。

(1)倾仰运动:两脚平行站立,两手叉腰,上身先前倾,再向后仰,每次20~30下,早晚各1次。

(2)绕环运动:两脚平行站立,挺胸,两臂经胸前交叉,由上至下向外绕环,绕上时吸气,绕下时呼气,每次20~30min,每日2次。

(3)耸肩运动:两脚平行站立,两手侧平举或自然下垂两侧,两肩尽量上耸,然后尽量下放,反复20~30次。

(4)扩胸运动:两脚平行站立,两手臂上抬与肩平,两手掌尽量向两旁展开,再在胸前合拢,如此反复锻炼20~30次。

(5)摸墙运动:身体面向墙壁,两手举起向最高处摸墙,摸后放下,如此反复锻炼20~30次。

(6)胸膝运动:身体前俯,跪在床上,弯腰,前臂屈曲贴在床上,使胸部尽量向下压床,然后抬起胸来向后压,如此反复20~30次。

3. **针灸治疗**

(1)方法1:①取穴。患者选取最佳姿势,暴露患处。取穴:肩部取肩髎、肩髃、肩贞、肩内陵;膝部取犊鼻、内膝眼、阳陵泉、鹤顶。如肿痛明显,可取肿胀最高点或压痛最明显处。②操作方法。进针处用甲紫做标记,先用碘酒消毒1遍,再用75％的乙醇脱碘3遍。根据患者病变部位及患者胖瘦,选取1.5～2寸无菌火针,用专用乙醇灯外焰由针身缓慢烧至针尖,至透红为度,将针快速刺入穴位,深度同体针针刺深度,不留针,快速出针,并用消毒干棉球压迫针孔片刻。去除棉球后用创可贴外贴防止感染,3d内勿近水,并防止受寒湿。根据患者耐受程度,每次取2个穴或4个穴;每伏入伏第1日治疗1次,每隔3日针刺1次,即每伏治疗3次,共治疗9次。③功效。温通经络、散寒止痛。

(2)方法2:①取穴。以患病关节局部阿是穴为主,配合华佗夹脊穴。②操作方法。先刺小关节部位,再刺大关节部位,后刺华佗夹脊穴。掌指关节及近端指关节痛者。多取二间、三间、液门、中渚、前谷、后溪、八邪等穴。足趾关节肿痛,多取大都、行间、内庭、束骨、八风等穴。腕关节肿痛者,多取阳溪、阳池、腕骨、大陵等穴。踝关节肿痛,多取解溪、中封、丘墟、商丘、昆仑等穴。华佗夹脊穴,上肢主取颈$_4$至胸$_3$,下肢主取腰$_{1～5}$,每10日取全部夹脊穴1次。以上诸穴,可依局部穴位之疏密,分2次交替选穴针刺,也可在1个疗程始末选取患部周围全部穴位进行针刺,以起到加强作用。以关节周围局部取穴为主,加用艾条灸关元穴2h,早、晚各1h,每日进行,5d为1个疗程。③功效。温通经络、散寒止痛。

4. 饮食疗法

(1)牛筋蒸蹄筋:①原料。猪蹄筋100g,怀牛膝30g,鸡肉500g,火腿50g,生姜15g,黄酒、胡椒粉、食盐、味精各适量。②做法。蹄筋加水浸半日,上笼蒸4h,取出用冷水浸泡2h,剥去外层筋膜,洗净,切成段;火腿、生姜切成细丝;鸡肉用温水洗过,剁成2cm大小的方块;牛膝洗净,加水浸半天;胡椒粉、味精、黄酒、食盐、清汤同放碗中,调成羹汁备用。把蹄筋、鸡肉放蒸碗中,将牛膝片摆在鸡肉上面,火腿丝和生姜丝撒在周围,放蒸碗中,倒入调匀的羹汁,上笼蒸3h,弃牛膝食用。③说明。怀牛膝祛风湿,能补肾健筋骨。下肢酸软,膝关节肿痛者多用之。本膳补虚作用显著,关节炎病程日久,关节酸痛,特别是膝关节酸痛明显、腰膝酸软、神疲乏力者,最为相宜。

(2)薏苡仁乌龟煲:①原料。土茯苓 50g,薏苡仁 60g,黄芪 30g,藤梨根 30g,乌龟约 400g 重 1 只,香菇 30g,火腿肉 30g,味精、食盐各适量。②做法。乌龟放盆中,用热水洗净后,剖腹去肠杂,再清洗干净;香菇加水浸 1h;火腿肉切成薄片;土茯苓、薏苡仁、黄芪、藤梨根放砂锅中,加水浸 1h,再煎煮 30min,连煎 2 次,合并药汁备用。将龟肉、香菇、火腿肉放瓦罐中,加入药汁,用文火煲 1min,放食盐、味精,再煮 5min,佐餐食用。③说明。龟为滋补佳品,龟肉益阴补血,龟甲滋阴降火,薏苡仁、土茯苓利水湿,黄芪益气补虚,藤梨根解毒活血,能缓解关节痛,全方合用,适宜于关节炎反复发作、体虚邪实、神疲肢软、关节肿痛明显者食用。

(3)木瓜陈皮粥:①原料。木瓜 20g,陈皮 10g,丝瓜络 30g,川贝母 20g,粳米 150g,冰糖适量。②做法。木瓜、陈皮、丝瓜络加水浸 1h,煎取汁备用;川贝母研成粉末,粳米淘洗净。粳米放锅中,放入药汁,加水足量,煮至粥成,调入川贝母粉末,加冰糖调味,作点心食用。③说明。本粥化痰除湿通络,适宜于关节炎属于痰湿阻络、肩背肌肉僵硬或不适、活动不利者食用。

(4)灵芝煲蹄筋:①原料。猪蹄筋 100g,鲜山药 250g,灵芝 30g,黄精 30g,鸡血藤 30g,黄芪 20g,黄酒、食盐、味精各适量。②做法。蹄筋加水浸半日,上笼蒸 4h,取出用冷水浸泡 2h,剥去外层筋膜,洗净,切成段;新鲜山药洗净,削去皮,切成小块备用;灵芝、黄芪等用洁净纱布袋包裹,加水浸半天。把猪蹄筋及药袋放锅中,先用武火煮沸,再改用文火炖 2h,去药包,放入山药块,并放黄酒、食盐、味精,用小火煮 30min,佐餐食用。③说明。蹄筋强筋骨;山药、黄精、鸡血藤、黄芪补气血,益肝肾;灵芝有调节神经功能的作用,与黄芪同用,能提高机体的免疫功能,全方组合,适宜于关节炎经久不愈,反复发作甚而关节僵硬、变形,活动受限,形体消瘦者食用。

(5)防荆薏仁粥:①原料。荆芥 15g,防风 15g,薏苡仁 50g,葱白 2 根,粳米 100g。②做法。荆芥、防风放砂锅中,加水浸 1h 后煎汁备用;薏苡仁洗净后,放汽锅中,隔水煮鸣响 2min;葱白洗净,切段;粳米淘洗净。薏苡仁、粳米放锅中,加水足量,煮至粥将熟时,加入葱白,并放药汁,再煮 5min 后食用。③说明。荆芥、防风、葱白祛风散寒,薏苡仁利水除湿,合而煮粥,有祛风利湿、除痹止痛之功用。适宜于风湿热初起、关节游走性疼痛、肌肉酸痛、头痛、恶风寒、口不渴者食用。

(6)当归二枝粥:①原料。当归 15g,桂枝 10g,桑枝 30g,粳米 100g,葱白 2 根。②做法。当归、桂枝、桑枝加水浸半日,煎煮取汁;粳米淘洗净;葱白洗净,切成段。将粳米放锅中,加水足量,煮至粥将成,倒入煎好的药汁,放葱白煮 5min 即可。③说明。桂枝、桑枝善走上肢而有通利散发之性,当归养血活血,合而煮粥,适宜于上肢关节疼痛为主者食用。

5. 茶疗法

(1)伸筋草茶:①配方。伸筋草 20g,鸡血藤 15g。②制服法。上药加水 500ml,煎沸闷 30min 后取出药液,置保温瓶中,代茶饮用。每日 1 剂,数次饮完。③功能。除湿散寒,活血舒筋。④适应证。风湿性关节炎。⑤禁忌证。孕妇及出血过多者忌服。⑥功效。方中伸筋草性温,味辛、苦,功能祛风散寒、除湿消肿、舒筋活血。其所含有效成分为石松碱及棒石松碱、棒石松毒,具有降温及兴奋子宫、小肠等作用,对心收缩力有增强作用。鸡血藤性甘温,味苦,功能活血舒筋,主治腰膝酸痛、麻木瘫痪等。二药合用,共奏散寒除湿、通络止痛之效。

(2)薏米防风茶:①配方。生薏米 30g,防风 10g。②制服法。上药加水 500ml,煎煮 30min 后取药汁置保温瓶中。再加水 500ml,煎煮 30min,取药汁与第一煎药汁混匀,代茶饮。每日 1 剂,分数次饮完。③功能。清热利湿,祛风止痛。④适应证。风湿性及类风湿关节炎。⑤禁忌。孕妇慎服。⑥功效。方中薏米性味甘淡凉,功能健脾、补肺、清热、利湿。据药理研究,薏米具有抗癌、抑制肌肉收缩、解热和明显的镇痛作用等。药理研究证实,防风具有解热、抗炎、镇痛等作用。二药之中,薏米善清热利湿,防风以散风止痛见长,合之乃治疗湿热痹痛的有效方剂。

(3)石楠芽茶:①配方。嫩石楠芽200g。②制服法。将上药蒸熟火焙,炒至叶干香透即成。每取3g,冲茶饮服。③功能。祛风通络。④适应证。风湿引起的关节痛。⑤功效。本品为蔷薇科植物石楠的干燥芽叶,味辛、苦,性平,有祛风通络功效,适用于风湿引起的关节痛,腰背酸痛,神经性偏头痛等。又有温肾补命门火功效,适用于肾阳虚衰、阳痿滑精、女子腰冷不孕、月经不调等。

(4)木瓜茶:①配方。木瓜2片,桑叶7片,大枣3枚,茶叶3g。②制服法。先将大枣去核,上药共切细末,放保温杯中用沸水冲泡15min。每日1剂,代茶饮。③功能。祛湿舒筋。④适应证。风湿性关节痛,腓肠肌痉挛,脚气浮肿。⑤功效。方中木瓜味酸,性温,有较好的舒筋活络作用,且能祛湿除痹,对动物实验性关节炎有消肿作用,有缓和四肢肌肉痉挛的作用。桑叶加强疏风散热、清肝益阴的作用。加大枣补中益气,增强肌力。佐茶叶助清热祛湿、利尿消肿之功,合用有较好的祛湿舒筋作用。

(5)苦丁茶:①配方。枸骨叶、茶叶各500g。②制服法。上药晒干,共研粗末,混合均匀,加入适量面粉作黏合剂,压成方块状或饼状,每块重约4g,烘干即得。1次1块,每日2~3次,用开水冲泡,当茶饮。③功能。滋阴清热,祛风止痛。④适应证。风湿痹痛,腰膝痿弱,肺痨咳嗽等。⑤功效。枸骨叶为冬青科植物枸骨的叶,味苦,性平,能补肝肾,养气血,祛风湿。《本草从新》谓其能"生津止渴,用叶代茶甚妙,祛风。"合茶叶佐清热利湿止痛生津之功,以治疗风湿痹痛、腰膝痿弱、肺痨咳嗽等。

(九)预防复发

风湿性关节炎是一种可以预防的疾病,因其与链球菌的关系十分密切,A族β型溶血性链球菌感染后急性风湿热的发生率为1%,其中75%以上有关节炎表现,近年关节炎的比率还在上升,所以防止A族β型溶血性链球菌感染的流行是预防风湿性关节炎的一项最重要的环节。

1. 预防初次风湿热

(1)防止上呼吸道感染,注意居住卫生,保持通风和空气良好,注意防潮和保暖,经常参加体育锻炼,提高健康水平;对猩红热、急性扁桃腺炎、咽炎、中耳炎和淋巴结炎等急性链球菌感染,应早期予以积极彻底的抗生素治疗,以青霉素为首选,对青霉素过敏者可选用红霉素。

(2)慢性扁桃腺炎反复急性发作者(每年发作2次以上),应手术摘除扁桃腺,手术前1d至手术后3d用青霉素预防感染。扁桃腺摘除后,仍可发生溶血性链球菌咽炎,应及时治疗。

(3)在封闭的集体人群中积极预防、早期发现和早期诊断链球菌感染,建立必要的保健制度,可能彻底消除链球菌感染流行,大大减少风湿热的发病率。

2. 预防风湿热复发 预防再发仍首选长效青霉素(青霉素克),120万U,每3~4周肌内注射1次,对反复发作的咽峡炎、初发风湿性关节炎,尤其是链球菌生长活跃的阴雨季节,宜坚持每间隔3周注射1次,以后逐步过渡到每间隔4周注射1次。亦可用口服青霉素V 250mg,每日2次,或用磺胺嘧啶,体重27kg及以下者,口服0.5g,1/d,体重超过27kg,口服,每日1.0g。青霉素过敏者,可用红霉素250mg,口服,每日2次。

至于预防再发的维持用药时间,取决于下列几个因素,即有无心脏受累、风湿热发作的次数、距最后1次发作时间的长短、是否为上呼吸道链球菌感染的易感者及居住环境状况而定。

已有心脏受累的风湿热患者,再次感染链球菌后极易引起风湿活动,并且容易发生心肌炎,所以须严格预防治疗。曾伴发心肌炎或已患风湿性心脏病者,最少预防 10 年或至 40 岁,甚或终身预防。对患过心肌炎,但无遗留心瓣膜损害者,维持预防 10 年,至进入成人阶段。对从未有过心肌炎者,至少预防 5 年。

研究表明,预防用药水平与链球菌感染患者的比例成反比,无预防或不规则预防用药组链球菌感染比较完全预防用药组高 3 倍。尤为值得注意的是,无预防或不规则预防用药组风湿活动发作患者的比例较完全预防用药组高 10 倍,即使不规则预防用药亦有一定的效果。

3. 预后　风湿热初次发作有 75% 的患者在 6 周内恢复,至 12 周 90% 的患者恢复,仅 5% 的患者风湿活动持续超过 6 个月。风湿活动时间较长的患者往往伴有严重而顽固的心肌炎或舞蹈症。复发常在再次链球菌感染后出现,初次发病后 5 年内约有 20% 患者可复发。第 2 个 5 年的复发率为 10%,第 3 个 5 年的复发率为 5%。风湿热有模拟特点,即初发有关节炎,复发时仍有关节炎。

风湿热的预后主要取决于心脏病变的严重程度、复发次数及治疗措施。风湿热以关节炎为主要表现,没有显著心脏损害者,预后良好,绝大多数可痊愈。有严重心肌炎、复发次数频繁、治疗不当或不及时者,可死于重度或顽固性心力衰竭、亚急性感染性心内膜炎或形成慢性风湿性心瓣膜病,不过这种情况目前已罕见。

二、类风湿关节炎

(一)病因病理

1. 病因 类风湿关节炎的发病因素是很复杂的,至今尚未完全阐明。根据多年的研究资料,认为与以下几个方面有关。

(1)感染因素:一些微生物感染后可能通过以下途径影响类风湿关节炎的发病,如改变滑膜细胞或淋巴细胞的基因表达而影响其性能、活化 B 淋巴细胞、活化 T 淋巴细胞和巨噬细胞释放细胞因子、通过分子模拟机制作用于自身抗原导致自身免疫反应。

(2)遗传因素:类风湿关节炎有遗传倾向,家族调查结果表明,类风湿关节炎患者家族中类风湿关节炎的发病率比健康人群高 2~10 倍。有人分析,29 对单卵双胎中,有两对患类风湿关节炎,另一对虽分居两地,但在 53 岁和 56 岁时也都发生了类风湿关节炎。类风湿关节炎患者所生单卵双胎及双卵双胎发生类风湿关节炎的事实证明了遗传因子的作用。类风湿关节炎的发病与遗传有关。近亲中,母系比父系患类风湿关节炎的为多。另外,人类组织相容性抗原系统的研究亦表明类风湿关节炎与遗传有关。

(3)免疫反应:类风湿关节炎的发生与自身免疫反应有关。①自身抗体。本病最常见的自身抗体是类风湿因子(RF),它与滑膜炎症及关节外病变有关。除 RF 外,也可有许多其他自身抗体,这些抗体可能在发病或病情演变中发挥重要作用。②T 细胞受体。外来抗原进入遗传易感个体后首先被巨噬细胞或巨噬细胞样细胞所吞噬加工,与细胞膜的 HLA-DR 分子结合形成复合物,通过分子模拟和模糊识别等机制被自身反应性 T 淋巴细胞表面上的 T 细胞受体结合,激活 T 淋巴细胞,导致大量细胞因子释放及其他免疫细胞的活化,免疫球蛋白、趋化因子、氧自由基、白三烯等炎症介质产生增多,导致关节炎症的发生。TCR 在这一免疫过程中发挥着识别抗原并将信号传入细胞内的作用。本病 TCR 表达明显异常,这可能成为本病发生的重要原因之一。

(4)细胞凋亡:细胞的生理性死亡称为细胞凋亡,本病存在滑膜细胞的凋亡降低和滑膜中 T 细胞凋亡异常,从而使滑膜炎与滑膜增生得以维持。

(5)其他:气候、环境、体质、血型等因素均影响着类风湿关节炎的发病。

2. **病理** 从关节炎病变过程来看,类风湿关节炎可分为滑膜炎、肉芽肿及纤维化 3 个时期。

(1)滑膜炎期:表现为急性或亚急性滑膜炎,此期的病理改变主要在滑膜。其组织学特点:滑膜周围血管充血、水肿和纤维蛋白样变性及渗出。此期可持续 6～12 个月。此期的炎症过程可以被控制或终止,如能及时正确的诊断和治疗,完全能够恢复正常,预后良好。

(2)肉芽肿期:其组织学特点是,滑膜细胞显著增生,淋巴细胞和浆细胞聚集,滑膜内血管增多,肉芽组织形成,纤维蛋白样物在滑膜表面和深部沉积,细胞坏死灶形成,坏死灶周围有淋巴细胞、中性粒细胞和浆细胞浸润,并呈"栅栏"样排列围绕,此即肉芽肿形成。此期的病理过程可由滑膜波及血管、心肌等内脏器官,临床也渐趋严重。

(3)纤维化期:关节软骨破坏后,血管中纤维组织继续增殖侵入骨组织内,引起骨组织炎症、坏死和纤维组织增生,而后发生钙化和关节硬化,最终造成关节畸形。此期炎症过程造成的关节功能障碍,在很大程度上难以恢复,可成永久性残废。

(二)临床表现

1. **晨僵** 晨僵是指患者清晨醒后感到受累关节及其附近肌肉发硬、活动不灵、握拳不紧,甚至难以完成扣衣、梳头等动作,需经过活动后才得以减轻或缓解。晨僵时间的计算,应从患者清晨醒后出现僵硬感时算起,到患者僵硬感开始减轻为止,通常以分钟计算。

(1)产生机制:可能是由于睡眠时关节不活动,水肿液和炎性产物积聚于关节内,产生僵硬。当关节及肌肉活动时,促使水肿液及炎性产物被淋巴管及微静脉吸收入循环,晨僵消失。

(2)晨僵持续时间:晨僵一般持续半小时至数小时,病情缓解时晨僵的持续时间缩短和程度减轻,所以说晨僵时间是反映全身关节炎症严重程度的一个很好指标。

(3)晨僵程度分级:晨僵可分为轻度、中度、重度。①轻度。多为1~3个指关节或与腕、趾关节同时发生,起床或睡醒后,经活动数分钟、数十分钟至1h,关节僵硬缓解或消失。②中度。多为4个以上小关节或1~2个大关节同时受累,起床或睡醒后,经活动1~6h或至中午,关节僵硬感才缓解或消失。③重度。多为7个以上或全身多关节同时受累,起床或睡醒后,虽经活动,而关节和全身僵硬无明显缓解,常持续6~12h以上或全天,必须服药才能缓解或减轻。

(4)鉴别诊断:纤维性肌痛和骨性关节炎也可有一定程度的晨僵症状,但极少像类风湿关节炎那样持续1h以上,须注意鉴别。

2. **关节疼痛与压痛** 本病均有关节痛,疼痛的关节往往伴有压痛。

(1)症状特点:关节的疼痛多呈对称性、持续性、时轻时重。其程度与病情严重性一致。关节痛往往于活动后逐渐减轻,休息后刚开始活动时又加重,如久坐后站立起步和行走则困难,患者常诉"坐下起不来,起来坐不下;手指与肘屈曲过久以后,刚伸直时疼痛加重"。关节痛也常在早晨、夜里、阴天下雨、寒冷、受冻、感冒时加重。颈椎受累时,常于颈部屈曲时间过长或头向肩部旋转时疼痛加剧。

(2)自发痛与活动痛:自发痛即关节不活动时或在安静自然位置下也有明显疼痛,有时甚至从睡眠中痛醒,这表明病变发展较快和较严重;活动痛即仅在关节活动时才感疼痛,这表明关节炎症比较轻或趋于缓解。

(3)压痛检查:疼痛的关节可有明显压痛与触痛,如果压痛明显,检查时患者会用手挡起来保护或回缩。但若让其主动活动关节,有时还可勉强地伸屈。此外,受累关节可伴肿胀和发热感,但局部多半不红。

3.关节肿胀 凡受累的关节均可出现肿胀,关节肿胀提示炎症较重。典型的表现为关节周围均匀性肿大,如近端指间关节的梭形肿胀。关节肿胀在四肢小关节最易检查出来,而肩、髋等大关节肿胀却不易发现。

关节发生积液时可有波动感,尤以膝关节明显。关节肿胀的程度通常与疼痛的轻重相平行,关节肿胀愈明显,疼痛愈严重,甚至出现剧烈疼痛和终日关节痛,但仍以清晨症状最显著。发生关节肿胀的原因是关节积液、周围软组织炎和滑膜肥厚。

4.关节周围病变 主要体现在以下5种形态。

(1)类风湿皮下结节。

(2)关节附近肌肉萎缩及肌无力。

(3)关节附近的肌腱、腱鞘、滑囊病变。

(4)骨受累:偶可发生股骨头无菌性坏死,或因严重的骨质疏松而出现骨痛,甚至自发性骨折。

(5)关节摩擦音:有时炎症明显的关节运动时可闻及细小的捻发音,即为关节摩擦音,可伴有触诊时的握雪感,好发于肘和膝关节。关节炎症消退后,活动关节时偶可听到咔嗒声响,这在指、膝和髋关节最明显,可能与伴有骨质增生有关。

5. 对称性关节炎 类风湿关节炎多为对称性,这是本病的特征之一,单关节炎少见。

早期仅有关节痛时,关节炎症状可不固定。但一旦关节出现肿胀后,该关节炎症状持续的时间较长,有时关节肿痛像"接力赛"一样,这个关节或一对关节肿痛还未消失,另一个或几个关节又开始发生肿痛,而新发病的关节肿痛常较严重。

6. 关节炎的发展过程

(1)单次发作:仅单次发作,病程可持续数月至1年左右,但当病情缓解后,数年内(超过3年)不再复发。

(2)隐匿型:起病数月后转为隐匿型,病情一直较轻,多年只有轻度关节症状,不影响功能。

(3)反复发作:关节炎反复发作,但在2次发作期间症状较轻或基本无症状。

(4)持续进展型:病情持续进展,全病程中无明显缓解,易发生关节畸形和功能障碍。

(三)实验室及辅助检查

1. 一般化验检测 常规血、尿、肝肾功能检查是必须的,它们有助于病情分析,如溶血性贫血、血小板减少、白细胞数量变化、蛋白尿都可能与弥漫性结缔组织病有关。而肝肾功能又为用药后可能出现的损害和比较打下基础。

(1)红细胞沉降率(ESR):红细胞沉降率又叫血沉。ESR增快是因为血浆内大而不对称的分子如纤维蛋白原、γ球蛋白等的增加,加速了红细胞的沉降。它是测试风湿病和关节炎变活动程度的比较可靠的方法。如关节红肿热痛明显,ESR增快;如关节红肿热痛消失,则ESR有不同程度的下降。

(2)C反应蛋白:C反应蛋白是在组织损伤或炎症急性期,患者血液中出现的一种异常蛋白质。这种蛋白质在钙离子存在的情况下,可与肺炎球菌体内 C 多糖体发生沉淀反应,故称 C 反应蛋白。

C 反应蛋白在炎症急性期迅速出现,2～3d 内达到高峰,病情改善后逐渐下降,这种现象被称为急性期时相反应。

近年来发现 C 反应蛋白还是一种免疫调节因子,积极参与机体内的免疫反应。许多自身免疫病,特别是类风湿关节炎、系统性红斑狼疮等风湿疾病患者,血清中 C 反应蛋白均有明显变化。譬如,在类风湿关节炎活动期 C 反应蛋白升高,在缓解期明显下降,有助于判断疾病的变化和治疗效果。但是,活动期类风湿关节炎患者 C 反应蛋白多为轻、中度升高,如果高出这一水平,提示并发感染或伴有其他疾病的可能。

2. 特异性检查　包括血清自身抗体和补体。

(1)自身抗体的检测:对风湿病诊断和鉴别诊断至关重要。在风湿性疾病的范围内应用于临床的自身抗体分以下四类:抗核抗谱、类风湿因子、抗中性粒细胞胞质抗体、抗磷脂抗体。对弥漫性结缔组织病的诊断有很多的作用。

(2)抗核抗体谱:抗核抗体是指能与细胞核或核的组成成分发生反应的一类抗体。在机体免疫功能失常的时候,体内衰老变性的细胞核由于不能被清除而成为自体抗原,这些核抗原所产生的抗体就是抗核抗体。

(3)类风湿因子(RF):类风湿因子是机体针对自身的变性 IgG 而生成的自身免疫性抗体,这些抗体还包括 IgA、IgM、IgG 等免疫球蛋白。目前临床使用的测定方法都是测定 IgG 类风湿因子,而一部分类风湿关节炎患者的血清中存在的 IgG、IgA 类风湿因子,不能用目前的方法测出,因此约有 30% 的类风湿关节炎的患者,其类风湿因子始终保持阴性。

类风湿关节炎 70% 左右的患者类风湿因子可呈阳性反应,并且类风湿因子的效价与病程的进展和治愈有一定的相关性,因此很多医师都把类风湿因子作为临床观察治疗效果的重要指标。

但类风湿因子不是类风湿关节炎的特异性血清学诊断方法,所以在类风湿因子呈阳性的病例,并不一定是类风湿关节炎。因为类风湿因子除出现在类风湿关节炎外,尚见于其他结缔组织病,如系统性红斑狼疮、干燥综合征、混合性结缔组织病、系统性硬化等。

(4)抗中性粒细胞胞质抗体(ANCA):以常人中性粒细胞为底物按所见荧光的图型,分为 C-ANCA(胞质型)和 P-ANCA(核周型),其他各自的抗原为胞质内的丝氨酸蛋白酶和骨氧化酶。本抗体对血管炎的诊断极有帮助,且不同的 ANCA 抗原提示不同的血管炎,如 C-ANCA 主要出现在 Wegener 肉芽肿、Churg-Strauss 综合征,P-ANCA 则见于显微镜下结节性多动脉炎,新月形肾炎、类风湿关节炎、系统性红斑狼疮等。

(5)抗磷脂抗体:临床上应用的有抗磷脂抗体和狼疮抗凝物两种测定方法。本抗体出现在系统性红斑狼疮等多种自身免疫病。抗磷脂综合征是指临床表现有动脉或静脉栓塞、血小板减少、习惯性流产并伴有抗心磷脂抗体和(或)狼疮抗凝物者,除继发于系统性红斑狼疮外也可以是原发性的。

3. 免疫复合物和补体测定　70%类风湿关节炎患者血清中出现各种类型的免疫复合物,尤其是活动期和类风湿因子阳性患者。补体是存在于任何脊椎动物血清中具有酶活性的一组球蛋白。它由 9 种 11 类球蛋白组成,各种成分以无活性状态存在于血清中。目前用于临床的是总补体(CH50)和 C3、C4 浓度的测定,一般在风湿病的急性炎症期,补体升高,如风湿热、皮肌炎等。在活动性狼疮肾炎患者血清中 CH50、C3、C4 的浓度降低。

4. 链球菌抗体(抗"O")　对链球菌溶血素"O"抗体的测定,是诊断急性风湿热的重要实验根据,抗链球菌"O"滴度在 1:200 以上者为阳性。风湿热的阳性率可达 70%～80%且滴度较高。抗"O"测定对类风湿关节炎无多大参考价值。

5. 血清免疫球蛋白的测定　免疫球蛋白是具有抗体活性、结核相类似的一组血清球蛋白。可分为 IgG、IgA、IgM、IgD、IgE 五类。在急慢性炎症时，多种球蛋白均增加，定量测定 IgG、IgA、IgM 有助于诊断和疗效分析。

6. 狼疮细胞测定　血清中的抗核抗体与白细胞接触，白细胞破碎溶解形成苏木素小体，小体被中性粒细胞吞噬，即称为狼疮细胞(LE)。LE 细胞的发现表示有抗核抗体存在。LE 细胞见于20%的狼疮患者，但仍只能作为参考，不能作为特异性诊断依据。类风湿关节炎、硬皮病等都可能在 10% 左右的患者找到狼疮细胞。

7. 关节影像检查

(1)X 线检查是一个重要的检测手段，关节、脊柱 X 线片有助于关节病变的诊断和鉴别诊断，亦能随访了解关节病变的演变、疾病严重性分期和药物疗效的判断等，是目前最常用的影像学诊断方法。其中 X 线片在关节病变中应用经验较丰富，其缺点是关节破坏较少的病灶不易发现，对关节周围软组织除钙化点外很难发现其他病变。类风湿关节炎以手指及腕关节的 X 线片最有价值。

(2)电子计算机体层显像(CT)：多用于骶髂关节炎的检查，以除外早期强直性脊柱炎。脑 CT 亦用于系统性红斑狼疮的中枢神经病变的诊断，高分辨肺部 CT 则用于发现早期合并于结缔组织病的肺间质病变。

(3)磁共振显像(MRI)：对脑病、脊髓炎、骨坏死、软组织脓肿、肌肉外伤、肌炎急性期的诊断均有帮助，只是检查价格昂贵。

①病理检查。活组织检查所见的病理改变，如狼疮带对系统性红斑狼疮、类风湿结节对类风湿关节炎、唇腺炎对干燥综合征、关节滑膜病变对不同病因所致的关节炎都有着重要的意义。类风湿结节的活检，其典型的病理改变有助于类风湿关节炎的诊断。

②血管造影。对疑有血管炎者有帮助，在结节性多动脉炎、

大动脉炎时血管造影可以明确诊断和病变范围。但此项检查属创伤性检查且价格昂贵,故临床应用有一定限制。

③关节滑液检查。正常人的关节腔内的滑液不超过 3.5ml。在关节有炎症时滑液就增多,滑液中的白细胞明显增多,且中性粒细胞占优势。其黏度差,含糖量低于血糖。关节液的检查主要是鉴别炎症性或非炎症性的关节病变及导致炎症性反应的可能原因如尿酸盐结晶、焦磷酸盐结晶和细菌的存在。在一定程度上反映了关节滑膜炎症。特别是在滑液中找到尿酸盐结晶或滑膜细菌培养阳性则分别有助于痛风或化脓性关节炎的确诊。

(四)诊断与鉴别诊断

1. **诊断标准** 目前本病的诊断主要依据 1987 年美国风湿病学会提出类风湿关节炎的分类标准,现介绍如下。

(1)晨僵:关节及其周围僵硬感至少持续 1h(病程≥6 周)。

(2)2 个、3 个或 3 个区域以上关节部位的关节炎:医师观察到下列 14 个区域(左侧或右侧的近端指间关节、掌指关节、腕、肘、膝、踝及跖趾关节)中累及 3 个或 3 个以上,且同时软组织肿胀或有积液(病程≥6 周)。

(3)手关节炎:医师观察到腕、掌指或近端指间关节(手 3 区)中,至少有 1 个关节肿胀或有积液(病程>16 周)。

(4)对称性关节炎:医师观察到双侧关节同时受累(双侧近端指间关节、掌指关节及跖趾关节受累时不一定绝对对称)(病程≥6 周)。

(5)类风湿结节:医师观察到骨突部位、伸肌表面或关节周围有皮下结节。

(6)类风湿因子阳性:任何检测方法证明血清的类风湿因子含量异常,而该方法在正常人群中的阳性率不超过 50%。

(7)放射学改变:手和腕的后前位 X 线片显示有骨侵蚀狭窄或有明确的骨质疏松。

在上述 7 项中有 4 项或以上者,可诊断为类风湿关节炎。此标准的敏感性为 91％～94％,特异性为 88％～89％。

典型病例诊断并无困难,难于诊断者是早期、轻型和不典型病例,为进一步明确诊断进行 CT、磁共振、滑液和滑膜等综合检查是必要的。

2. 关节功能分级标准与分型

Ⅰ级:日常活动不受限。

Ⅱ级:有中等强度的关节活动受限,但能满足日常活动需要。

Ⅲ级:关节有明显的活动受限,患者不能从事大多数职业或不能很好地照料自己。

Ⅳ级:丧失活动能力或被迫卧床或只能坐在轮椅上。

3. X 线分期

Ⅰ期:正常或关节端骨质疏松。

Ⅱ期:关节端骨质疏松,偶有关节软骨下囊性破坏或骨侵蚀改变。

Ⅲ期:明显的关节软骨下囊性破坏,关节间隙狭窄,关节半脱位畸形。

Ⅳ期:除Ⅱ、Ⅲ期改变外,并有纤维性或骨性强直。

4. 鉴别诊断

(1)与强直性脊柱炎进行鉴别:类风湿关节炎和强直性脊柱炎均为慢性进行性炎症性疾病,最终都有致残的可能,两者虽不是同一种疾病,但有其共同点。

类风湿关节炎主要侵犯四肢关节,以指(趾)间关节为主,呈对称性,一般不侵犯脊柱,可有上颈部或椎体受累。发病年龄在 30－50 岁,女性多见。类风湿因子 80％为阳性,HLA-DR4 多数为阳性,X 线片显示四肢小关节有骨质破坏,部分关节强直或畸形。

强直性脊柱炎主要侵犯骶髂关节和脊椎关节,自下而上发展,非对称性。发病年龄在 15－30 岁,男性多见。类风湿因子多为阴性,HLA-B27 阳性居多,X 线片显示骶髂关节有异常改变,晚期脊柱呈竹节样强直。

(2)与痛风性关节炎进行鉴别:类风湿关节炎与痛风性关节炎的临床表现比较相似,都以滑膜炎症反应为主,侵犯四肢关节,骨质糜烂,晚期均可有关节畸形和功能障碍,可根据以下特征加以鉴别。①类风湿关节炎多见于女性,而痛风性关节炎多见于男性。类风湿关节炎起病缓慢持久,而痛风性关节炎起病突然。②类风湿关节炎起病大多为对称性关节炎,痛风性关节炎往往先由第 1 跖趾单关节炎开始。③类风湿关节炎活动期红细胞沉降率大多增快,类风湿因子阳性,血尿酸水平正常,滑液检查发现类风湿因子。痛风性关节炎红细胞沉降率一般不增快,类风湿因子阴性,血尿酸水平升高,滑液检查可查到尿酸结晶。④类风湿关节炎用激素和非甾体抗炎药治疗能改善关节症状,痛风性关节炎用秋水仙碱治疗能使关节炎症状迅速改善。

(3)与风湿性关节炎进行鉴别:风湿与类风湿虽然都是关节炎,也都有关节疼痛的症状,但并不是同一种病,不能够混为一谈。在 19 世纪中叶之前,人们往往将两者混为一谈。随着科技医疗发展,人们对类风湿也认识得越来越清楚。晨僵是类风湿关节炎的首个症状,早上起来患者会发现关节不灵活,起床活动后晨僵减轻或消失。同时患者还会出现关节肿痛,还可能会出现乏力、疲劳、发热等症状。

1)病因不同:风湿性关节炎多数应称为风寒湿性关节痛,寒冷地区绝大部分是这类风湿病,不破坏骨质,绝大多数可治愈,从中医角度看风湿性关节炎属寒痹证;而类风湿和强直性脊柱炎属热痹证,即使有畏寒症状也是真热假寒或里热外寒。风湿性关节炎有少数患者系链球菌感染所致,而类风湿属自身免疫病。虽然不属于遗传性疾病,但也可能与遗传因素有关,流行病学调查显示类风湿关节炎的家族及同卵双胞胎中类风湿关节炎的发病率约 15%,说明有一定的遗传倾向。

2)症状、发病部位不同:风湿性关节炎多见于青少年,可侵犯心脏,引起风湿性心脏病,并且有发热、咽痛、心肌炎、皮下结节和皮疹、环形红斑等表现。风湿性关节炎的关节痛有两个特点:一是关节红、肿、热、痛明显,不能活动,发病的部位常常是膝、髋、踝等下肢大关节,肩、肘、腕关节,手足的小关节少见;二是疼痛游走不定,一段时间是这个关节发作,一段时间是那个关节不适,但疼痛持续时间不长,几天就可消退,很少出现关节畸形。

类风湿关节炎则多发生于 $20-40$ 岁女性。在成年人任何年龄都可发病,80% 发病于 $35-50$ 岁,然而 60 岁以上者发病率明显高于 30 岁以下者,女性患者约 3 倍于男性。以缓慢而隐匿方式起病,早期症状多为关节疼痛、肿胀、晨僵、活动不便,时轻时重,反复发作,迁延不愈,常遗留骨关节强直畸形,是造成我国人群丧失劳动力和致残的主要病因之一。虽然少数患者可有心血管疾病,但绝大多数患者无心脏病症状。

3)化验检查结果不同:风湿性关节炎血清抗链球菌溶血素 O 滴度升高,类风湿因子阴性。而类风湿关节炎则呈阳性。

4)关节外表现不同:风湿性关节炎关节外表现包括发热、咽痛、心肌炎、皮下结节、环形红斑等。类风湿关节炎关节外表现包括以下几方面。①类风湿结节:发生率为 20%~30%,是本病较特异的皮肤表现,多位于关节隆突部及受压部位的皮下,如前臂伸面、肘鹰嘴突附近、枕、跟腱等处。其大小不一,结节直径由数毫米到数厘米,质硬、无压痛、对称性分布。它的存在表示本病的活动。②类风湿血管炎:可出现在患者的任何系统,表现为指甲下或指端出现小血管炎,少数引起局部组织的缺血性坏死。在眼可造成巩膜炎,严重者因巩膜软化而影响视力。③肺部:a.肺间质病变是最常见的肺病变,见可约 30% 的患者,但临床常无症状,早期诊断有赖于高分辨 CT。b.结节样改变:肺内出现单个或多个结节,为肺内的类风湿结节的表现。结节有时可液化,咳出后形成空洞。c.胸膜炎:见于约 10% 的患者。为单侧或双侧性少量胸腔积液,偶为大量胸腔积液。④心包炎:通过超声心动图检查约30%出现小量心包积液,多不引起临床症状。⑤胃肠道:患者可有上腹不适、胃痛、恶心、食欲缺乏、甚至黑粪,但均与服用抗风湿药物,尤其是非甾体抗炎药有关。很少由类风湿关节炎本身引起。⑥肾:若出现尿的异常则应考虑因抗风湿药物引起的肾损害,也可因长期的类风湿关节炎而并发的淀粉样变。⑦神经系统:a.脊髓受压,都由颈椎骨突关节的类风湿病变而引起,表现为渐起的双手感觉异常和力量的减弱,腱反射多亢进,病理反射阳性。b.周围神经因滑膜炎而受压,如正中神经在腕关节处受压而出现腕管综合征。多发性神经炎则因小血管炎的缺血性病变所造成。⑧血液系统:出现小细胞低色素贫血。Felty综合征是指类风湿关节炎者伴有脾大、中性粒细胞减少、有的甚至有贫血和血小板减少。⑨干燥综合征:30%～40%类风湿关节炎患者出现此综合征。口干、眼干的症状多不明显,必须通过各项检测方证实有干燥性角结膜炎和口干燥症。

5)发病情况不同:风湿性关节炎初发年龄以9－17岁多见,男女比例相当。类风湿关节炎以中年女性多见。

6)治疗不同:风湿性关节炎以消除链球菌感染为主,同时对于关节疼痛、心肌炎等进行相关处理。类风湿关节炎以防止关节破坏,保护关节功能,最大限度地提高患者的生活质量为目标。用药上及早应用慢作用抗风湿药。在关节疼痛肿胀期间应用外敷中药控制疼痛等症状。出现内脏并发症时进行相关治疗。

7)预后不同:风湿性关节炎治疗后关节无变形遗留。类风湿关节炎晚期会出现关节畸形。

(五)西医治疗

1. 类风湿关节炎药物分类

(1)改善症状的抗类风湿药:①非甾体抗炎药(NSAID):此类药物因可抑制前列腺素的合成而迅速产生抗炎镇痛作用,对解除疼痛有较好效果,但不能改变疾病的病程。临床上常用的有布洛芬、萘普生、双氯芬酸、阿司匹林、吲哚美辛等。20 世纪 90 年代环氧酶(COX)异构体理论的提出使选择性环氧酶 2 抑制药用于类风湿关节炎治疗成为现实。这类药在发挥抗炎镇痛作用的同时较少干扰环氧酶 1 在胃肠、肾和血小板中的正常生理功能,因此胃肠不良反应较传统非甾体抗炎药明显降低。临床研究发现,选择性环氧酶 2 抑制药的胃十二指肠溃疡发生率较传统慢作用抗风湿药下降 50%。传统的非甾体抗炎药分类一般按化学结构进行,近年提出的按环氧酶理论进行的分类,分为以下几种:环氧酶 1 特异性抑制药,如小剂量的阿司匹林;环氧酶非特异性抑制药,绝大多数传统的非甾体抗炎药如布洛芬、吲哚美辛、双氯芬酸等;环氧酶 2 倾向性抑制药,如萘丁美酮、美洛昔康、尼美舒利;环氧酶 2 抑制药,如塞来昔布、罗非昔布等。必须明确,非甾体抗炎药虽常作为治疗类风湿关节炎的一线药物,能减轻临床症状和某些体征是由于其抗炎作用,但不能根治炎症,对类风湿关节炎的免疫病理机制无决定性影响,从而不能防止组织损伤、关节破坏和畸形,必须尽早加用慢作用抗风湿药才能有效控制病情。②慢作用抗类风湿药:此类药物多用于类风湿关节炎及血清阴性脊柱关节病。对病情有一定控制作用但起效较慢。常用的有金合剂(肌内注射或口服)、青霉胺、柳氮磺吡啶、氯喹等。③糖皮质激素:本类药物是强的抗炎、抗过敏药物,明显地改善了系统性红斑狼疮等结缔组织病的预后,但不能根治这些疾病。其众多的不良反应随剂量加大及疗程延长而增加,故在应用时要衡量它的疗效和不良反应而慎重选用。

(2)控制疾病发展的抗风湿药:目前尚在探索和实验阶段。属于细胞毒药物。此类药物通过不同途径产生免疫抑制作用。常用的有环磷酰胺、甲氨蝶呤、雷公藤等。它们往往是系统性红斑狼疮、类风湿关节炎和血管炎的二线药物,不良反应虽较多且较严重,但对改善这些疾病的预后有很大的作用。

2. 抗类风湿关节炎药物

(1)乙酰水杨酸:又称阿司匹林(aspirin,ASA):有较强的解热、镇痛作用,常与其他解热镇痛药配成复方,用于头痛、牙痛、肌肉痛、神经痛、痛经及感冒发热等;抗炎抗风湿作用也较强,可使急性风湿热患者于24～48h内退热,关节红、肿及剧痛缓解,红细胞沉降率下降,患者主观感觉好转。由于控制急性风湿热的疗效迅速而确实,故也可用于鉴别诊断。对类风湿关节炎也可迅速镇痛,消退关节炎症,减轻关节损伤,目前仍是首选药。用于抗风湿最好用至最大耐受剂量,一般成人每日3～5g,分4次于饭后服。

(2)吲哚美辛(消炎痛):吲哚美辛可以阻断前列腺素合成,具有消炎、镇痛、解热等功效,临床上用于治疗关节炎。吲哚美辛是最强的前列腺素(PG)合成酶抑制药之一,具有显著抗炎及解热作用,但不良反应多,30%～50%用治疗量后发生不良反应,约20%患者必须停药。故本药仅用于其他药物不能耐受或疗效不显著的病例。对急性风湿性和类风湿关节炎的疗效与保泰松相似,约2/3患者可得到明显改善。如果连用2～4d仍不见效者,应改用他药。本药禁用于孕妇、儿童、机械操作员、精神失常、溃疡病、癫痫、帕金森病及肾病患者。每日剂量为75～100mg,分3次服用,胃肠反应较布洛芬、萘普生、双氯芬酸更多。属同类结构的还有舒林酸、阿西美辛等。

(3)布洛芬(美林,芬必得,恬倩,托恩):本品为苯丙酸类非甾体抗炎药,是有效的PG合成酶抑制药,具有解热镇痛及抗炎作用,其作用比阿司匹林、保泰松或对乙酰氨基酚强,多用于扭伤、劳损、下腰痛、肩周炎、滑囊炎、肌腱及腱鞘炎,以及牙痛和术后疼痛、类风湿关节炎、骨性关节炎等病。每日剂量为1.2～2.4g分3～4次服用。20%～30%患者有胃肠不良反应者,严重者可有上消化道出血。同类药物有洛索洛芬(乐松)。

(4)非普拉宗:本品为吡唑酮类非甾体抗炎药,具有抗炎、镇痛作用,并有一定的解热作用。

与氢化可的松、保泰松、甲芬那酸、吲哚美辛等相比,其抗炎效果相等或较优。本品的镇痛效果稍强于等剂量的保泰松。临床试验表明,本品对患者关节痛、肌痛、腰痛的改善最快者为 1～2d,一般 1～2 周开始减轻,并对发热也有一定效果,其他症状如僵硬、关节功能障碍等也有不同程度的改善。本品胃肠耐受性好,是较好一种抗风湿药物。不良反应较保泰松明显少而轻微。每日剂量为每日 200～600mg。

(5)舒林酸:本品为非甾体类前体抗风湿药,吸收后,经过两步生物转化即可逆还原成硫化物代谢产物及不可逆地氧化为无活性的砜代谢产物。其活性代谢产物是一个有效的前列腺素合成抑制药,具有消炎、镇痛和解热性能,能使炎症、疼痛和压痛等症状迅速缓解并可促使关节活动的早期恢复。本药主要以无生物活性的代谢物随尿排出,对肾功能的影响比其他非甾体类消炎药小。每日剂量为每日 200～400mg。

(6)双氯芬酸(扶他林):作为芬酸类目前临床应用的最主要药物,双氯芬酸是芬酸类药物中抗炎作用最强者,其消炎、镇痛及解热作用比阿司匹林强 26～50 倍。比吲哚美辛强 2～2.5 倍。该药特点为药效强、剂量小、个体差异小、不良反应轻微。于 1974年在日本上市,其后 30 多年的临床经验充分证实了该药的疗效。双氯芬酸口服吸收迅速,血清半衰期 2h,与血浆蛋白结合率高达96％,滑液中的浓度高于血浆,主要由肾排泄。作用机制主要系通过抑制 COX 来阻断前列腺素的产生而发挥抗炎镇痛效果。每日剂量为每日 75～150mg。

(7)双氯芬酸/米索前列醇:本品为双氯芬酸与米索前列醇的复方制剂。米索前列醇用于预防由于非甾体消炎药物诱发的胃或十二指肠溃疡,减少双氯芬酸对胃肠道的刺激。每日剂量为每日 75～150mg。

(8)酮洛芬:本品为苯丙酸类非甾体抗炎药。本品具有镇痛、消炎和解热作用,其特点为高效低毒性,疗效优于同类布洛芬。

临床试验表明,在同等剂量下,抗炎镇痛作用比阿司匹林强约150倍,解热作用4倍于吲哚美辛,100倍于阿司匹林。毒性为吲哚美辛的1/20。血浆半衰期为1～4h。每日剂量为每日100～200mg。

（9）萘普生:本品为苯丙酸类非甾体抗炎药。萘普生为强效非甾体消炎镇痛药。抗炎作用约为保泰松的11倍,镇痛作用约为阿司匹林的7倍,解热作用约为阿司匹林的22倍,为一种低毒性的消炎、镇痛、解热药,耐受性好。其作用及用途与酮洛芬相似。血浆半衰期为13～14h,大于酮洛芬(1～4h)每日剂量为250～500mg。

（10）吡罗昔康:本品为苯噻嗪类非甾体抗炎药,本品为目前较好的长效抗风湿药。对风湿性及骨风湿性关节炎的疗效与阿司匹林、吲哚美辛及萘普生相同而不良反应少。血浆半衰期为36～45h。用药剂量小,每日服用1次(20mg)即可有效。由于本药为强效抗炎镇痛药,对胃肠道有刺激作用,剂量过大或长期服用可致消化道出血、溃疡。每日剂量为10～40mg。

（11）美洛昔康(莫比可):美洛昔康更具COX-2选择性,不良反应较轻。临床试验数据报道胃肠道不良反应大约占治疗患者的18%。美洛昔康由德国研制出品,在1996年以商品名Mobic首次在南非上市,被用于风湿性关节炎及类风湿关节炎。

（12）尼美舒利(美舒宁):本品功能基团为磺基,具有高度选择性抑制COX-2的特点。据国外文献报道,尼美舒利对COX-2选择性比对COX-1强1000倍左右,有学者认为尼美舒利是目前世界药物市场唯一的COX-2抑制药。另外,尼美舒利不会导致阿司匹林哮喘,且较长时间的应用不会导致关节软骨的进一步破坏。常见的不良反应有过敏性皮疹、头痛、眩晕。每日剂量100～200mg。

（13）塞来昔布(西乐葆):本品被称为非甾体抗炎药类药物的"里程碑式的突破"。2004年9月30日,罗非昔布(万络)因在临床试验中发现心血管风险显著增加而在全球被召回,2004 年 12 月 17 日,美国食品药品监督管理局(FDA)公布了辉瑞公司生产的大剂量服用西乐葆有增加患者心血管事件的风险,全球掀起对 COX-2 选择性抑制药特别是昔布类药物的安全信任危机,最后,以罗非昔布(万络)退出市场,FDA 要求所有处方和非处方非甾体抗炎药说明书中加入警示,说明其可能增加心血管事件和消化道出血的潜在风险。但 COX-2 选择性抑制药的安全信任危机并没有彻底消除。塞来昔布具有独特的作用机制即特异性地抑制环氧化酶-2(COX-2),炎症刺激可诱导 COX-2 生成,因而导致炎性前列腺素类物质的合成和聚积,尤其是前列腺素 E_2,引起炎症、水肿和疼痛。塞来昔布可通过抑制 COX-2 阻止炎性前列腺素类物质的产生,达到抗炎、镇痛及退热作用。每日剂量 200mg。

(14)酮咯酸氨丁三醇(非麻醉性非甾体):本品为一种非麻醉性非甾体强力镇痛及抗炎解热药。本品的镇痛效力高于阿司匹林 800 倍,也强于吲哚美辛、萘普生。退热消炎作用也优于阿司匹林、吲哚美辛。而与萘普生相同。本品特点是作用迅速而完全,在 10~90mg 的剂量内,并无蓄积作用。剂量:口服剂量每日 10~80mg,肌内注射每日 30~90mg

(15)芬布芬（联苯丁酮酸）:本品为一较新型的长效非甾体消炎镇痛药。本品的消炎、镇痛作用虽较吲哚美辛低,但比阿司匹林强。毒性比吲哚美辛小,胃肠道不良反应小于阿司匹林及其他非甾体消炎镇痛药。本药一般能使骨风湿因子、红细胞沉降率、抗链“O”等指标恢复正常或转阴。病理学检查未见主要脏器有明显病理改变。口服后 2h 血药浓度达高峰值。半衰期为 12~17h。每日剂量:600~900mg。

(16)萘丁美酮:本品是一个非酸性非甾体抗炎药,是一个较弱的前列腺素合成抑制药,具有抗炎、镇痛、解热作用。本品经胃肠道吸收,经肝迅速代谢成主要活性代谢物。国外学者通过对大样本、随机对照、多中心萘丁美酮和布洛芬的成本效果分析

(CEA)比较研究发现,萘丁美酮相比布洛芬具有较低的胃肠道不良反应危险和潜在的致病率,每获得一个生命质量年的增量成本范围为 1656～3087 英镑。从降低不良反应角度考虑,该增量成本可接受,故认为萘丁美酮为 CEA 较佳的方案。最近有学者进行了五种非甾体抗炎药的比较研究,获得相似结论。国外学者对治疗类风湿关节炎一线药物的成本效果分析表明萘丁美酮具有最佳的药物经济学特征。每日剂量:500～1000mg。

3. 慢作用抗类风湿药 临床上将具有阻止风湿病病情发展的一类药称为改变病情药,根据这些药物起效时间较慢这一特点,也将此类药称为慢作用药,包括改善病情抗风湿药(DMARDs)及免疫抑制药。它们的共同特点:可缓解临床症状,但起效慢,影响患者的自身免疫过程,对临床客观指标如红细胞沉降率(ESR)、C 反应蛋白(CRP)、类风湿因子(RF)等的改善有作用。在美国风湿协会 2002 年制订的用药指南和中华风湿病学会类风湿关节炎治疗指南讨论稿中,都提出早期积极、合理使用慢作用抗风湿药(SAARDs),是治疗类风湿关节炎的关键,慢作用药物的用药地位比以往更加重要。

(1)免疫抑制药

1)代谢拮抗药:甲氨蝶呤(MTX)、硫唑嘌呤(AZP)、麦考酚酸酯(RS.61443,MMF)、咪唑立宾(mizoribine,MIR)等。①甲氨蝶呤:对二氢叶酸还原酶有强大而持久的抑制作用,使 5,10-甲撑四氢叶酸不足,脱氧胸苷酸(dTMP)合成受阻,影响 DNA 合成;MTX 也可阻止嘌呤核苷酸的合成,因为嘌呤环上的第 2 和第 8 碳原子是由 FH_4 携带的一碳基团(如—CHO—,—C—)所供给,故能干扰 RNA 和蛋白质的合成。1984 年,美国伍德博士在风湿病年会上报告小剂量 MTX 可用于治疗严重类风湿关节炎,从而引起各国临床医师的注意。本药修复骨破坏,是目前治疗 RA 的首选药物之一。治疗类风湿关节炎时,采用脉冲式给药方法,即每周一次给予 7.5mg,6 周后若无不良反应,剂量增加到每周

15mg,疗程18周。类风湿关节炎患者,经常规药物(包括金制剂)治疗无效者,给予MTX肌内注射每12小时2.5mg,注完3次停药5.5d,再开始第二疗程。类风湿关节炎患者,用MTX治疗,第1周用量为每周7.5mg,如果疗效不佳,则在6周后剂量加倍。也可采用间断给药方法,即每隔日1次,每次口服2.5mg MTX。还可采用每周静脉注射MTX10～20mg治疗难治性类风湿关节炎患者。以MTX为主的早期化疗方案,对幼年类风湿关节炎的治疗是安全有效的。②硫唑嘌呤(依木兰,AZA):50mg,抑制细胞合成和功能。用法:起始剂量2～2.5mg/(kg·d),每日口服剂量为100mg,病情稳定后减至50mg,每日1次维持。服药期间需监测血象、肝肾功能。③吗替麦考酚酯(骁悉、赛可平,MMF):每片0.25g。适应证:主要用于狼疮性肾炎的治疗。用法:诱导期:1.5～2.0g/d,东方人耐受量较西方人低,一般选用小剂量,使用至少3个月;维持期:0.5g/d,使用3年。注意监测血药浓度,过低则达不到疗效,过高则易诱发不良反应。④青霉胺(Penicilla-mine):本品早年用来治疗肝豆状核变性及胱氨酸尿,口服后很快由肠道吸收,2.5h后血中浓度达高峰。在体内被细胞色素系氧化,以二硫化物形式从尿中排出,大多数在2h内从血浆清除,小部分保持与蛋白结合形式。青霉胺能消除肝内铜的毒性,抑制胶原合成、降低血清类风湿因子滴度,在体外还能影响病毒繁殖及某些病原体生长。临床上用于治疗慢性活动性肝炎、原发性胆汁性肝硬化及类风湿关节炎等。近年来,药理实验证实其有抗氧自由基的作用,有望用于预防和治疗心肌缺血后再灌注损伤。

治疗类风湿关节炎(RA):开始剂量每日静脉注射1g,5～7d后改为每日口服1800mg。口服青霉胺对重症类风湿关节炎做长疗程治疗,治疗从小剂量开始,第1周口服每日300mg,以后每2周增加每日300mg,直至最大量每日1800mg,疗程12个月。青霉胺治疗活动性类风湿疾病要经几周才显效,过早停药易于复发。适用于关节的炎症肿胀及压痛明显、红细胞沉降率高,但不可逆性组织变形不太明显者。用低剂量长期治疗,用量为每日100~200mg,疗效并不减弱而不良反应减轻。⑤ 环磷酰胺(CTX):体外无活性,在体内经肝细胞色素 P-450 氧化、裂环生成中间产物醛磷酰胺(aldophosphamide),它在肿瘤细胞内,分解出有强效的磷酰胺氮芥(phosphamide mustard),才与 DNA 发生烷化,形成交叉联结,抑制肿瘤细胞的生长繁殖。环磷酰胺抗瘤谱较广,对恶性淋巴瘤疗效显著。对多发性骨髓瘤、急性淋巴细胞白血病、卵巢癌、乳腺癌等也有效。

治疗类风湿关节炎,CTX 能减少循环血中 T 细胞及 B 细胞的数量,并抑制其功能,而对类风湿关节炎有一定疗效。用每日50mg,每 4 周递增 500mg,取得疗效后改用维持量每日 50~100mg,疗程 6 个月以上。急性期患者,对水杨酸制剂及激素无效,改用 CTX,开始用每日 100mg 静脉滴注,1~3 周后改用50mg 每日 2 次口服,3 个月后剂量减半维持。

2)T 淋巴细胞抑制药:环孢素(CsA)、普乐可复(FK506)、雷帕霉素(RPM)、脱氧司加林(DSG)、骨化三醇(calcitrol)、氟达拉滨(FDB)、来氟米特(LEF)等。

环孢素(环孢菌素,环孢霉素 A):本品可选择地作用于 T 淋巴细胞活化初期。辅助性 T 细胞被活化后可生成增殖因子白细胞介素 2(interleukin 2,IL-2),环孢素可抑制其生成;但它对抑制性 T 细胞无影响。它的另一个重要作用是抑制淋巴细胞生成干扰素。它对网状内皮系统吞噬细胞无影响。因而环孢素不同于细胞毒类药物的作用,它仅抑制 T 细胞介导的细胞免疫而不致显著影响机体的一般防御能力。

口服环孢素可被吸收,但不完全,其生物利用度仅 20%~50%。口服后 2~4h 血浆浓度达峰值。有 40%的药物存在于血浆,50%在红细胞,10%在白细胞。在血浆中与蛋白的结合率为95%。它在体内几乎全部被代谢,从尿中排出的原形物不足服用量的 0.1%。其 $t_{1/2}$ 约为 16h。

环孢素的临床上主要用于防止异体器官或骨髓移植时排异等不利的免疫反应,常和糖皮质激素合用。在治疗自体免疫性疾病方面的临床应用尚在探索中。其毒性反应主要在肝与肾,在应用过程中宜监测肝、肾功能。

环孢素是 Bord 在 1972 年发现的强效免疫抑制药,化学成分为 11 个氨基酸组成的环化多肽。1978 年,Calne 首次应用于器官移植获得成功,近年来又用于血小板减少性紫癜、类风湿关节炎、肾病综合征和某些免疫性皮肤疾病等。

3)其他抑制药:①来氟米特(爱若华、妥抒):本品为一个具有抗增殖活性的异噁唑类免疫抑制药,其作用机制主要是抑制二氢乳酸脱氢酶的活性,从而影响活化淋巴细胞的嘧啶合成,主要起到改善骨性关节炎病情的作用。临床试验证实爱若华能明显改善类风湿关节炎的症状和体征,提高患者生活质量,阻止骨质破坏,减少致残,有效率达 92.3%,不良反应轻且可逆,是世界公认的第一个专门用于治疗类风关节炎的药物,可有效控制病程及阻止骨质破坏的改善病程药。美国欣凯公司于 2003 年起在全国进行了大规模的爱若华上市后安全性观察,截至 2006 年 5 月底,已经有 27 个省、392 家医院、1155 位医师参与,收集表格逾 15 万份,观察患者 4 万多例,证实该药的安全性良好。每日剂量:10～20mg。②柳氮磺吡啶(维柳芬):本品抑制血栓合成酶、脂氧化酶、蛋白溶解酶活性和白细胞的运动,使 IL-1、TNFα、IL-6 等促炎症细胞因子显著减少,是目前国际上比较公认的抗风湿药,它能减轻关节肿痛,改善晨僵,一般用药 1～2 个月即可起效。SSZ 不良反应小,一般发生在治疗早期,主要表现为胃肠道和中枢神经系统症状,造血系统毒性少见。每片 0.25g,剂量为每日 2g,分 2 次服用,由小剂量开始。不良反应少,但对磺胺过敏者禁用。③金诺芬:本品为口服片剂,本品为有抗炎作用,起效慢。口服后所含金的 25% 被吸收,其中 60% 与血浆蛋白结合,40% 与细胞结合。本品主要由粪便排出。长期服用本品,金血浆浓度 12 周达高峰,并可保持稳定状态。主要用于活动性骨风湿性关节炎,亦用于对非甾体抗炎药效果不显或无法耐受患者,可延缓骨风湿性关节炎病变发展,改善症状,耐受好。每日剂量:3～9mg,分2次服用,3个月后起效,不良反应少。适于早期或轻型患者。④雷公藤总苷片:雷公藤(TWH)是卫茅科雷公藤属植物,含多种活性物质,主要有二萜类、三萜类、生物碱类等。雷公藤多苷(TWP)为其根芯部分的提取物,又称T2,具有抗炎、免疫抑制作用。雷公藤氯内酯醇(T4)为TWP进一步分离得到的单体,也有抗炎、免疫抑制作用,并且其相对效价至少是T2的100倍。研究说明雷公藤具有抑制体液及细胞免疫的双重作用。并提示TWH有保护关节软骨而治疗类风湿关节炎的作用。每片10mg,每日剂量为60mg,分3次服用,病情稳定后可酌情减量。其不良反应为对性腺的毒性,出现月经减少、停经、精子活力及数目降低、皮肤色素沉着、指甲变薄软、肝损害、胃肠道反应等。⑤白芍总苷片(帕夫林):每粒0.3g,1次0.6g,口服,每日2～3次。白芍为毛茛科植物芍药的干燥根。经过多年研究,已经提取白芍的药效成分单体,主要为一组糖苷类物质,包括芍药苷、羟基芍药苷、芍药花苷、芍药内酯苷、苯甲酰芍药苷,统称为白芍总苷(TGP),其中芍药苷占总苷量的90%以上,是白芍的主要有效成分,具有调节免疫、抗炎、镇痛、保肝等作用。⑥正清风痛宁(青藤碱):每片0.6g,1～4片,每日2～3次。防己科植物青藤及毛青藤干燥的茎称为青风藤,用于治疗类风湿关节炎历史悠久。20世纪50年代,富田真雄等从日本产青风藤中分离得到青藤碱(SIN),20世纪60年代,我国学者朱任宏首次从国产青风藤中分离得到SIN,经研究发现其具有免疫抑制、抗炎、镇痛等药理作用。研究结果表明:SIN通过抑制淋巴细胞活化、增殖,诱导细胞凋亡,调节T细胞亚群,调节淋巴细胞产生细胞因子及细胞因子受体等多方面来发挥治疗类风湿关节炎的作用。

体外研究发现,SIN可以选择性抑制环氧化酶2(COX-2)的活性,且有良好的量效关系,而对环氧化酶1(COX-1)所致PGE-2合成的作用抑制作用较弱,这可能是其抗炎镇痛作用较强而胃肠道不良反应少的主要机制之一。其抗炎作用是通过直接抑制COX-2酶活性来实现的。

以上3种植物药对RA均有一定的治疗作用。此外,尚有其他一些药物仍处于探索之中,如紫杉醇、黄芪、山茱萸总苷、木瓜苷等。但植物药确切的作用机制仍不十分清楚,需要进一步深入细致的研究。我国有丰富的植物药资源,从中寻找高效、低毒的RA治疗药物,是值得广大风湿病工作者努力探索的途径。

(2)生物制剂:近年来随着生命科学技术的发展,对RA病因和发病机制的理解逐渐深入,科学家正在探索应用生物技术直接针对RA发病机制及过程进行治疗,以期能根治RA。目前,用于治疗RA的生物制剂有单克隆抗体(简称单抗)、细胞因子及其拮抗药等。①重组人Ⅱ型肿瘤坏死因子受体-抗体融合蛋白(益赛普):每支12.5mg。适应证:本品适用于2种以上慢作用抗风湿药无效的中、重度RA,儿童特发性关节炎,强直性脊柱炎,银屑病关节炎及炎症性肠病患者。用法:推荐剂量25mg,皮下注射,每周2次。注射前用1ml注射用水溶解,溶解后可冷藏72h。②英夫利西单抗(类克):每支100mg,是肿瘤坏死因子(TNF-α)拮抗药。用法:静脉给药,起始剂量3mg/kg,推荐在第1、2、6周给药,以后每8周给药1次。疗效不好可增至10mg/kg,或每4周给药1次。③白细胞介素21受体拮抗药:IL21Ra(商品名Anakinra)经临床试验已证明有效并且安全,Anakinra最大的优点是它不仅可以控制关节症状,同时还可以减低骨结构的破坏,因此亦被推荐为治疗RA的另一种新的慢作用抗风湿药。常见的不良反应为注射部位反应,严重的不良反应主要为严重感染和中性粒细胞减少。不足点:肠外给药,价格昂贵,在某些病例,重复治疗的快速免疫耐受。推荐用于中、重度RA。④T淋巴细胞:最初人们发现胸导管引流或全身淋巴结放疗所致的外周血T淋巴细胞减少,都能使 RA 患者的临床症状缓解或改善,外周血 T 淋巴细胞回升后,RA 症状又恢复。还有人用淋巴置换作为 RA 的治疗方法,取得了一定疗效。在 RA 的发生发展中,辅助性 T 细胞 CD4 的活化是其他细胞活化和作用的关键。研究发现,艾滋病患者(AIDS)和 RA 极少合并存在,AIDS 患者血中 CD4$^+$ T 辅助细胞的绝对数量显著减少,进一步提示 CD4 细胞在 RA 发病机制中起重要作用。⑤抗 T 细胞表面分化抗原单抗:研究报道用嵌合型抗 CD4 单抗(cMT412)治疗对传统药物无效的 RA 患者,临床疗效有统计学意义,并表现出疗效与剂量呈正相关。⑥抗白介素-2 受体(IL-2R)单抗:类风湿关节炎滑膜表面活化的 T 淋巴细胞上有较多 IL-2R 表达,患者关节液中可溶性 IL-2Ra(SIL-2Ra)含量较高,并和 RA 活动性相关。实验证实抗 IL-2Ra 单抗与 β 链结合后,使细胞的 IL-2 剂量反应曲线漂移,以致只有提高 IL-2 浓度至正常的 100 多倍以上,才能恢复 T 细胞正常的增殖能力。用抗 IL-2R 单抗(campath-6,rIgG2b)治疗 RA 后,患者的关节疼痛和晨僵均获改善。⑦抗 CD54 单抗(ICAM-1):用抗 CD54 单抗可阻断内皮细胞与淋巴细胞的结合,抑制淋巴细胞的穿透能力。用抗 CD54 单抗治疗顽固性 RA 患者取得了一定的疗效。⑧抗肿瘤坏死因子 α 抗体:当前,选择性细胞因子阻滞药一类的基因工程制剂是类风湿关节炎治疗方面的重大进展。研究表明临床疗效最好的抗细胞因子制剂是抗肿瘤坏死因子 α(Anti-TNFα)。⑨重组人白细胞介素-1 受体拮抗药(rhIL-1ra):RA 是一种 T 细胞介导性疾病,T 细胞数量增加,使得巨噬细胞和成纤维细胞数增加,而后两者均与关节的破坏性病变有关。另外,细胞因子 IL-1 和 TNF-α 可介导 RA 患者的关节破坏性病变。细胞因子释放也可导致成纤维细胞和滑膜细胞的增生,并产生具有破坏作用的金属蛋白酶(MMP),使 B 细胞、RF 和免疫球蛋白生成增加。rhIL-1ra 可阻断上述作用或干扰炎症连锁反应中的关键步骤,从而影响 RA 疾病的进程。Labsack 给患者注射 rhIL-1ra,7 周后患者关节症状明显改善,急性反应物 ESR、CRP 等降低,肯定了其治疗效果。

4. 糖皮质激素

(1)作用机制:有很强而快速的抗炎作用。抑制巨噬细胞的吞噬和抗原递呈作用,减少循环中的 T、B 淋巴细胞和天然杀伤细胞(NK)数量,对产生抗体的成熟 B 细胞抑制作用很少。通过细胞抑制炎症性细胞因子如 TNF-α、IL-1、IFNγ 和花生四烯酸代谢物前列腺素、白细胞三烯。

(2)制剂类型:①半衰期短的有可的松、氢化可的松。半衰期 8～12h,多用于紧急情况。②半衰期中度的有甲泼尼龙(甲基强的松龙)、醋酸泼尼松(强的松),半衰期 12～36h,临床使用最广泛,注意给药时间及间隔。③半衰期长的有地塞米松、倍他米松,半衰期 36～54h,可影响机体分泌曲线。

(3)不良反应。①肾上腺皮质功能亢进综合征:因物质代谢和水盐代谢紊乱所致,如满月脸、水牛背、向心性肥胖、皮肤变薄、痤疮、多毛、浮肿、低血钾、高血压、糖尿等。停药后可自行消退,必要时采取对症治疗,如应用降压药、氯化钾、低盐、高蛋白饮食等。②诱发或加重感染:因皮质激素抑制机体仿御功能所致。长期应用常可诱发感染或使体内潜在病灶扩散,特别是在原有疾病已使抵抗力降低如肾病综合征者更易产生。还可使原来静止的结核病灶扩散、恶化。故结核病患者必要时应并用抗结核药。③消化系统并发症:使胃酸、胃蛋白酶分泌增加,抑制胃黏液分泌,降低胃肠黏膜的抵抗力,故可诱发或加剧胃、十二指肠溃疡,甚至造成消化道出血或穿孔。对少数患者可诱发胰腺炎或脂肪肝。④心血管系统并发症:长期应用可引起高血压和动脉粥样硬化。⑤骨质疏松、肌肉萎缩、伤口愈合迟缓等:与激素促进蛋白质分解、抑制其合成及增加钙、磷排泄有关。骨质疏松多见于儿童、老人和绝经妇女,严重者可有自发性骨折。因抑制生长素分泌和造成负氮平衡,还可影响生长发育。对孕妇偶可引起畸胎。⑥其他:精神失常。有精神病或癫痫病史者禁用或慎用。

(4)停药反应:①长期应用尤其是连日给药的患者,减量过快或突然停药时,由于皮质激素的反馈性抑制脑垂体前叶对促肾上腺皮质激素(ACTH)的分泌,可引至肾上腺皮质萎缩和功能不全。多数患者可无表现。肾上腺皮质功能恢复的时间与剂量、用药期限和个体差异有关。停用激素后垂体分泌 ACTH 的功能需经 3～5 个月才恢复;肾上腺皮质对 ACTH 起反应功能的恢复需 6～9 个月或更久。因此不可骤然停药。停药后也有少数患者遇到严重应激情况如感染、创伤、手术时,可发生肾上腺危象,如恶心、呕吐、乏力、低血压、休克等,需及时抢救。这种皮质功能不全需半年甚至 1～2 年才能恢复。②反跳现象:因患者对激素产生了依赖性或病情尚未完全控制,突然停药或减量过快而致原病复发或恶化。常需加大剂量再行治疗,待症状缓解后再逐渐减量、停药。

5. 其他药物

(1)氨基葡萄糖(维骨力,葡立):本品为一个新型的骨性关节炎治疗药物,在我国引进较晚。国内曾生产氨基葡萄糖盐酸盐与非甾体消炎镇痛药吲哚美辛的复方制剂(氨糖美辛)用于治疗骨性关节炎和风湿性关节炎,由于其盐酸盐治疗效果较差,自用硫酸盐替代以来,疗效得到肯定,因此在临床上得到较好的应用。

骨性关节炎是关节软骨蛋白多糖生物合成异常而呈现退行性变的结果,氨基葡萄糖是一种天然的氨基多糖,可以刺激软骨细胞产生有正常多聚体结构的蛋白多糖,抑制损伤软骨的酶如胶原酶和磷脂酶 A2,并可防止损伤细胞的超氧化自由基的产生,从而可延缓骨性关节炎的病理过程和疾病的进展,改善关节活动,缓解疼痛。

本品为软骨保护药。软骨保护药属于治本药物,可以改善骨的形态,恢复关节的正常生化环境,使已被破坏受损的关节软骨得以修复。遗憾的是,众多患者没有认识到这类药物的治本作用,认为可用可不用,致使治疗效果大打折扣。

骨性关节炎患者应该早点开始并规范服用软骨保护药。现在临床使用最广的软骨保护药是氨基葡萄糖类。该类药可以改善关节活动,缓解疼痛,且不良反应小,可以长期服用。一般情况下,连续服用4～6周为1个疗程,1年2个疗程左右。

(2)鹿瓜多肽(绵舒):注射用鹿瓜多肽是鹿科动物梅花鹿的骨骼和葫芦科植物甜瓜的干燥成熟种子,经分别提取后制成的无菌冻干品。用于治疗风湿性、类风湿关节炎、强直性脊柱炎、各种类型骨折、创伤修复及腰腿疼痛等。主要成分为骨诱导多肽类生物因子[骨形态发生蛋白(BMP)、转化生长因子-β(TGF-β)、成纤维细胞生长因子(FGF)]、甜瓜子提取物、多种游离氨基酸、有机钙、磷离子。

(3)沙利度胺:沙利度胺是谷氨酸衍生物,具有抗炎、免疫调节、抗新生血管生成的作用,亦能有效抑制肿瘤坏死因子(TNF)-α。在类风湿关节炎的病理过程中TNF-α是一个关键的致病因子,而沙利度胺能有效地抑制TNF-α等多种炎性因子的表达,具有双向免疫调节作用,延缓类风湿关节炎的进展。沙利度胺主要经非酶的水解作用代谢,无明显的肝脏代谢。有临床使用沙利度胺治疗类风湿关节炎,患者关节症状明显改善,且肝功能无明显变化。所以沙利度胺用于治疗类风湿关节炎值得深入研究。

(4)依那西普(etanercept):肿瘤坏死因子(TNF)-α抑制药。内抑素是一种强效内源性血管生成抑制因子,可特异性抑制新生血管内皮细胞黏附、迁移和增殖,诱导其凋亡,发挥抗血管生成作用。近年开始研究内抑素在类风湿关节炎方面的应用。血管生成是类风湿关节炎早期滑膜病理改变特征之一,也是产生和维持类风湿关节炎血管翳的主要因素,研究人员用大鼠做试验,发现内抑素可以抑制滑膜新生血管形成。另外研究表明,成纤维样滑膜细胞是类风湿关节炎病理改变的最终靶细胞,其增殖与死亡不平衡导致滑膜增生,成纤维样滑膜细胞凋亡不足至少代表类风湿关节炎一种基本的病理过程。研究发现内抑素可以抑制成纤维样滑膜细胞增殖,促进其凋亡。内抑素的研究目前还停留在动物阶段,还有很多作用机制尚未明确,但也为治疗类风湿关节炎提供一种新思路。

(六)中医治疗

1. 中医辨证施治

(1)湿热痹阻:①症状。关节肿痛而热,发热,关节屈伸不利,晨僵,关节畸形,口渴,汗出,小便黄,大便干。舌质红,苔黄厚腻,脉滑数或弦滑。②治则。清热利湿,解毒凉血。③方药。四妙散(黄柏、苍术、薏苡仁、牛膝)合犀角汤(犀角、玄参、连翘、柴胡、升麻、木通、沉香、射干、炙甘草、芒硝、麦冬)。

(2)寒湿痹阻:①症状。关节冷痛而肿,遇寒痛增,得热痛减,关节屈伸不利,晨僵,关节畸形,口淡不渴,恶风寒,阴雨天加重,肢体沉重。舌质淡,苔白,脉弦紧。②治则。祛风散寒,除湿通络。③方药。蠲痹汤(当归、羌活、姜黄、黄芪、白芍药、防风、甘草)。

(3)瘀血痹阻:①症状。关节肿胀刺痛,或疼痛夜甚,关节屈伸不利,晨僵,关节畸形,皮下硬结,关节局部肤色晦暗,肌肤干燥无光泽,或肌肤甲错,妇女月经量少或闭经。舌质紫黯,有瘀斑或瘀点,脉沉细涩。②治则。祛瘀通络。③方药。活络效灵丹(当归、丹参、生乳香、生没药)。

(4)肝肾亏虚:①症状。关节肿胀疼痛或酸痛,关节屈伸不利,晨僵,关节畸形,腰膝酸软,头晕目眩,五心烦热,咽干,潮热。舌质红,苔少,脉沉细弦。②治则。补益肝肾,祛风除湿。③方药。虎潜丸(酒炒黄柏、酒炙龟甲、酒炒知母、熟地黄、陈皮、白芍、锁阳、狗骨、干姜)。

2. 中成药

(1)通络开痹片:①组成。马钱子粉、川牛膝、当归、全蝎等。

②功效。功能祛风通络,活血散结。用于寒热错杂瘀血阻络所致的关节疼痛、功能障碍。③用法用量。晚饭后服,每次 3 片,每日 1 次,60d 为 1 个疗程。④使用说明。本品含毒性药,不可超量服用,连续使用不得超过 60d,若需继续服用,需在医师指导下使用。服本品后若出现头晕、恶心,舌唇发麻,肌肉抽动,全身发紧时,立即停药;并多饮水或绿豆汤,如不缓解,立即就医。孕妇禁用。

(2)雷公藤多苷:①组成。雷公藤提取物制成。②功效。利湿,调节免疫功能。③用法用量。每次口服 2～3 片,每日 3 次。④使用说明。适用于类风湿关节炎等其他免疫性疾病。本药不良反应主要是性腺抑制导致精子减少,闭经和男性不育;对肝肾功能有一定损伤作用,如长期服用应定期检查肝肾功能。孕妇及哺乳期妇女禁用。

(3)寒湿痹冲剂:①组成。附子、制川乌、生地黄、桂枝、麻黄、白术、当归、白芍、威灵仙、木瓜、北细辛、蜈蚣、炙甘草等。②功效。温阳散寒,通络止痛。适用于痹证之寒湿阻络,证见肢体关节冷痛,或肿胀,局部畏寒,皮色不红,触之不热,遇寒痛增,得热痛减,舌体胖,舌质淡黯。类风湿关节炎、骨关节病、慢性腰腿痛等,具有上述指征者均可辨证应用。③用法用量。口服。每次 1～2 袋,每日 2～3 次,开水冲服;小儿酌减。④使用说明。孕妇慎服。密闭贮藏。

(4)湿热痹冲剂:①组成。防风、防己、地龙、萆薢、苍术、黄柏、薏苡仁、川牛膝、威灵仙、连翘、忍冬藤等。②功效。疏风清热,利湿通络。适用于痹证之湿热阻络,症见肌肉关节痛,局部灼热红肿,得冷则舒,痛不可近,关节屈伸不利,甚则步履艰难不能活动。类风湿关节炎等,凡是上述症状者均可辨证使用。③用法用量。口服。每次 1～2 袋,每月 2～3 次,开水冲服;小儿酌减。④使用说明。忌食辛辣油腻之物。孕妇慎服。密闭贮藏。

(5)益肾蠲痹丸:①组成。地黄、当归、淫羊藿、骨碎补、全蝎等。②功效。温补肾阳,蠲痹通络。类风湿关节炎气血不足,痰瘀阻滞,关节肿大,屈伸不利,晨僵瘦削或僵硬畸形者宜于服用。③用法用量。每次口服8g,疼痛剧烈时可服12g,每日3次,饭后温开水送服。④使用说明。服用后偶见皮肤瘙痒之过敏反应和口干、便秘、胃脘不适等现象,出现上述现象的患者在医生指导下对症处理。

(6)双虎肿痛宁:①组成。搜山虎、黄杜鹃根、生川乌、生草乌、生天南星、生半夏、樟脑、薄荷脑。②功效。化瘀行气,消肿止痛,舒筋活络,祛风除湿。用于跌打损伤,风湿痹病。症见关节、肌肉局部瘀肿疼痛,活动受限,关节屈伸不利;软组织损伤、风湿性关节炎、类风湿关节炎见上述证候者。并可作为骨折及脱臼复位等手术局部麻醉止痛用。③用法用量。外用。擦患处,每日3～4次。④使用说明。外用药,严禁内服。孕妇忌用。皮肤破损处不宜使用。对本药发生过敏者立即停用。

(7)沈阳红药片:①组成。当归、川芎、白芷、三七、红花、土鳖虫、延胡索。②功效。活血止痛,祛瘀生新。用于跌打损伤,风湿痹病。症见损伤局部皮肤青紫,筋骨肿痛,活动受限,或风湿瘀血阻络,关节、肌肉痛,肢体麻木,屈伸不利;软组织损伤、风湿关节炎、类风湿关节炎、痛风见上述证候者。③用法用量。空腹温开水或黄酒送服。1次2片,每日2次,儿童减半。④使用说明。孕妇禁用,经期停用。服用本品出现变态反应者停止使用。

3.抗类风湿药酒

(1)长宁风湿酒:①原料。当归120g,土茯苓、威灵仙各90g,生地黄、防己、红花各60g,木瓜30g,高粱酒1500ml,蝮蛇、眼镜蛇、赤练蛇各500g。②制作方法。将上述前7味药材装入布袋,置于容器中,加入高粱酒,密封浸泡21d,过滤去渣,蝮蛇、眼镜蛇、赤练蛇分别置于容器中,用1000ml高粱酒浸泡,21d后沥出,等量混合为三蛇酒,与药汁等量混合后,即可使用。③用法用量。口服,每次用10～15ml,每日3次。④功效主治。具有散风活血、祛湿止痛的功效。主治类风湿关节炎及其他关节炎。⑤药方来源。引自《中药制剂汇编》。⑥方评。土茯苓性平,味甘、淡,归胃经、肝经,具有解毒利尿、通利关节的作用,属清热药下分类的清热燥湿药。用治湿热淋浊、带下、痈肿、瘰疬、疥癣、梅毒及汞中毒所致的肢体拘挛、筋骨疼痛。现代临床用土茯苓复方治疗急性肾小球肾炎和慢性肾炎急性发作疗效良好;还可用于治疗乙型肝炎、前列腺炎、急性睾丸炎、阴道炎、溃疡性结肠炎以及治疗痛风、膝关节积液、淋病性尿道炎。⑦注意事项。肝肾阴虚者慎服。

(2)风湿骨痛酒:①原料。老鹳草 60g,丁公藤 30g,桑枝、豨莶草各 15g,白酒 1000ml。②制作方法。将四药粉碎成粗末,置于净瓷坛内,加白酒 1000ml,待药末浸透加盖密封放阴凉干燥处,浸泡 7～10d,经常摇动促进有效成分溶出,启封,过滤去药渣,静置澄清,装瓶备用。③用法用量。口服,每天早、中、晚各 1 次,每次 20～30ml。④功效主治。具有祛风湿、舒筋活络、通经的功效。用于治疗风湿骨痛、腰膝酸痛、四肢麻木、关节炎等症。⑤药方来源。引自《江苏省药品标准》。⑥方评。老鹳草性平,味苦、辛,归肝经、肾经、脾经,具有祛风湿、通经络、止泻痢的作用。临床常用于治疗风湿痹痛、麻木拘挛、筋骨酸痛、泄泻痢疾等症。药理实验表明:老鹳草具有抗菌、抗病毒、抗炎、抗肝损伤等作用。此外,尚有止咳、抗氧化、抗诱变及杀伤癌细胞等药理作用。⑦注意事项。脾胃虚寒便溏者慎服。

(3)古圣酒:①原料。漏芦(去芦头、麸炒)、地龙(去土炒)各 18g,生姜 75g,蜂蜜 75ml,白酒 1500ml。②制作方法。前两味,捣碎为末。先将生姜切细绞取汁,再加蜂蜜,同煎三五沸,待温再入酒,瓷器收贮。7d 后去药渣,取药液备用。③用法用量。口服,每次 15ml,每日 3 次。④功效主治。具有祛风活血的功效。主治类风湿关节炎。⑤药方来源。引自《圣济总录》。⑥方评。漏芦性寒,味苦,归胃经,具有清热解毒、排脓止血、消痈下乳的作用。用治诸疮痈肿、乳痈肿痛、乳汁不通、瘰疬疮毒。地龙性寒,味咸,归肝经、脾经、膀胱经,具有清热定惊、通络、平喘、利尿的作用,属平肝息风药下属分类的息风止痉药,用治高热神昏、惊痫抽搐、关节痹痛、肢体麻木、半身不遂、肺热咳嗽、尿少水肿、高血压。⑦注意事项。脾胃虚寒者慎服,孕妇禁服。本品味腥,内服易汁致呕吐,煎剂宜配少量陈皮,或炒香研末装胶囊,可减少此反应。

(4)风湿药酒:①原料。全蝎、当归头、川牛膝各40g,川芎32g,红花36g,白芥子24g,麝香0.8g,白酒2000ml。②制作方法。将前6味中药捣成粗末放入酒坛中,加盖浸泡2～3周,滤去药渣,在药酒加入麝香研成的细粉末,继续浸泡2～3周开坛饮用。③用法用量。口服:每晚1次,临睡前服30ml,孕妇忌用。④功效主治。具有活血祛风、搜风通络的功效。用于治疗类风湿关节炎等关节疼痛,以关节游走性疼痛为主者。⑤药方来源。引自《国医论坛》。⑥方评。全蝎性平,味辛,有毒,归肝经,具有息风镇痉、攻毒散结、通络止痛的作用。用于小儿惊风、抽搐痉挛、中风口㖞、半身不遂、破伤风、风湿顽痹、偏正头痛、疮疡、瘰疬。麝香性温,味辛,归心经、脾经,具有开窍醒神、活血通经、消肿止痛的作用。用治热病神昏、中风痰厥、气郁暴厥、中恶昏迷、经闭、癥瘕、难产死胎、心腹暴痛、痈肿瘰疬、咽喉肿痛、跌仆损伤、痹痛麻木。⑦注意事项。脾胃虚寒便溏者慎服。

(5)蕲蛇药酒:①原料。蕲蛇50g,羌活、天麻、五加皮、当归、秦艽各24g,红花36g,防风12g,白糖180g,白酒2000ml。②制作方法。将诸药(红花除外)粉碎成粗末,同红花一起放入净瓷坛内,加白酒2000ml,搅拌均匀,加盖密封,放阴凉干燥处浸泡7～10d,并经常摇动,促进有效成分溶于酒内,启封过滤,除去药渣,加白糖溶解,澄清装瓶备用。③用法用量。口服,每日早、晚各1次,每次20～30ml。④功效主治。具有祛风湿、定惊止痉、活血化瘀、通络止痛的功效。用于治疗风湿性关节炎、类风湿关节炎及关节疼痛等症。⑤药方来源。引自《中药制剂汇编》。⑥方评。羌活性温,味辛、苦,归膀胱经、肾经,具有解表散寒,祛风除湿,止痛的作用,配合独活、川芎等药具有良好的活血止痛效果。⑦注意事项。血虚痹痛、气虚多汗者慎服。

(6)抗风湿热药酒:①原料。雷公藤 20g,青风藤 120g,生地黄 80g,黄精、秦艽、丹参各 64g,海风藤、忍冬藤、怀牛膝各 48g,白木耳、石斛各 32g,冰糖 200g,白酒 2000ml。②制作方法。将诸药捣成粗末,放入酒坛中,加白酒和冰糖搅拌溶解,加盖放阴凉处浸泡 7～10d,开盖后滤去药渣,澄清装瓶即可服用。③用法用量。口服,每天服 3 次,每次饭后服 20～30ml。④功效主治。具有养阴清热、祛风除湿、活血通络的功效。用于治疗类风湿关节炎偏热者。⑤药方来源。引自《河北中医》。⑥方评。海风藤味苦、辛,性温,归心经,祛风湿、通经络、行气止痛,用治风湿痹痛、关节不利、筋脉拘挛、腰膝疼痛、跌打损伤。

(7)全龙酒:①原料。全蝎、蜈蚣各 27g,乌梢蛇 90g,白酒 1000ml。②制作方法。将三药捣成粗末,放入酒坛中加白酒搅拌润湿,加盖放阴凉处浸泡 2～4 周,开盖滤去药渣,澄清装瓶即可服用。③用法用量。口服,每天晚上适量饮用,参考量为 20～30ml,不得过量。④功效主治。具有祛风湿、止痉挛、搜风通络的功效。用于治疗类风湿关节炎。⑤药方来源。引自《食物疗法》。⑥方评。蜈蚣性温,味辛,归肝经,具有息风镇痉、攻毒散结、通络止痛的作用。用治小儿惊风、抽搐痉挛、中风口㖞、半身不遂、破伤风、风湿顽痹、疮疡、瘰疬、毒蛇咬伤。全蝎性平,味辛,有毒,归肝经,具有息风镇痉、攻毒散结、通络止痛的作用。用于小儿惊风、抽搐痉挛、中风口㖞、半身不遂、破伤风、风湿顽痹、偏正头痛、疮疡、瘰疬。⑦注意事项。蜈蚣有毒,用量不宜过大。血虚生风及孕妇禁用。

(8)蕲蛇酒:①原料。蕲蛇 30g,蜈蚣、细辛各 20g,当归、白芍、甘草各 60g,白酒 2000ml。②制作方法。将诸药捣成粗末,放入酒坛中加白酒搅拌浸湿,加盖放阴凉处浸泡 7～10d,滤去药渣、澄清装瓶即可服用。③用法用量。口服,每天早晚各服 1 次,每次服 30～40ml。④功效主治。具有祛风止痉、温经通络、活血祛瘀的功效。用于治疗风湿性关节炎、类风湿关节炎。⑤药方来源。引自《福建中医》。⑥方评。蜈蚣性温,味辛,归肝经,具有息风镇痉、攻毒散结、通络止痛的作用。用治小儿惊风、抽搐痉挛、中风口㖞、半身不遂、破伤风、风湿顽痹、疮疡、瘰疬、毒蛇咬伤。甘草性平,味甘,归心经、胃经、脾经、肺经。具有补脾益气、止咳祛痰、缓急定痛、调和药性的作用。⑦注意事项。蜈蚣有毒,用量不宜过大。血虚生风及孕妇禁用。

(9)夜合枝酒:①原料。羌活 70g,黑大豆、糯米各 2500g,细曲 3500g,防风 180g,合欢皮、桑枝、槐枝、柏枝、石榴枝各 500g。②制作方法。将羌活、防风捣碎如豆;用水 25L,与五枝同煎,取 12.5L,去渣;以煎出的药液浸入糯米、黑大豆,经 2d,蒸熟入曲,与防风、羌活拌和造酒;依常法酿造 21d,压去糟渣,取药液备用。③用法用量。口服,每次 30～50ml,每日 2 次,早、晚各温服,勿醉。④功效主治。具有祛风胜湿、通经活络的功效。主治类风湿关节炎。⑤药方来源。引自《圣济总录》。⑥方评。羌活性温,味辛、苦,归膀胱经、肾经,具有解表散寒,祛风除湿,止痛的作用。配合独活、川芎等药具有良好的活血止痛效果。黑豆味甘,性微寒,性平,归脾、肾经,具有补肾益阴,健脾利湿,除热解毒等功效。⑦注意事项。血虚痹痛、气虚多汗者慎服。小儿不宜多食黑豆,风寒头痛者忌服。

4. 药浴法

(1)方法 1:松节 50g,花椒叶 50g。两药同放锅中,加水足量,煎取汁洗之。适用于膝关节痛患者。

(2)方法 2:透骨草 20g,延胡索 20g,姜黄 20g,当归 15g,川椒 10g,乳香 10g,没药 10g,羌活 10g,白芷 10g,苏木 10g,五加皮 10g,红花 6g。上药研为细末,纱布包好,加水煎煮,过滤去渣,趁热洗浴患肢,每日 1 次,每次约 30min,7～10d 为 1 个疗程。适用于类风湿关节炎,寒湿重者。

(3)方法 3:透骨草 20g,延胡索 20g,当归 12g,姜黄 15g,红花 6g,桑枝 30g,海风藤 30g,络石藤 30g,忍冬藤 30g,鸡血藤 30g。上药研为细末,纱布包好,加水煎煮,过滤去渣,趁热洗浴患肢,每日 1 次,每次约 30min,7～10d 为 1 个疗程。适宜于湿热重者采用。

5. **热敷法** 鹿衔草 30g,伸筋草 30g,透骨草 30g,威灵仙 20g,老鹳草 20g,骨碎补 12g,怀牛膝 15g,木瓜 15g,路路通 10g。每日 1 剂,水煎服。药渣装纱布袋内,加少量黄酒,并加水煎,熏患处,配合按摩,温度适宜时用药袋热熨膝关节,每次约 20min。适用于膝关节冷痛,关节肿胀者。

6. **烟熏法** 独活 50g,桂枝 20g,泽兰 90g,樟脑 60g,艾叶 120g。上药研为细末,加入樟脑拌匀,置于瓶中备用。用时将药末装入熏壶,烧炭取烟,套上大小适当的出烟口,熏烤患处,或在压痛点附近进行熏烤。每次熏烤 2～10min,患处经熏烤后有出汗现象,是效果好的表现。适用于类风湿关节炎属寒湿痹者。

7. **药带法** 狗脊 20g,桑寄生 20g,川牛膝 20g,续断 20g,地龙 10g,独活 20g,当归 15g,桂枝 10g,五加皮 20g,川乌 3g,草乌 3g。上药研为细末,用酒炒热装入细长布袋内,缠缚患肢。5～7d 换药 1 次。适用于类风湿关节炎属寒湿痹者。

8. **涂擦法**

(1)方法 1:川草乌 6g,生半夏 10g,生南星 10g,肉桂 5g,樟脑 5g,40%乙醇适量。上药研为细末,装瓶备用,用时以乙醇条涂擦患处。适用于寒偏重的类风湿关节炎。

(2)方法 2:干姜 60g,干辣椒 30g,木瓜 25g,乌头 20g。上药水煎取汁,趁热用毛巾蘸药液敷擦患处,每日早晚各 1 次,5～10d 为 1 个疗程。适用于类风湿关节炎属寒湿痹者。

(3)方法 3:生半夏 30g,栀子 60g,生大黄 15g,黄柏 15g,桃仁 10g,红花 10g。上药水煎取汁,趁热用毛巾蘸药液敷擦患处,每日早晚各 1 次,5～10d 为 1 个疗程。在热敷前要用手试一下药液的温度,以免烫伤皮肤。适宜于湿热痹者采用。

9. 敷贴法

(1)方法1:原料用生姜250g(取汁),乳香15g,没药15g,麝香3g,阿胶60g。先将姜汁并阿胶溶化,再下乳香、没药调匀,待少温,下麝香成膏,摊贴患处。有温经散寒,活血化瘀,通经活络,宣痹止痛之功效。适用于风寒湿毒所袭,筋骨挛痛及湿痰流注,经络壅塞,不能行步者。并治历节风、鹤膝风。

(2)方法2:原料用阿胶20g(水溶代膏),生附子15g。将附子研为细末,阿胶烊化,搅和成膏,摊纸上,随痛处贴之。可除风散寒,温经通络,蠲痹止痛。适用于风邪疼痛,上下不定者。

(3)方法3:原料用生地黄250g,马鞭草250g,吴茱萸90g,面粉90g,骨碎补120g,龟甲(酒炙)120g,鳖甲(酒炙)50g,蒲黄60g。上药研为细末,过筛后,用米醋调成膏状,摊于痛处。有祛风除湿,温经散寒,补益肝肾,强筋壮骨之功效。主治一切风湿,关节疼痛。

10. 蜂毒疗法 捕捉蜜蜂直接螫刺皮肤表面,3~5min,其毒囊中的毒液排出,局部有剧烈的疼痛,再拔除螫刺。或先用普鲁卡因行局部浸润麻醉。此法适用于类风湿关节炎等各种关节疼痛。蜂毒内含有多种蛋白质,注射后数分钟或数十分钟局部反应有红肿、瘙痒、疼痛,红肿直径在1~10cm者不需特殊处理,1~3d能自行消退,如直径超过10cm者,即不宜再行蜂毒治疗。如出现全身风疹块,或头昏、恶心、脉速、体温升高等,要注意住院观察。

(七)自然疗法

1. 按摩运动 类风湿关节炎急性期要减少活动,适当休息,以防止关节炎症加重。这时患者应卧床休息,尽量保持肌肉松弛,可通过变换肢体位置来达到活动的目的,如关节活动受限可由他人帮助进行适当的被动运动。

当炎症和疼痛减轻后,可做一些不会使关节肿痛加重的活动,以增强肌力和防止关节挛缩、强直及肌肉失用性萎缩。活动量由小到大,逐渐增加。活动时间由短到长,次数由少渐多。若头一日活动肿痛或僵硬加重,翌日晨僵仍不消失并出现疲乏无力时,说明运动量过大或方式不当,应暂停运动锻炼1～2d后再试进行。

在身体条件许可的情况下,尽可能早期开始关节功能锻炼,这对避免关节因破坏、融合而迅速强直导致的残疾是有益的。关节功能锻炼要坚持,但小儿、老人和体弱者,应禁止做猛烈的、碰撞性的和易摔倒的活动。家庭设施如住房、台阶、栏杆、桌椅、床和被褥(包括电热褥和热炕),生活用品、餐具和厨房用具、门把及厕所等,均要以方便患者的活动为原则,尽力为患者设置良好舒适的生活环境。

类风湿关节炎患者进行体育锻炼可以根据个人的条件,选练太极拳、散步、慢跑、医疗体操等。其中,医疗体操主要在徒手和悬挂位下做活动,颇宜采用。

(1)转颈:站位,两脚分开站立,与肩同宽,微屈膝,身体保持正直。自然呼吸,注意力集中于颈部运动。颈先向左旋转,转到最大限度后抬头到最大限度。如法再做右侧。动作要慢,幅度要达到尽可能大。

(2)攒拳站位:先两臂前平举,掌心向下,各指尽量分开。然后两手握拳,拳心向上,屈肘于体侧,再用力向前打出。随后松拳,掌心向下,各指尽量分开。反复做30～50次。

(3)挺胸:站位,头略后伸,胸部尽量挺起,同时两上臂稍外展并尽力后伸,背部肌肉用力挟紧,使更能用力挺胸。挺胸时吸气,还原时呼气。动作要缓慢,呼吸要深长,要用腹式呼吸,挺胸要达到最大幅度。重复30～50次。

伸腰站位,两手托腰,尽量做腰后伸动作,包括髋关节活动。动作要慢,幅度要渐大。后伸时吸气,还原时呼气。重复10～20次。

旋转站位,两手叉腰,两脚分开与肩宽,脚不移动。把上身先向左旋转,一转一回做 3 次,旋转幅度要求一次比一次大。然后再做右侧动作。重复 10～20 次。

(4)转膝:站位,两脚靠拢,微屈膝,两手扶膝盖处,使膝绕环转动,先左后右,各转动 30～50 次。

2. 针灸疗法

(1)方法 1:①穴位组成。主穴:双侧膝眼;配穴取血海、阳陵泉、委中、鹤顶、梁丘、曲泉。②治疗方法。根据不同部位分别选用 0～3 寸长毫针刺入穴位。主穴每次必取,配穴轮取 3～4 穴,隔日 1 次,10d 为 1 个疗程。针刺入行补法使之得气,然后留针并将艾条一段(约 1cm 长)点燃,倒插在针柄上。艾条下端距皮肤约 1cm 使其自然燃烧,经 5～10min 艾条燃尽,待火灭灰凉,将针取出。10 日为 1 个疗程。

(2)方法 2:①穴位组成。选 A 组和 B 组两组穴位。1 组取大椎、身柱、至阳、筋缩、膈俞、肝俞、肾俞、关元俞和环跳。B 组取中脘、关元、肩髃、曲池、外关、合谷、风市、阴市、梁丘、鹤顶、犊鼻、阴陵泉、血海、阳陵泉、足三里、丰隆、三阴交、丘墟、太冲、八邪和八风。②治疗方法。首先进行患者俯卧位 1 组穴位的温针,结束休息 10min,再进行患者仰卧位 2 组穴位的温针治疗。针刺以后在针尾插上 2cm 长的纯艾条一段施灸,艾燃尽 2 次后起针即可。每日 1 次,每周治疗 5 次,每月进行 20 次治疗,经 6 个月治疗。

3. 饮食疗法

(1)丝瓜:性凉,味甘,有清热化痰、凉血解毒、通经络、行血脉、利水消肿、止痛止血的作用,有辅助治疗胸痛咳嗽、胃中灼热疼痛、口苦口臭、尿黄、痔疮出血、疔疮痈肿的作用。

丝瓜中含有蛋白质、维生素、碳水化合物及铁、磷、钙等,并含多量黏液质、木胶、瓜氨酸、木聚糖等成分,有一定的化痰排毒效果,对于关节病的防治有帮助。老丝瓜晒干后,其络入药,在治疗风湿性关节炎的方药中常使用。

(2)芹菜:助清凉,芹菜性凉,味甘、微苦,有清热解毒、健胃平肝、化痰下气、利水通淋、祛风利湿、通便、镇静降压、减肥降脂等作用,有助于祛除暑热,去酒毒。对于关节热痛有辅助治疗效果。

芹菜的营养成分较丰富,含有挥发油、碳水化合物、蛋白质、脂肪、氨基酸、铁等,还含有黄酮类物质、甘露醇、核黄素、钙、磷和维生素 P 等。其所含的大量维生素,能促进胃肠蠕动,促进大便排出和降低血中胆固醇,起到明显的降压、降脂作用。

(3)茄子:能散瘀,茄子性寒,味甘,有清热解毒、利尿消肿、活血散瘀、祛风通络、止痛止血、宽肠利气的功用,有助于防治水肿、小便不利、毒虫咬伤、乳腺炎、跌打肿痛、痔疮出血、黄疸型肝炎、口腔溃疡等病症。

茄子的清热、利水、活血、祛风、止痛效用,非常有利于类风湿关节炎病症的康复。

(4)番茄:番茄性微寒,味甘、酸,有清热解毒、凉血平肝、健胃消食、生津止渴、补肾利尿、降血压的作用,有助于防治肝炎、高血压、眩晕、中暑、夜盲症、消化不良、牙龈出血等病症。类风湿关节炎急性发作,热毒重者,宜于食用。

番茄中的维生素 C 含量居蔬菜之首,由于有机酸的保护,在储存和烹饪过程中不易被破坏,因此人体利用率较高。

(5)蛇:祛风湿,蛇的种类很多,《本草纲目》记载有蚺蛇、白花蛇、乌蛇、金蛇、水蛇、蝮蛇、赤练蛇、蓝蛇、两头蛇、天蛇等。现药房供应的有游蛇科的乌蛇;蝮蛇科的五步蛇,商品名大白花蛇、蕲蛇;眼镜蛇科的银环蛇之幼蛇,又名金钱白花蛇。后两种有些书上统称白花蛇。这些蛇都去除了内脏、头尾和毒牙,干品,供药用。

《本草纲目》载:"乌蛇治诸风顽痹、皮肤不仁、风瘙瘾疹;白花蛇主治中风湿痹不仁、筋脉拘急、骨节疼痛等症,得酒良。"其蛇酒方有乌蛇、蕲蛇、金钱白花蛇合用;也有取一种蛇与羌活、当归、防风、天麻、秦艽、五加皮等同用。《圣济总录》定命散,取乌蛇、白花蛇同用,配以蜈蚣,一并研末,治疗破伤风项强身直。现代多用蛇来治疗类风湿关节炎、强直性脊柱炎,确有一定效果。由于蛇能祛风湿,故风湿痹痛者可常食用。

现代研究发现,蛇肉含脂肪、蛋白质、蛋白酶、磷脂酶、抗胆碱酯酶等,有强壮神经、镇静止痛、扩张血管及抗毒作用。蛇胆亦人药,功能镇静,止痛,解痉,解毒。

(6)辣椒:人们对辣椒绝不陌生,做菜、调味,都会用到它。而一些止痛药中也会用到它。有个产品叫辣椒痛可贴,为伤筋膏药,辣椒就是主要的药物成分。

中医学认为,关节炎主要是由于身体素虚,阳气不足,腠理空虚,卫不外固,风寒湿邪侵犯经络,使气血运行不畅,不通则痛。筋脉、关节缺乏气血的濡养,故屈伸不便。若气血受寒凝滞,运行不畅,则疼痛剧烈,血行得温即畅通,疼痛也会因此缓解。辣椒味辛,性温,能祛风行血,散寒通痹,有很好的温通作用,故适宜于采用。

辣椒含有丰富的椒辣碱、辣椒二氧碱等成分。辣椒碱外用作为涂擦剂,能使血管反射性扩张,促进局部皮肤血液循环、血流通畅,使疼痛减轻。

民间常用辣椒来止痛,如将辣椒研成粉末,用凡士林和适量黄酒调制成糊状,涂在油纸上贴于患部,用来治疗腰腿痛。用红辣椒粉末与凡士林搅匀,制成油膏,用于治疗扭伤、击伤、碰伤后引起的皮下瘀肿、关节痛等。

辣椒更多的还是用来食用,切片做菜肴主料,研粉作佐料,甚至生嚼,喜欢吃辣椒者很多。我国川、湘、滇、黔等省,嗜食辣椒。这些地方多为山地,夏季炎热潮湿,冬季寒冷干燥,古代称之为"瘴病之地""卑湿之地"。辣椒有驱寒、祛风湿的功效,地域多寒湿者,多吃辣椒,夏天用来驱湿,冬天借以御寒。

三、痛 风

(一)病因病理

1.病因

(1)发病原因:人体内嘌呤代谢产物尿酸在体内过多沉积,在关节内形成结晶,引发炎症。尿酸在人体内有 1.2g,主要分布在肝、肾、关节、软骨、滑膜及结缔组织等部位,每日生成和排泄 0.7g。尿酸来源于体内嘌呤物质、核酸分解和摄入食物中嘌呤物质分解代谢而成。体内尿酸的排泄 3/4 由肾排出,血清尿酸浓度达 $413\mu mol/L$ 时为饱和状态,如继续增高则尿酸盐与血浆清蛋白及 α_1、α_2 球蛋白的结合减少,使尿酸钠盐沉淀为无定形微小结晶;同时关节组织中血管少,运动后易发生缺氧,加速糖的分解形成乳酸,pH 降低,使尿酸沉积增多;再加之基质中黏多糖类含量丰富,使尿酸易沉淀。尿酸盐沉淀后被白细胞吞噬,引起细胞死亡而释放溶酶体酶类,作用于关节内组织,激发炎症激肽释放,导致急性关节滑膜炎症。

嘌呤代谢酶系遗传性缺乏致原发性高尿酸血症或明确与遗传有关者占 $7.8\%\sim20\%$。凡能引起肾功能损害者,如铅中毒、甲状旁腺功能亢进等皆可使尿酸积蓄形成高尿酸血症。痛风的主要并发症为肾疾病,有人统计肾小球肾炎占 14%,肾结石占 $20\%\sim50\%$,肾硬化占 14%,肾衰竭占 33.3%,高血压及心血管病占 $31\%\sim40\%$。

(2)发病类型:患者多为嗜高脂肪饮食及肥胖型,高脂肪饮食引起血尿酸上升,由于高脂肪饮食使血丙酮酸上升,丙酮酸与尿酸有共同的肾小管排泄机制,丙酮酸排泄增加,竞争性抑制了尿酸的排泄。

(3)诱发因素:本病可因酗酒、饥饿、外伤、手术、劳累、精神刺激而诱发。某些治疗血液病或肿瘤的抗嘌呤类、抗叶酸类、抗结核、噻嗪类、磺胺、柳酸盐、胰岛素等药均可促使本病发作。在关节病变中首先侵犯骨端,继而引起关节腔内滑膜炎反应。久之有滑膜增厚、软骨面变薄、消失、骨端破坏吸收,边缘骨质增生,最终形成纤维性强直。尿酸盐沉积过多处形成痛风石。

(4)临床特点:痛风是由于长期嘌呤代谢紊乱致血尿酸增高引起的一组疾病。临床特点为高尿酸血症、特征性急性关节炎反复发作,痛风石沉积,常易累及肾。患者多肥胖,常伴有高脂血症、高血压病、糖尿病、动脉硬化及冠心病等。早在公元前 5 世纪,国外就有关于此病的描述,我国元代名医朱丹溪在《格致余论》中设有"痛风论",内容涉及痛风的发病、治疗和康复。

(5)易发人群:痛风发病年龄多在 30 岁以上,男性约占 95%,中年肥胖的男性脑力劳动者痛风发病较多,随着年龄增长其发病升高,女性在闭经以后才发生。痛风病往往首发于酒宴之后,常在半夜里突然足趾关节剧烈疼痛、红肿发热。第 1 次发作侵犯足趾者 60%,也可累及其他关节并反复发作。有家族遗传史,病程漫长,可达 10 年以上。

2. 中医病机　中医也有"痛风"之名,是将痹证中的"痛痹"与"行痹"并列称之为痛风,与现代医学中的"痛风"观念不同。中医认为,形成痛风的主要原因在于先天性脾、肾功能失调,脾之运化功能有所缺陷,则痰浊内生,肾司二便功能失调,湿浊阻滞,以致痰浊内聚,此时感受风寒湿热之邪、劳倦过度、七情所伤、或酗酒食伤,或关节外伤等,则加重并促使痰浊流注关节、肌肉、骨骼,气血运行不畅而形成本病。

根据其临床表现,以急、慢性关节炎为主要表现时,当属于中

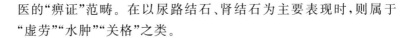

医的"痹证"范畴。在以尿路结石、肾结石为主要表现时,则属于"虚劳""水肿""关格"之类。

(二)临床表现及分期

1. 临床表现

(1)"痛":痛风的痛很有特点,发作之前没有什么征兆,一旦痛起来却非常厉害,可以说是关节病中最痛的一种。很多人半夜痛醒,感觉像刀割一样。疼痛对温度、触摸、震动极为敏感,只要周围的风微微流动,痛得就更厉害了;如果稍微活动关节,立即哇哇大叫;不能碰到任何东西,连晚上睡觉被子都不能盖,非得把脚或手伸出外面。

至于痛的部位,刚开始的时候,只侵犯一个关节,大多数是足趾关节,后来渐渐发展到全身关节,指、趾、腕、踝、膝关节都会发生。病变关节明显肿胀、充血、皮肤发红、按之发烫。有的人还觉得发麻、针刺感、灼热感、跳动感等。发病时,许多患者无法忍受,只有依靠药物暂时止痛。

(2)"风":形容来去迅速、来也匆匆、去也匆匆、来去如风。痛风发作,多无先兆症状,常于夜间突然发作。痛来如山倒,但消退也快,一般会在数天或1周后自动消失。

2. 分期

(1)潜伏性痛风:无症状高尿酸血症,其中15%患者日后发生关节炎,有时有发作前肾绞痛、高血压或蛋白尿。

(2)急性痛风性关节炎:85%患者在夜间骤然发病,好发于手足小关节,多从单关节开始,特别是第1跖趾关节,占75%～85%。可能由于足部静脉回流差、易受挤压或创伤致缺血,负重可促进尿酸沉积。关节呈红肿热痛,数小时内发展迅猛,24～48h达高峰,1～2周脱皮消退,1年数次,以后增多,初次发作越早,复发频率越多,消退时间延长。以后可累及踝、足、髋、肘等多数关节,但多数关节同时急性发作较少,这时往往提示已有机体系统性损害存在。当血尿酸浓度>295$\mu mol/L$时可疑痛风,女性在295~354$\mu mol/L$,男性在354~413$\mu mol/L$即为高尿酸血症,伴有骤发关节肿痛时,即可确诊痛风性关节炎。若肌酐清除试验降低、尿素氮测定增高,则表示肾功能障碍。

(3)慢性痛风性关节炎:约50%患者在数年后进入慢性期,在此前的间歇发作期关节也仍然肿胀,正常关节轮廓逐渐改变,最后出现畸形。10%~45.7%患者出现痛风石,好发于血液供应不足及间叶组织,如耳缘、足背、背部皮下、肘关节滑液囊、关节、心瓣膜等,痛风石一般在初发后10~12年出现,发病25年者有71%出现痛风石,也有在关节炎发生之前出现痛风石者。大者可压迫皮肤致坏死,形成窦道,排出白粉笔屑或牙膏状物,镜检为针状尿酸盐结晶。痛风患者并发尿路结石者占10%~20%,因而出现肾绞痛、蛋白尿、血尿、感染等,使肾功能逐渐减退,发生慢性肾功能不全及肾性高血压。单纯血尿酸增高(除非很高)的临床意义不大。

3. 可能伴随疾病

(1)肥胖病:痛风患者平均超重18%~30%,最近研究发现,血清尿酸盐含量随着人体体表面积的增加而升高。痛风与肥胖并存与摄食超量有一定联系,普查资料证实高尿酸血症与肥胖呈正相关。

(2)高脂血症:痛风患者中有75%~84%合并高三酰甘油血症。三酰甘油升高程度与血清尿酸含量升高呈正相关。

(3)高血压病:痛风患者有40%~50%合并高血压病,更多患者则伴有波动性高血压。通常多在急性痛风性关节炎发作后血压开始升高,年龄常在40岁以后。高血压患者中高尿酸血症发病率显著高于一般人群,在未治疗的高血压患者中约占58%。

(4)糖尿病:痛风合并显性糖尿病占3%~35%,糖耐量降低占21%~73%。反之,在糖尿病患者中有1%~9%患有痛风性关节炎,2%~50%患者有高尿酸血症。国外学者认为,肥胖可诱发高尿酸血症和高血糖,故将肥胖、痛风、糖尿病定为三联征。然而,流行病学调查结果显示血糖浓度与血清尿酸盐浓度无关。

(三)诊断标准

1. **西医诊断标准** 是否得了痛风性关节炎,根据美国风湿病协会 1977 年确定的诊断标准,主要有以下 3 条。

(1)滑囊液中有特异性尿酸盐结晶。

(2)痛风石经化学方法或偏振光显微镜检查,证实含有尿酸钠结晶。

(3)具备下列临床、实验室和 X 线征象等 12 项中的 6 项者:①1 次以上的急性关节炎发作;②炎症表现在 1 天内达到高峰;③单关节炎发作;④患病关节皮肤呈暗红色;⑤第 1 跖趾节疼痛或肿胀;⑥单侧发作累及第 1 跖趾关节;⑦单侧发作累及跗骨关节;⑧有可疑的痛风石;⑨高尿酸血症;⑩X 线片显示关节非对称性肿胀;⑪X 线片显示骨皮质下囊肿不伴有骨质侵蚀;⑫关节炎症发作期间关节液微生物培养阴性。

2. **中医诊断标准** 痛风的中医诊断标准,主要采用国家中医药管理局发布的《中医病证诊断疗效标准》中的"痛风的诊断依据、证候分类、疗效评定"标准,其中诊断依据如下。

(1)多以单个趾关节,猝然红肿疼痛,逐渐痛剧如虎咬,昼轻夜甚,反复发作。可伴发热、头痛等症。

(2)多见于中老年男子,可有痛风家族史。常因劳累、暴饮暴食、吃含高嘌呤饮食、饮酒及外感风寒等诱发。

(3)初起可单关节发病,以第 1 跖趾关节为多见。继则足踝、跟、手指和其他小关节,出现红、肿、热、痛,甚则关节腔可有渗液。反复发作后,可伴有关节周围及耳郭、耳轮和趾、指骨间出现"块瘰"(痛风石)。

(4)血尿酸、尿尿酸增高。发作期白细胞总数可升高。

(5)必要时做肾 B 超扫描、尿常规、肾功能等检查,以了解痛风后肾的病变情况。X线片检查可见软骨缘邻近关节的骨质有不整齐的穿凿样圆形缺损。

(四)西医治疗

1. 抗痛风药物简介

(1)秋水仙碱(colchicine)

作用类别:抑制免疫细胞活性和炎症介质的释放而发挥抗痛风作用。适应证:急性期痛风性关节炎;短期预防痛风性关节炎急性发作。用法用量:口服。痛风急性期,初始剂量1mg,之后一次0.5mg,1d3次,最多每4小时1次,直至疼痛缓解或出现呕吐腹泻等,24h内最大剂量6mg,3d内不得重复此疗程;预防痛风,1d 0.5~1mg,分次服用。制剂:片剂,0.5mg,1mg。不良反应:恶心、呕吐、腹痛、腹泻、胃肠道出血、皮疹、肾损害、周围神经炎、精子生成抑制、抽搐及意识障碍、血尿、休克、长期应用有骨髓抑制可能。禁忌:过敏者;孕妇、哺乳期妇女;骨髓增生低下;严重肝肾功能不全者。注意:治疗痛风每1个疗程应停药3d以免蓄积中毒;痛风症状控制后可继续减量,短程与降血尿酸药联用以防痛风复发;老年人、胃肠道疾病、心功能不全、肝肾功能不全者应减量或慎用;尽量避免静脉给药或长期口服,可出现严重毒性反应甚至死亡;用药期间须监测血象及肝、肾功能;有致畸作用,服药后须停药数月后方能妊娠。

(2)别嘌醇(allopurinol)

作用类别:黄嘌呤氧化酶抑制药,抑制体内尿酸的生成。适应证:具有痛风史的高尿酸血症;预防痛风关节炎的复发。用法用量:初始剂量1d 100mg顿服,之后每周可递增50~100mg,至1d 200~300mg,分2~3次口服。每两周监测血和尿尿酸水平,如未控制可继续增加,最大量不超过每日600mg。制剂:片剂,100mg。不良反应:皮疹、胃肠道反应、血细胞减少、脱发、发热、淋巴结大、肝毒性、间质性肾炎。禁忌:孕妇及哺乳期妇女;过敏者。

注意:本品必须由小剂量开始,逐渐增至有效量维持正常尿酸水平,之后逐渐减量,以最小有效量维持,用药期间定期监测血尿酸和24h尿尿酸水平并作为剂量调整的依据;定期监测血象及肝、肾功能,原有肝、肾功损害的患者慎用;本品在促使尿酸结晶重新溶解时可再次诱发并加重关节炎急性症状,不应用于痛风性关节炎急性发作期,一般在痛风急性症状消失后(或发作后2周后)方可使用;与促尿酸排出药合用可加强疗效;饮酒、氯噻酮、依他尼酸、呋塞米、吡嗪酰胺、噻嗪类利尿药均可增加血尿酸水平;可增加双香豆素、巯嘌呤、环磷酰胺的作用;与尿酸化药合用可增加肾结石的可能。

(3)丙磺舒(probenecid)

作用类别:排尿酸药,抑制近端肾小管对尿酸盐的重吸收。适应证:发作频繁的痛风性关节炎伴高尿酸血症及痛风石,但必须为①肾小球滤过率>50~60ml/(min·1.73m²);②无肾结石或肾结石史;③非酸性尿;④不服用水杨酸类药物者。作为抗生素治疗的辅助用药,与青霉素、氨苄西林、苯唑西林等抗生素合用时可抑制其排出,提高血药浓度并延长作用时间。用法用量:口服。治疗痛风,开始1次0.25g,1d 2次,1周后可增至1次0.5g,1d 2次,此剂量持续1周后若疗效不佳可增至1次1g,1d 2次,1日内最大剂量不超过2g。增强青霉素类的作用:1次0.5g,1d 4次,2-14岁或体重50kg以下者,首剂0.025g/kg或0.7g/m²,以后每次0.01g/kg或0.3g/m²,1d 4次。制剂:片剂,0.25g,0.5g。不良反应:恶心、呕吐、胃溃疡、过敏反应、白细胞减少、骨髓抑制和肝坏死等。禁忌:磺胺过敏者;肾小球滤过率<30ml/(min·1.73m²)者;孕妇、哺乳期妇女、2岁以下儿童;伴有肿瘤的高尿酸血症者,或使用细胞毒的抗癌药、放射治疗患者。注意:服用本品期间应大量饮水(2~3L)并服用使尿液碱化的药物(如枸橼酸钾和碳酸氢盐等)以防止形成肾结石;老年人、肝肾功能不全、活动性消化性溃疡、肾结石患者不宜使用;痛风性急性关节炎症状未

控制者不宜使用;使用期间定期监测血和尿 pH、尿酸水平、肝肾功能;水杨酸类可降低本品排尿酸作用,不宜合用;可抑制吲哚美辛、萘普生等的排出;可增强利福平、肝素、甲氨蝶呤、口服降糖药的作用;利尿药可增加血尿酸的浓度,需增加本品剂量。

(4)苯溴马隆(benzbromarone)

作用类别:促尿酸排泄药,抑制肾小管对尿酸的重吸收。适应证:单纯原发性高尿酸血症及痛风性关节炎非发作期。用法:口服。初始剂量 1d 25mg,之后剂量递增,最大量 1d 100mg,餐后服用;维持量视病情而定,连用 3~6 个月。制剂:胶囊,25mg,50mg,100mg。不良反应:恶心、腹部不适;肾结石、绞痛、发热、皮疹、肝肾功能损害、诱发痛风急性发作。禁忌:过敏者;孕妇、哺乳期妇女;重度肾功能损害、肾结石;痛风性关节炎急性发作期单独应用。注意:初始应用时应合用秋水仙碱或非水杨酸类非甾体抗炎药预防痛风性关节炎急性发作,直到高尿酸血症纠正 1 个月以后;服药过程中应多饮水,碱化尿液;用药期间定期监测血象、肾功能、血和尿尿酸水平;慢性肾功能不全患者慎用;水杨酸、吡嗪酰胺可拮抗本品的促尿酸排泄作用。

2. 药物选择及合并症者注意事项

(1)痛风患者要慎用阿司匹林:预防痛风应避免使用一些影响尿酸排泄、导致血尿酸增高的药物,阿司匹林就是其中最具代表性的一种药。研究发现,阿司匹林对肾代谢尿酸具有双重作用:大剂量阿司匹林具有促进尿酸排泄的作用,而小剂量阿司匹林会抑制肾小管排泄尿酸而使血尿酸升高。有研究提示,服用小剂量阿司匹林 1 周后,会使老年高尿酸血症及痛风患者的肾功能和尿酸清除率发生明显改变。由此可见,虽然小剂量阿司匹林已被用作防治心脑血管疾病的常规药物,但对痛风或高尿酸血症患者而言,长期服用微小剂量阿司匹林可能会影响其肾功能和尿酸清除能力,不但容易导致痛风发作,而且血中的尿酸盐容易沉积在肾、关节等部位而引起器质性病变,尤其是肾,高浓度尿酸盐在肾组织内沉积可导致痛风性肾病,乃至肾衰竭的发生,应谨慎使用。

 小·贴士

痛风患者在慎用阿司匹林的同时,还要注意有些药物最好不用或慎用。这些药物有青霉素、四环素、利尿药、含有利尿药的复方降压药、维生素 B_1、维生素 B_2、抗结核药、烟酸、华法林等。因为这些药物影响尿酸排泄。另外维生素 C 和维生素 D 也要慎用,因其促进泌尿系结石形成,加速痛风患者肾的损伤。

(2)痛风急性发作期如何用药:患者应卧床休息,抬高患肢,一般应休息至关节痛缓解 72h 后始可恢复活动。药物治疗越早越好,早期治疗可使症状迅速缓解,而延迟治疗则炎症不易控制。常用药物有以下几种。①秋水仙碱:对本病有特效,开始每小时 0.5mg 或每 2 小时 1mg,至症状缓解或出现恶心、呕吐、腹泻等肠胃道不良反应时停用,一般需 4～8mg,症状可在 6～12h 内减轻,24～48h 内控制,以后可给每日 2～3 次 0.5mg 维持数天后停药。肠胃道反应过于剧烈者可将此药 1～2mg 溶于 200ml 生理盐水中于 5～10min 内缓慢静脉注入,但应注意勿使药物外漏,视病情需要 6～8min 后可再注射,有肾功能减退者 24h 内不宜超过 3mg。②保泰松或羟基保泰松:有明显抗炎作用,且能促进尿酸排出,对发病数日者仍有效,初剂量为 0.2～0.4g,以后每 4～6 小时 0.1g,症状好转后减为 0.1g 每日 3 次,连服数日停药。本药可引起胃炎及水钠潴留,活动性溃疡病患者及心脏功能不全者忌用。白细胞及血小板减少的不良反应偶有发生。③吲哚美辛(消炎痛):初剂量 25～50mg,每 8 小时 1 次,症状减轻后 25mg 每日 2～3 次,连服 2～3 日,疗效与保泰松相仿,有活动性消化性溃疡者禁用。④布洛芬（异丁苯丙酸）：非固醇类消炎止痛药，0.2～0.4g，每日 2～3 次，可使急性症状在 2～3d 内迅速控制，本药不良反应较小，对血象及肾功能无明显影响，偶有肠胃道反应及转氨酶升高。⑤吡罗昔康：药效时间长，每日 20mg 1 次顿服，偶有肠胃道反应，长期用药应注意血象及肝、肾功能。⑥促肾上腺皮质激素（ACTH）及强的松：对病情严重而秋水仙碱等治疗无效时，可采用促肾上腺皮质激素 25mg 加入葡萄糖中静脉滴注，或用 40～80mg 肌内注射，此药疗效迅速，但停药后易于"反跳"复发，可加用秋水仙碱 0.5mg，1d 2～3 次，以防止"反跳"。也可用曲安奈德 5～20mg，注入关节炎区治疗。口服泼尼松亦有速效，但停药容易复发，且长期服用激素易致糖尿病、高血压等并发症，因此尽量不用。

 小·贴士

　　秋水仙碱有哪些毒性与不良反应？秋水仙碱可引起严重恶心、呕吐、腹泻等肠胃道不良反应。秋水仙碱引起的腹泻可造成严重的电解质紊乱，尤其在老年人可有严重的后果。合并溃疡病的患者忌口服。此外，应注意白细胞降低、脱发、肌病、肝肾功能损害等不良反应。静脉注射时，应注意缓慢注射（>2～5min），切勿使药物外漏。预防性口服秋水仙碱同时给予静脉注射可引起严重的骨髓抑制，甚至死亡。

　　（3）服用抗痛风药物时会出现一个短暂高尿酸血症和痛风的发作：在急性发作期，应用抑制尿酸生成药别嘌醇及排尿酸药丙磺舒、磺吡酮等，反而有可能引起痛风的急性发作，因为服用这类药物后，会引起血尿酸浓度的突然降低，使关节中早已存在的尿酸钠结晶释放、溶解，又会出现一个短暂高尿酸血症和痛风的发作。

(4)痛风患者预防吲哚美辛的不良反应：①过敏反应，服药后可引起口周、舌和四肢麻木，突然心里难受、头痛恶心、语言不利、全身颤动、不能自控，甚至晕倒。有的发生全身血管性浮肿、皮疹。亦有患者出现"哮喘"样发作。故凡有过敏体质及哮喘患者均不宜使用吲哚美辛。②吲哚美辛对胃肠道有明显的刺激和诱发溃疡作用，并有引起胃肠黏膜糜烂和溃疡出血的危险。另外，吲哚美辛还会引起暂时性的黄疸、转氨酶升高，但程度较轻。③吲哚美辛对循环系统的影响，吲哚美辛能减少呋塞米及其他利尿药的降压作用，能抵消普萘洛尔的降压效果，从而使血压升高。④吲哚美辛可诱发粒细胞缺乏和再生障碍性贫血；能引起血小板的减少和影响血小板的功能而导致出血。另外，吲哚美辛可通过自体免疫而产生溶血性贫血。有出血倾向者禁用。⑤有人用吲哚美辛治疗慢性肾小球肾炎，结果导致尿蛋白增加、面部浮肿加重，故大多数学者认为肾功能减退者应慎用。⑥吲哚美辛可出现前额头痛、眩晕，个别出现躁动、四肢强直、言语紊乱、哭笑不休、睁眼张口困难等精神障碍，停药后好转。⑦吲哚美辛可有耳鸣、聋、角膜混浊、眼运动障碍、复视，停药后消失。

(5)非甾体类抗炎药的不良反应：非甾体类抗炎药不良反应的发生除与患者年龄、所患疾病、药物种类及服用剂量有关外，与对药物的敏感度也有较大关系。各种非甾体类抗炎药的不良反应不尽相同，总的有以下几类。①过敏性反应：过敏性皮炎，表现有丘疹、荨麻疹、水疱、黏膜糜烂、固定性药疹、红皮病、剥脱性皮炎及药物热。②胃肠道反应：表现为食欲缺乏、呃逆、恶心、呕吐、上腹痛，严重者出现消化道溃疡、出血，甚至穿孔。③血液系统：表现为贫血、白细胞减少、血小板减少。④水钠潴留：出现浮肿、尿少、头晕、头痛、高血压及心悸等。⑤听力障碍：表现耳鸣、听力下降、眼球震颤。⑥肝功能损害：谷丙转氨酶、谷草转氨酶增高、黄疸，甚至急性中毒性肝炎。⑦肾损害：可引起间质性肾炎、肾乳头坏死、肾功能异常、血尿素氮及肌酐水平升高，以及尿常规检查发现血细胞、管型或蛋白尿等。⑧神经系统：可引起头晕、头痛、耳鸣、周围神经炎、味觉异常或无菌性脑膜炎。

（6）使用降低尿酸药物注意事项：①降低血尿酸的药物分排尿酸药和抑制尿酸生成药 2 大类。在肾功能正常或有轻度损害及正常饮食下，24h 尿尿酸排出量在 600ml 以下时，可选用排尿酸药。在中等程度以上肾功能障碍，或 24h 尿尿酸明显升高时，应用抑制尿酸生成药，如别嘌醇。血尿酸明显升高及痛风石大量沉积的患者，可两类药物合用，以防痛风的渐进性并发症。②为预防转移性急性关节炎发作，开始时用较小剂量，在 1～2 周内逐渐加量。排尿酸药主要通过抑制肾近曲小管对尿酸的重吸收而促进尿酸从肾排泄。为防止尿酸在肾排泄时引起肾损害及肾结石的不良反应，均应从小剂量开始，并可加服小苏打片。③促进尿酸由肾排泄的药物适用于血尿酸增高、肾功能尚好、血尿素氮在 14.3 mmol/L 以下者。服用此类药物须白天使用，并要补足水分，以促进尿酸由肾排泄和避免结石形成。肾功能障碍、已有肾结石的患者要谨慎使用。

（7）使用促尿酸排泄药物注意事项：①从小剂量开始服用，原则上以最小有效量维持较长时间。②多饮水并加服抗酸药，促尿酸排泄药有促进肾结石形成的作用，因此，服用时应多饮水以保持尿流畅通，必要时加服抗酸药以预防肾结石产生。服用丙磺舒时应保证尿液 pH 在 6.0～6.5，每日饮水 2500ml 以上，并加服枸橼酸钾或碳酸氢钠；服用苯溴马隆时可加服碳酸氢钠，对血肌酐＞130 μmol/L 者，必须保持每日尿量在 2000ml 以上；服用磺吡酮时加服碳酸氢钠。③不宜与水杨酸盐类药物同服，阿司匹林等水杨酸盐类可抑制丙磺舒、苯溴马隆和磺吡酮的排尿酸作用，因此不宜同服。④加强监测，定期测定血和尿中尿酸浓度及肾功能，以作为调整剂量的依据。⑤痛风性关节炎急性发作期慎用，痛风性关节炎患者在急性发作未消退前（一般在发作后两周左右）勿使用促尿酸排泄药。使用促尿酸排泄药过程中有痛风性关节炎急性发作,在原用量的基础上加服非甾体抗炎药或秋水仙碱。⑥特殊人群,孕妇及哺乳期妇女、两岁以下儿童和中重度肾功能损害者、患有肾结石的患者禁用促尿酸排泄药。

此外,对磺胺类药过敏者、老年人、肝功能不全者、活动性消化性溃疡或病史者、伴有肿瘤的高尿酸血症者或使用细胞毒的抗癌药、放射治疗患者不宜使用丙磺舒。依他尼酸、呋塞米、噻嗪类等利尿药及吡嗪酰胺均可增加血清尿酸浓度,丙磺舒与这些药同用时需注意调整用量,以控制高尿酸血症。

(8)痛风急性发作不能用膏药止痛:由于痛风急性发作时关节局部红肿充血比较明显,局部炎症性反应也较剧烈,有的患者便自作主张地使用伤湿止痛膏止痛。其实,这一做法不妥。一方面,伤湿止痛膏之类的膏药多为温燥之品,对皮肤有一定的刺激作用,可加重局部充血。另一方面,如果患者关节处已存在痛风石,此时若应用伤湿止痛膏,则有可能导致局部皮肤破溃糜烂,加重病情。

在急性痛风发作时,既不能对局部关节处进行热敷或冷敷,也不能进行局部按摩、理疗等。因为热敷、按摩等理疗会加重病变部位充血,加重肿痛。而冷敷会降低病变部位温度,促使血中尿酸进一步沉积于病变部位,加重局部炎症。

治疗痛风最关键而有效的手段应当是药物治疗。通常首选秋水仙碱,如对该药过敏或有其他禁忌,则也可选用解热镇痛类药物如吲哚美辛、布洛芬等。

(9)急性痛风性关节炎能否用抗生素:痛风性关节炎急性发作时,关节局部的红、肿、热、痛系由尿酸盐沉积造成的无菌性炎症,使用抗生素治疗并无作用,此时只需用秋水仙碱治疗即可缓解。如果关节附近有痛风石破溃,同时伴有急性关节炎发作,为了预防可能出现的细菌感染,可以酌情给予抗生素治疗。如果关节周围的痛风石破溃后发生了化脓性细菌感染,也会引起关节周围红肿与疼痛,而不一定属于痛风性关节炎急性发作,此时必须使用抗生素治疗。

痛风患者伴有发热及细菌感染,如果只有关节炎及痛风石而确实无肾病变,尿常规及肾功能检查正常,则抗生素的选择及使用剂量与一般患者基本相同。痛风患者往往存在潜在性肾病变,临床无明显症状体征,因此痛风患者在选择抗生素时应尽量使用没有肾毒性或肾毒性较小的抗生素制剂,如青霉素类、红霉素、螺旋霉素、林可霉素、麦迪霉素、头孢菌素类、磷霉素、小檗碱等。对肾有损害的抗生素,如庆大霉素、卡那霉素、链霉素、磺胺类药等,以不用为妥。

(10)急性痛风性关节炎如何应用糖皮质激素:糖皮质激素适用于对秋水仙碱、非甾体类抗炎药等疗效不明显、不能耐受或有禁忌,或急性痛风性关节炎发作伴较重全身症状的患者。短期内使用糖皮质激素,可减轻急性痛风性关节炎炎症渗出和水肿,可迅速缓解症状。常用药物有琥珀酸氢化可的松 200～300mg,静脉滴注,每日 1 次。或口服泼尼松 10mg,每日 3～4 次,症状缓解后逐渐减量停药。一般来说,糖皮质激素治疗痛风性关节炎只是对症治疗,只能短期应用或尽量不用,应严格掌握用药指征,避免长期大量应用。

要警惕药物不良反应,如类肾上腺皮质功能亢进综合征,诱发或加重感染,以及引起消化系统、心血管系统并发症,导致骨质疏松、肌肉萎缩、伤口愈合迟缓、病理性骨折,或诱发精神失常等。长期应用糖皮质激素,如突然停药还会发生停药反应、反跳现象等。曾患或现患严重精神病和癫痫、活动性消化性溃疡病、新近胃肠吻合术、骨折、创伤修复期、角膜溃疡、青光眼、肾上腺皮质功能亢进症、严重高血压、心功能不全、糖尿病、骨质疏松、孕妇、结核病、真菌感染、不能控制的急性细菌感染和病毒感染等疾病时,应全面分析,权衡利弊,慎重决定是否使用及如何使用糖皮质激素。

(11)痛风患者如何碱化尿液:据研究,当尿液 pH 在 6.75 时,尿酸 90%呈游离状态,易于排出;而当尿液 pH 在 4.75 时,尿酸 90%呈结合状态尿酸盐,易沉积肾而造成损害。因此,碱化尿液,可增加尿酸在尿液中的溶解度,有利于促进尿酸排泄,是预防痛风发病的一种简单有效的方法,而且也可防止尿酸盐沉积损害肾。

使用尿碱化剂的指征:①酸性尿,尿 pH<6.0;②每日尿尿酸排泄量达 800mg 以上者;③使用促进尿酸排泄的药物时;④有尿路结石或既往有尿路结石者;⑤痛风性肾病患者。

怎样才能碱化尿液? 常用药物有小苏打片,每次 0.5～1.0g,每日服 3 次,调节尿 pH 在 6.2～6.8 范围最为适宜,合并高血压和心功能不全的患者慎用。碱性合剂(枸橼酸 140g,枸橼酸钠 98g,加生理盐水至 1000ml 配成)每日服 3 次,每次 20～30ml。乙酰唑胺 0.25g,临睡前口服。平时多喝水,多吃蔬菜水果,少吃肉食,也可防止尿液偏酸性而影响尿酸的排出。还要慎用阿司匹林、氢氯噻嗪、呋塞米、双香豆素、甲氧苯青霉素、免疫抑制药等,因这些药物能减少尿酸排泄,易引起痛风发作。

如何知道尿液的 pH 是偏酸性还是偏碱性? 一是可到医院化验尿液,但不太方便。二是患者可自买精密试纸,如买 pH 在 5.5～9.0 的精密试纸,小便时把试纸用尿液浸湿,与标准颜色对照,便可很方便地测知尿液的 pH 值了。

(12)急性尿酸性肾病应如何治疗:急性尿酸性肾病常继发于白血病、淋巴瘤及其他恶性肿瘤的化疗和放疗过程中,如能早期治疗,肾损害可以完全康复。主要治疗措施有以下几点。①大量饮水,保持尿量每日大于 2000ml。②纠正高尿酸血症,对白血病、淋巴瘤及其他恶性肿瘤治疗前已有血尿酸值升高者,在进行化疗、放疗或使用细胞毒药物前,应先纠正高尿酸血症,这一点至关重要。还应避免使用抑制尿酸排泄的药物如呋塞米或噻嗪类利尿药。③增加尿量及碱化尿液,白天可用 5%碳酸氢钠静脉滴注,夜间服用乙酰唑胺,保持一定的尿量,使尿 pH 保持在 6.5 以上。

如伴有高血压、充血性心力衰竭等情况,对碳酸氢钠不能耐受时,也可使用乙酰唑胺来增加尿量及碱化尿液。④预防及纠正肾衰竭,在进行化疗和放疗的同时,每日可给予别嘌醇 0.2~0.6g。如已有肾衰竭,除应用大剂量别嘌醇(每日 0.6~0.8g)及一般的肾衰竭处理措施外,还应积极进行透析治疗,大多数急性肾衰竭患者经透析治疗后可以逆转。有肾结石和积水者请外科协助治疗。

(13)慢性尿酸性肾病应如何治疗:①初期和早期尿酸性肾病,尿酸结晶虽然在肾间质、肾小管内沉积,但肾组织损伤轻微,经长期有效地降低血尿酸、碱化尿液、大量饮水等治疗后,可使肾小管和肾小球功能恢复,肾组织病变好转。中期尿酸性肾病,肾已有部分纤维化和硬化,病损难以完全逆转,只能通过降低血尿酸、降血压、控制饮食等措施稳定病情,延缓肾病损的发展。晚期尿酸性肾病,肾间质广泛纤维化,肾小球广泛硬化,纤维化和硬化的肾组织无法逆转,肾衰竭也就无法好转。所以,尿酸性肾病要早期诊断,积极治疗。调节机体状态,少进食含嘌呤和蛋白质丰富的食物,避免饮用含酒精饮品,超重者应控制总热量,但注意不能使体重骤减,以免引起痛风急性发作。每天维持 3000ml 以上的液体摄入,以增加尿酸排泄,防止尿酸在肾沉积,以临睡前饮水尤为重要。合并高血压者应积极进行降压治疗,但须注意合理选择降压药物,以免某些降压药加重高尿酸血症。②使用排尿酸药,凡肾功能正常及 24h 尿尿酸排出量<600mg,均可使用排尿酸药。可用丙磺舒抑制肾近曲小管对尿酸的重吸收,促进尿酸排泄,一般从小剂量开始,每次 0.25g,每日 2 次,逐渐增量,一般每日 1~1.5g,最大剂量不超过 2g,即能有效控制血尿酸浓度。苯溴马隆疗效优于丙磺舒,不良反应也比丙磺舒小,近年来较为常用。用药期间应保持足够液体摄入,可使用乙酰唑胺 0.25g,临睡前口服,使患者夜间有足够尿量并能起到碱化尿液作用。③抑制尿酸生成,主要使用抑制尿酸生成药别嘌醇,剂量和用法视病情而定,通常每日 0.2~0.4g。当肾功能不全时,须按肾小球滤过率

加以调整,如肌酐清除率为 $20ml/(min \cdot 1.73m^2)$,则剂量应小于每日 0.1g。

(14)痛风致尿酸性尿路结石应如何治疗:结石在高尿酸血症期即可出现,其发生率与血尿酸水平及尿酸排出量呈正相关,血尿酸在 713.5 $\mu mol/L$、24h 排出量>1100mg 时,尿酸性尿路结石发病率达 50%。绝大多数为纯尿酸结石,特点是 X 线不显影,部分可与草酸钙、磷酸钙混合,X 线可显影。泥沙样结石常无症状,较大者可出现肾绞痛、血尿。在结石病因中,还包括尿 pH、尿酸浓度、结石基质的可能利用度、尿内可溶性物质水平等,特别是尿pH,当 pH 为 8.0 时尿酸溶解度增加 100 倍。①低嘌呤饮食并保持充足尿量,患者每日饮水不少于 3000ml,保持每日尿量在2000ml 以上,以利于尿酸的排出。②碱化尿液,根据尿酸盐溶解度,pH 为 5 时,每升尿可溶解 80mg 尿酸,pH 为 7 时,可溶解154mg,因此如能碱化尿液至 pH 接近 7 时,不仅可预防尿酸性肾结石的发生,而且可溶解已形成的结石,当尿 pH<6.0 时,必须加用碱性药物。口服小苏打片,每日 2.0~3.0g,分次服用。口服枸橼酸合剂,每日 3 次,每次 20~30ml。静脉注射法疗程短,短期注入乳酸钠,应密切监测血压、血尿酸、尿 pH 及心肺功能,输入 3~4h 后,尿 pH 可维持在 7.0~7.5,平均约需 7d,结石在 3~10d 消失。③合理选择降尿酸药,别嘌醇可防止尿酸结石形成,用于饮食控制效果不佳的高尿酸血(尿)症。可采用每次 0.1g,每日 3 次口服,必要时可增加用药剂量。④外科治疗,适用于结石较大,经内科治疗不易排出体外并引起明显的临床症状及并发症者。包括体外震波碎石、经皮肾镜取石及手术切开取石。尿酸性肾结石多数与尿酸代谢紊乱有关,在外科治疗的同时,更要强调药物及饮食等联合治疗,以防止结石复发。⑤急性期卧床休息,抬高患肢,避免关节过度活动和外伤。关节炎急性发作时,可选用吲哚美辛、芬必得或扶他林等对症治疗。急性发作期,行关节渗液抽吸后,给予利美达松 2.5~5mg,关节腔内注射。

(15)痛风性关节炎的治疗原则:急性发作期应卧床休息,防止或减少尿酸盐向组织内沉积。①忌酒,特别是啤酒。不食嘌呤类含量高之食物,如肝、肾、脑等,禁用肝浸膏、维生素 B_{12} 和磺胺类药物。②多饮水,服用碱性药物使尿液碱化,以利尿酸排出。③应用秋水仙碱控制急性发作期症状,也可应用激素、保泰松、吲哚美辛等控制症状。④静止期应用尿酸生成抑制药(肾功能障碍者)或尿酸排泄药以控制高血尿酸。⑤对影响关节功能之痛风石,或巨大痛风石有溃破之可能,或痛风石溃破,窦道形成者可行手术治疗。并在术前术后使用秋水仙碱和激素,以防急性发作。⑥急性发作期首选秋水仙碱,最有效,用药后 6～12h 症状可减轻,但毒性大,且不能降低血尿酸,也不能阻止痛风石的形成和发展。可出现恶心、呕吐、腹泻等不良反应。用药至症状控制或不良反应出现时应停药。

(16)如何治疗间歇期及慢性期痛风:①一般处理,饮食控制,避免进食高嘌呤饮食,如动物内脏、螃蟹等。肥胖患者应减少热量的摄取,降低体重。宜多饮水以利尿酸排出。避免过度劳累、紧张、饮酒、受冷、受湿及关节损伤等诱发因素。②降低血尿酸药物的应用,根据患者肾功能及 24h 尿酸排出量,每日排出尿酸量<600mg 及肾功能良好者,用排尿酸药。肾功能减退及每日排出尿酸量>600mg 者,选用抑制尿酸合成药。在血尿酸增高明显及痛风石大量沉积的患者,可二者合用,有使血尿酸下降及痛风石消退加快的作用,但因两组药物均无消炎止痛作用,且在使用过程中有动员尿酸进入血液循环,导致急性关节炎发作的可能,故不宜在急性期应用。③秋水仙碱的应用,在痛风反复发作的患者,慢性炎症不易控制,经上述治疗,有时仍有局部关节酸痛或急性发作,此时可用小剂量秋水仙碱维持,每日 0.5mg 或 1mg。④其他,对有高血压、冠心病、肥胖症、泌尿系感染、肾衰竭等伴发或并发症者,须进行对症治疗。关节活动困难者须予以理疗和锻炼。痛风石溃破成瘘管者应予以手术刮除。

(17)如何治疗无症状高尿酸血症:无症状高尿酸血症的危险性在于痛风发作,或最终发生肾结石。

高尿酸血症患者发生痛风的可能性大致与血清尿酸水平增高的程度成正比。据观察,在青春期开始有高尿酸血症的男性,至第一次痛风发作之间的间隔一般为20~25年或更长。这并不意味着要对所有高尿酸血症患者都要给予预防性治疗,以防止其中少数人痛风发作。一般认为,对无症状性高尿酸血症无须治疗,但也不是放任不管,因为高尿酸血症毕竟是不正常的,持久的高血尿酸,有可能造成尿酸盐结晶在肾盂、输尿管或肾小管及肾间质沉积,造成肾损害,引起肾结石,所以应该寻找高血尿酸的原因,如利尿药、降压药、化疗药等药物因素及肾病、血液病、糖尿病等。同时还应避免肥胖、高嘌呤及高热量饮食、酗酒、过度疲劳、精神紧张、创伤、湿冷等诱发因素。降低血尿酸,这是有益无害的事。

当有下列情况时,则应考虑以下治疗:①有痛风临床症状;②有痛风家族史。上述一些原因排除后,仍有高血尿酸。

(18)痛风合并高血压病如何用药:痛风患者伴有高血压时,除治疗痛风外,还应同时积极进行降压治疗。选择降压药物时应注意降压药对高尿酸血症或痛风的影响。①利尿降压药,几乎所有排钾利尿药都有抑制尿酸排泄作用,长时间应用都可能抑制尿酸排泄,升高血尿酸水平,促发或加重痛风。约20%高尿酸血患者为利尿药所引起,绝大部分与噻嗪类利尿药有关。因此,高血压患者合并高尿酸血或痛风时不宜应用此类降压药。乙酰唑胺对有水肿的子痫患者有较好的利尿降压作用,但该药也能引起高尿酸血症,但不如噻嗪类利尿药严重,需要时可协助降压治疗。②α_1受体阻滞药,如哌唑嗪、布那唑嗪和多沙唑嗪降压治疗时,对血尿酸无明显影响。有报道称选择性α_1受体阻滞药萘哌地尔有使血尿酸升高的作用。③β受体阻滞药,长期服用普萘洛尔、阿替洛尔、美托洛尔、喷布洛尔或塞利洛尔可以引起血尿酸升高。

④钙通道阻滞药,钙通道阻滞药种类较多,其降压作用和对血尿酸影响也不一样。长期服用能引起血尿酸升高的钙通道阻滞药有尼索地平、西尼地平、巴尼地平、硝苯地平、尼卡地平。尼群地平对血尿酸影响较小。氨氯地平和左氨氯地平对血尿酸几乎无影响,可用于高血压患者。由于降压药的个体差异,在应用过程中应注意监测血尿酸水平。⑤血管紧张素转换酶抑制药,目前有关此类降压药对血尿酸的影响意见尚不一致。有些学者认为,血管紧张素转换酶抑制药,如贝那普利、赖诺普利能扩张肾血管,使肾血流量增加,促进尿酸排泄,降低血尿酸水平。另有人发现,不少高血压患者应用此类药后血尿酸水平升高,更换降压药后血尿酸水平恢复正常。因此,高血压患者如需应用此类降压药时要严密观察血尿酸水平,发现异常,及时停用换药。⑥血管紧张素Ⅱ受体阻滞药,此类降压药具有良好降压作用。有报道,氯沙坦、替米沙坦、坎地沙坦酯和奥美沙坦酯偶可引起痛风,厄贝沙坦和氢氯噻嗪也可升高血尿酸水平,而非肽类选择性血管紧张素Ⅱ受体阻滞药依普罗沙坦不影响血尿酸水平。

(19)痛风合并高脂血症如何用药:痛风患者中有75%～80%合并高三酰甘油血症。研究表明,三酰甘油升高程度与血清尿酸含量升高呈正相关。痛风合并高脂血症的治疗原则为饮食控制、合理运动。单纯依靠降血尿酸药虽可使血尿酸值降至正常,但高脂血症不会随血尿酸下降而改善。因此,饮食控制、合理运动仍是治疗高脂血症的基础,二者不能奏效时,则可使用降脂药。降脂药物的选用依高脂血症的类型而定。

高三酰甘油血症是痛风患者最常见的合并症,宜选用纤维酸类药物,如吉非罗齐、非罗贝特等。高胆固醇血症宜选用羟甲基戊二酸单酰辅酶A还原酶抑制药,即他汀类,如辛伐他汀、洛伐他汀、普伐他汀等。混合型高脂血症宜采用上述药物联合治疗,但一般不主张两类降脂药同时服用,因为这将大大增加药物不良反应的发生率,尤其是肝受损,肝酶升高及肌肉病变,如肌炎的发生率明显升高,故宜两类降脂药物周期性交换使用。

(20)痛风合并冠心病如何用药:与相同年龄的非痛风者相比较,痛风患者合并冠心病的发生率高。痛风合并冠心病患者主要是积极治疗同时存在的冠心病和糖尿病,戒除烟、酒和适当的运动锻炼,并有针对性地使用扩张血管药,解除痉挛,改善血液循环,以预防和减轻冠心病和心肌梗死的发作。

扩张血管药物可选用硝酸酯类,常用硝酸甘油和硝酸异山梨酯等。此类药物能有效地扩张冠状动脉,缓解血管痉挛,增加侧支循环血流,改善供血状况,同时又可扩张周围小动脉和小静脉,减少回心血量,减轻左心室前负荷及室壁张力,改善心肌血液供应。β肾上腺能受体阻滞药、血管紧张素转换酶抑制药及钙拮抗药虽然也可扩张血管,在动脉粥样硬化及冠心病、心肌梗死治疗中常用,但因其使肾血流量减少,不利于尿酸排泄,故痛风患者应慎用或最好不用。

(21)痛风合并糖尿病如何用药:近年来随着人们生活水平的提高,生活方式和饮食结构的变化,不仅痛风的发病率逐年上升,而且痛风合并高血糖、高胰岛素血症、血脂异常、高血压及 2 型糖尿病的比例也在逐年上升,甚而有人把 2 型糖尿病与痛风称为"姐妹病"。因此,对尚未出现痛风发作的 2 型糖尿病合并高尿酸血症患者的治疗应注意纠正包括高尿酸血症在内的多种代谢紊乱,以避免或减少这一群体患者急性痛风的发作及由此导致的脏器损害,对已有痛风发作的 2 型糖尿病患者的治疗必须兼顾到这两种疾病的特点。

痛风合并糖尿病患者在治疗中应注意:①治疗应做到个体化;②进行痛风教育以取得患者的配合;③对伴有胰岛素抵抗的痛风患者,不仅要控制酒精和嘌呤类物质的摄入,而且应限制碳水化合物和蛋白质及饱和脂肪酸的摄入量、控制体重以改善胰岛素抵抗;④尽量避免使用影响血尿酸代谢的药物,代谢综合征的患者往往需降压、降脂、抗凝几种药物联合治疗,有些药物可降低肾对尿酸的排泄使血尿酸升高。因此,对必须使用这类药物的患者,应选择同类药物中对尿酸代谢无影响或影响较小的药物。

痛风合并糖尿病的降糖治疗与非痛风患者基本相同,各类降血糖药对血尿酸并无不良影响,一般不会引起痛风性关节炎的发作。在口服降血糖药中,第一代磺脲类药,如乙酰磺环己脲,具有降低血糖与血尿酸的双重作用,但由于其半衰期长,易蓄积而致低血糖,不良反应又较第二、第三代磺脲类药物多,故临床并不建议使用。有学者认为,胰岛素可使血尿酸升高,甚至引起痛风性关节炎急性发作,但在临床实践中这种情况极少见,故痛风合并糖尿病患者只要有使用胰岛素的指征,应及时采用,以便有效地控制血糖。持续的高血糖状态,尤其是在出现酮症酸中毒及血乳酸增高的情况下,反而使肾排泄尿酸的能力下降,血尿酸进一步升高,甚至引起痛风性关节炎发作。

(22)痛风合并肥胖症患者如何用药:痛风合并肥胖症的治疗原则为饮食控制、合理运动及减轻体重。在基础治疗执行仍不能奏效时,则可联合应用降尿酸药和减肥药。减肥药有以下两种。①中枢性减肥药,西布曲明是中枢性减肥药,其特点是疗效可靠,不良反应少,具有良好耐受性,且能降低血胆固醇和三酰甘油,增加胰岛素敏感性,从而有利于降低血糖,并通过减轻体重,高血压也可获得改善。②非中枢性减肥药,奥利斯他是非中枢性减肥药,它主要通过抑制胃肠道的脂肪酶而阻断脂肪水解,从而减少脂肪吸收,可使膳食中的脂肪吸收量减少30%,体内脂肪储存量也相应减少而达到减肥目的。

(五)中医治疗

痛风的中医诊断标准,主要采用国家中医药管理局发布的《中医病证诊断疗效标准》中的"痛风的诊断依据、证候分类、疗效评定"标准。诊断依据:①多以单个趾关节,猝然红肿疼痛,逐渐痛剧如虎咬,昼轻夜甚,反复发作,可伴发热、头痛等症;②多见于中老年男子,可有痛风家族史,常因劳累、暴饮暴食、吃含高嘌呤饮食、饮酒及外感风寒等诱发;③初起可单关节发病,以第1趾关节为多见,继则足踝、足跟、手指和其他小关节,出现红、肿、热、痛,甚则关节腔可有渗液,反复发作后,可伴有关节周围及耳郭、耳轮和趾、指骨间出现"块"(痛风石);④血尿酸、尿尿酸增高,发作期白细胞总数可升高;⑤必要时做肾功能检查。

1. 辨证论治

(1)湿热蕴结:①症状。下肢小关节猝然红肿疼痛,拒按,触之局部灼热,得凉则舒。伴有发热口渴、心烦不安、尿黄。舌红,苔黄腻,脉滑数。②治则。清热除湿,活血通络。③方药。宣痹汤(防己、薏苡仁、山栀、赤小豆、连翘、杏仁、法半夏、蚕沙、滑石)。

(2)瘀热阻滞:①症状。关节红肿刺痛,局部肿胀变形,屈伸不利,肤色紫黯,按之稍硬,病灶周围或有块垒硬结,肌肤干燥。舌质紫黯或有瘀斑,苔薄黄,脉细涩或沉弦。②治则。活血化瘀,化痰通络。③方药。身痛逐瘀汤(秦艽、川芎、桃仁、红花、甘草、羌活、没药、香附、五灵脂、牛膝、地龙、当归)。

(3)痰浊阻滞:①症状。关节肿胀,甚则关节周围水肿,局部酸麻疼痛,或见块垒硬结不红。伴有目眩,面浮足肿,胸脘痞满。舌质胖紫黯,苔白腻,脉弦或弦滑。②治则。化痰祛湿。③方药。二陈汤(姜半夏、茯苓、陈皮、甘草)。

(4)肝肾阴虚:①症状。病久屡发,关节痛如虎咬,局部关节变形,昼轻夜甚,肌肤麻木不仁,步履艰难,筋脉拘急,屈伸不利,头晕耳鸣,颧红口干。舌质红,少苔,脉弦细或细数。②治则。补益肝肾,除湿通络。③方药。杞菊地黄丸(枸杞子、菊花、熟地黄、山茱萸、山药、茯苓、牡丹皮、泽泻)和独活寄生汤(独活、桑寄生、杜仲、牛膝、北细辛、秦艽、茯苓、桂心、防风、川芎、人参、甘草、当归、芍药、干地黄)。

2. 中成药

(1)虎潜丸:①组成。龟甲、熟地黄、黄柏、知母、狗骨、锁阳、干姜、陈皮等。②功效。补益肝肾。适宜于肝肾不足,筋骨痿软者服用。③用法用量。酒或粥糊为丸,每次 6g,每日 3 次。④使用说明。方中狗骨原为虎骨,现改用狗骨代替,有同样的治疗效果。

(2)知柏地黄丸:①组成。知母、黄柏、熟地黄、山茱萸、牡丹皮、山药、茯苓、泽泻。②功效。补肾阴,清虚热。适宜于痛风病情稳定后,关节痛、日轻夜重、步履艰难、心烦不适、潮热盗汗、手足心热、口干咽痛、小便短赤者服用。③用法用量。每日 2 次,每次大蜜丸 1 丸,水蜜丸 8g,于饭后用温开水送下。④使用说明。凡出现食欲缺乏、胃脘不适、大便稀溏等症状时,即当停药。忌辛辣、生冷、油腻、海鲜及酒类食物。

(3)参苓白术丸:①组成。人参、茯苓、陈皮、莲子、桔梗、白扁豆等。②功效。健脾益气。适用于脾气虚弱,腰背酸痛,双膝行走无力,甚则轻微运动可引起腰背剧痛,纳少腹胀,饭后尤甚,便溏,肢体倦怠,少气懒言,舌淡苔白者。③用法用量。每次 9g,每日 3 次,温开水送服。④使用说明。痛风久发,脾胃功能虚弱者,宜于采用。

(4)祛风止痛丸:①组成。老鹳草、草乌、威灵仙、独活、红花、桑寄生、续断等。②功效。祛风止痛。适用于痛风游走性痛。③用法用量。每次口服 2～4 片,每日 3 次。④使用说明。痛风反复发作,气阴不足,体质虚弱者慎用。

(5)痛风定胶丸:①组成。黄柏、秦艽、赤芍、车前子等。②功效。清热祛风除湿,活血通络定痛。适宜于痛风属湿热内盛,症见关节红肿热痛,伴有发热、汗出不解、口渴喜饮、心烦不安、小便黄、舌质红、苔黄腻、脉滑数者服用。③用法用量。每日 3 次,每次 4 粒,于饭后用开水送下。④使用说明。孕妇慎用。忌辛辣、生冷、油腻、海鲜及酒类食物。痛风定片(湿热痹阻型)由秦艽、黄柏、延胡索、赤芍、川牛膝、泽泻、车前子、土茯苓组成。清热祛风除湿,活血通络定痛。用于湿热所致的关节红肿热痛,伴有发热,汗出不解,口渴喜饮,心烦不安,小便黄;痛风病见上述证候者。注意孕妇慎用。服药后不宜立即饮茶。

(6)痛风舒片(湿热瘀阻型):①组成。大黄、车前子、泽泻、川牛膝、防己。清热,利湿,解毒。②功效。用于湿热瘀阻所致的痛风病。③使用说明。注意少吃海鲜、动物内脏等食品;忌啤酒和白酒。

(7)如意珍宝丸(湿热痹阻型):①组成。珍珠母、沉香、石灰华、金礞石、红花、螃蟹、丁香、毛诃子(去核)、肉豆蔻、豆蔻、余甘子、草果、香旱芹、檀香、黑种草子、降香、诃子、高良姜、甘草膏、肉桂、乳香、木香、决明子、水牛角、黄葵子、短穗兔耳草、藏木香、人工麝香、牛黄。②功效。清热,醒脑开窍,舒筋通络,干黄水。用于瘟热,陈旧热症,白脉病,四肢麻木,瘫痪,口眼㖞斜,神志不清,痹证,痛风,肢体强直,关节不利。对白脉病有良效。③使用说明。注意忌服酸、冷、酒。

(8)复方伸筋胶囊(湿热瘀阻型):①组成。虎杖、伸筋草、三角风、香樟根、飞龙掌血、大血藤、茯苓、泽泻、透骨香。②功效。清热除湿,活血通络。用于湿热瘀阻所致关节痛,屈伸不利。③使用说明。儿童、孕妇禁用。

(9)当归拈痛丸(湿热痹阻型):①组成。当归、葛根、党参、苍术(炒)、升麻、苦参、泽泻、白术(炒)、知母、防风、羌活、黄芩、猪苓、茵陈、甘草。②功效。清热利湿,祛风止痛。用于风湿阻络,骨节疼痛,胸膈不利,或温热下注,足胫红肿热痛,或溃破流脓水者,疮疡。

(10)四妙丸(湿热痹阻型):①组成。苍术、牛膝、盐黄柏、薏苡仁。②功效。清热利湿。用于湿热下注所致的痹病,症见足膝红肿,筋骨疼痛。

(11)十五味乳鹏胶囊(血瘀痰凝型):①组成。由乳香、宽筋藤、决明子、渣驯膏、黄葵子、藏菖蒲、巴夏嘎、儿茶、诃子、安息香、毛诃子、铁棒锤、木香、人工麝香、余甘子。②功效。消炎止痛,干黄水。用于关节红肿疼痛,发痒痛风,黄水积聚。③使用说明。注意本品不宜长期大量服用;孕妇禁服。

(12)痛舒片(血瘀痰凝型):①组成。七叶莲、灯盏细辛、玉葡萄根、三七、珠子参、栀子、重楼、甘草。②功效。活血化瘀,舒筋活络,化痞散结,消肿止痛。用于跌打损伤,风湿性关节痛,肩周炎,痛风性关节痛,乳腺小叶增生。

(13)益肾蠲痹丸(肝肾亏虚型):①组成。骨碎补、熟地黄、当归、徐长卿、土鳖虫、僵蚕(麸炒)、蜈蚣、全蝎、蜂房(清炒)、广地龙(酒制)、乌梢蛇(酒制)、延胡索、鹿衔草、淫羊藿、寻骨风、老鹳草、鸡血藤、葎草、生地黄、虎杖。②功效。温补肾阳,益肾壮督,搜风剔邪,蠲痹通络。用于症见发热、关节痛、肿大、红肿热痛、屈伸不利、肌肉痛、瘦削或僵硬、畸形的顽痹(类风湿关节炎)。③使用说明。注意妇女月经期经行量多停用,孕妇禁服。过敏体质和湿热偏盛者慎用本品。

(14)青鹏软膏:①组成。棘豆、亚大黄、铁棒锤、诃子(去核)、毛诃子、余甘子、安息香、宽筋藤、人工麝香。②功效。活血化瘀,消肿止痛。用于风湿性关节炎、类风湿关节炎、骨性关节炎、痛风、慢性扭挫伤、肩周炎引起的关节、肌肉肿胀疼痛及皮肤瘙痒、湿疹。

3. 敷贴法

(1)方法1:①原料。葛根30g,白芍30g,独活20g,当归20g,延胡索20g,威灵仙12g,秦艽10g,天麻10g,制川乌5g,蜈蚣3条。上药研细末,用醋调成糊状,敷贴患处,每日1次。②说明。适宜于痛风患者局部疼痛剧烈者采用。

(2)方法2:①原料。芙蓉叶、生大黄、赤小豆各等分,共研细末,按4:6加入凡士林,调和成膏,外敷患处,每日1次。本方即芙黄膏。②说明。适宜于湿热痹阻型痛风者采用。

(3)方法3:①原料。煨姜20g,赤芍20g,天南星20g,草乌6g,白芷10g,肉桂10g。将上药加工成粉末,过筛后,加4倍量的凡士林调匀成膏,外敷患处。②说明。适宜于瘀血型痛风者采用。

(4)方法 4:①原料。侧柏叶 30g,大黄 30g,黄柏 15g,薄荷 10g,泽兰 15g。共研细末,加蜂蜜适量,再加水调糊外敷。②说明。本方适宜于痛风属湿热蕴结,内热重者采用。

4. 浴足法

(1)方法 1:①原料。透骨草 30g,海风藤 30g,络石藤 30g,寻骨风 30g,土茯苓 30g。上药加足量水,浸 1h 后煎取汁浴足。②说明。痛风急性发作时,局部炎症,表现为红肿热痛,宜用冷水浸泡;痛风稳定期,或有小腿冷痛者,用温水浸泡。

(2)方法 2:①原料。用麻黄 6g,黄芪 18g,当归 15g,透骨草 18g,海风藤 18g,黄柏 10g,川牛膝 15g。上药加足量水,浸 1h 后煎取汁浴足。②说明。痛风反复发作者可以采用。

(3)方法 3:①原料。樟木屑 1.5kg,放锅中,加水烧开,趁热浸洗,每次 40min,每日 1 次,连洗 7～10 次。②说明。本方出自明代医家经验,主治痛风关节痛。使用时在桶上盖一块毛巾,不要让热气熏蒸,损伤眼睛。

(4)方法 4:①原料。木瓜 10g,红花 10g,制川乌 6g,制草乌 6g,加水 2500ml,煎成 2000ml,浸洗患处。②说明。本方适宜于瘀血阻络型痛风者采用。

(5)方法 5:①原料。柳树花 30g,金银花 30g,蒲公英 30g,土茯苓 30g,紫花地丁 30g,生大黄 30g。加水适量,煮沸后约 30min,浸洗患处。②说明。本方适宜于湿热痹阻型痛风者采用。

5. 热熨法 白芍 60g,鸡血藤 30g,桑寄生 30g,续断 15g,木瓜 12g,牛膝 12g,威灵仙 12g。上药研为细末,用醋将药末调湿后装布袋中,蒸热后敷疼痛部位。

6. 涂擦法

(1)方法 1:①原料。生川乌 5g,生草乌 5g,当归 12g,白芷 10g,肉桂 6g,红花 10g,白酒 500ml。将上药浸泡酒中 24h,去渣后再加入 10 瓶风油精,用时涂擦于痛处,每日数次,10d 为 1 个疗程。②说明。据经验,本方主治痛风关节疼痛。

(2)方法 2:①原料。鲜烟叶 100g,放锅中炒热,冲入黄酒 50g,再炒至热,然后取烟叶在病痛关节处搓擦。②说明。痛风红肿热痛症状不显著者,可采用本法。

7. 验方

(1)上中下痛风方:①组成。制南星 15g,苍术 12g,酒黄柏 10g,川芎 15g,白芷 10g,神曲 10g,桃仁 10g,威灵仙 10g,羌活 10g,防己 10g,桂枝 6g,红花 10g,龙胆草 3g。②做法。加水浸 1h,连煎 2 次,合并煎汁,分 2 次于饭后 1h 温服。③说明。本方出自《丹溪心法》,系名医朱丹溪所创,各种类型的痛风患者,均可以此为基本方化裁使用。

(2)趁痛散:①组成。川牛膝 15g,桃仁 10g,红花 10g,当归 10g,五灵脂 10g,羌活 10g,香附 10g,地龙 10g,乳香 6g,没药 6g,生甘草 6g。②做法。研为细末,过筛取粉,每日 3 次,每服 10g,于饭后用温开水送下。③说明。活血化瘀,祛风止痛。适宜于痛风证属瘀热阻滞,表现为关节红肿刺痛,局部肿胀变形,屈伸不利,肤色紫黯,按之稍硬,病灶周围或有块垒硬结,肌肤干燥,皮色暗黧者采用。

(3)羚羊角散:①组成。土茯苓 20g,鸭跖草 20g,威灵仙 15g,苍术 12g,黄柏 10g,苍耳子 10g,白芥子 10g,羚羊角粉 3g。②做法。研为细末,每服 5g,黄酒调下,每日 2 次。③说明。本方适宜于痛风证属湿热蕴结,表现为下肢小关节猝然红肿疼痛,拒按,触之局部灼热,伴有发热口渴、心烦不安、尿短赤者采用。

(4)凌霄根酒:①组成。凌霄花根 30g,上好白酒 250g。②做法。凌霄花根洗净,晒干,放盛器中,冲入白酒,盖严,放置 1 个月后饮用。每日 2 次,每次 30g。③说明。本方在痛风发作及缓解期均可饮用,但要掌握好用量。

(5)山慈菇:①组成。山慈菇 30g。②做法。将山慈菇放砂锅中,加水浸 1h,连煎 2 次,合并煎汁,分 2 次于饭后服用。③说明。本品含有秋水仙碱成分,能有效地缓解痛风发作,用于痛风发作期。

(6)马齿苋汤:①组成。马齿苋 30g,冰糖适量。②做法。马齿苋洗净,加水浸 30min,煮沸 30min,弃渣留汁,加冰糖。③说明。马齿苋清热解毒,痛风热毒重,肿痛明显者,宜于食用。如有新鲜马齿苋,可取 150g,洗净后,加食盐煮熟,放点味精调味食用。

(7)萆薢杜仲汤:①组成。萆薢 30g,杜仲 30g,地骨皮 15g,枸杞子 12g,生地黄 15g,炒黄柏 10g,怀山药 20g,陈皮 3g。②做法。将上药同放砂锅中,加水浸 1h,连煎 2 次,合并煎汁,分 2 次于饭后 1h 温服。③说明。本方适宜于痛风病久屡发,肝肾阴虚,关节痛如虎咬,局部关节变形,昼轻夜甚,肌肤麻木不仁,步履艰难,筋脉拘急,屈伸不利,头晕耳鸣,颧红口干者采用。

(8)山楂杜仲炭:①组成。山楂炭 50g,杜仲炭 50g。②做法。将山楂炭、杜仲炭研为细粉,每日 3 次,每次取 6g,用温开水送下。③说明。也可将山楂炭、杜仲炭装在空心胶囊中,按每日 18g 的量,分 3 次用温开水送下。

8. 痛风的民间单方验方

(1)山慈菇 30g,水煎服。本品含有秋水仙碱成分,能有效地缓解痛风发作,用于痛风发作期。

(2)土茯苓 30g,水煎服。用于痛风发作期和缓解期,能够增加尿酸排泄,降低血尿酸。

(3)萆薢 30～60g,水煎服。用于痛风发作期和缓解期,增加尿酸排泄,降低血尿酸。

(4)金钱草 60～120g,水煎服。用于痛风缓解期,增加尿酸排泄,降低血尿酸,防止痛风石形成。

(5)威灵仙 30～60g,水煎服。用于痛风发作期和缓解期。增加尿酸排泄,降低血尿酸。有明显的镇痛作用。

(6)四妙散(《医学正传》):威灵仙 15g,羚羊角粉 10g,苍耳子

6g,白芥子 6g。研为细末,每服 5g,黄酒调下,每日 2 次,治疗痛风游走性疼痛。

(7)樟木屑洗方(《证治准绳》):樟木屑 1.5～2.5kg,至急流水中煮开,趁热浸洗,每次 40min,每日 1 次,连洗 7～10 次,主治痛风性关节炎。

(8)外用药酒方[《中医杂志》,1990(11):41]:生川乌、生草乌、全当归、白芷、肉桂各 15g,红花 10g,白酒 500ml,浸泡 24h 后去渣取酒,再加入 10 瓶风油精(成药),装瓶中。用时涂于痛处,每日数次,10d 为 1 个疗程。主治痛风关节痛。

(9)车前草单方治疗痛风。春末夏初来临之际,采车前草晒干,水煎服或代茶饮,每次 40～100g,每日 2 次。

 小·贴士

病案举例:患者,男,40 岁,3 年前患指(趾)小关节炎,红肿热痛,在某医院诊断为痛风,曾服用吲哚美辛、激素及别嘌醇等,症状时有缓解。近日复发,指(趾)关节痛较重,指(趾)关节肿大,皮肤发红,有热感,未见畸形。实验室检查结果:血红蛋白(Hb)130g/L,白细胞计数(WBC)8.0×10⁹/L,红细胞沉降率(ESR)15mm/h。抗"O"＜500U,类风湿因子(一),在某医院查血尿素氮(BUN)5.7mmol/L,尿酸623.60μmol/L,诊断为痛风。当日水煎车前草 60g 代茶饮用,疼痛减轻,继服 30d,自诉无任何不适,建议复查尿酸,结果正常。

(六)自然疗法

1. 按摩

(1)掐擦解溪:①做法。拇指按放在踝关节前面的横纹中央,当第2足趾直上两筋内的解溪穴,用指端甲缘着力按掐,一掐一松,连做7~14次;用拇指指腹点按解溪,一按一松,连按21次;两手掌在踝关节处搓擦,连续擦动3min。②说明。解溪穴在足背与小腿交界处的横纹中央凹陷中,即踝关节前面的横纹中央,第2足趾直上两筋内。通常骨节相连结处称为"骱","骱"与"解"相通;肌腱的凹陷处似溪,故取名为解溪。刺激解溪有助于防治踝关节痛、下肢痿痹等足部病症,对于痛风的防治有一定的效果。

(2)掐擦昆仑:①做法。一手指端按放在足外踝后方,当外踝尖与跟腱间凹陷处的昆仑穴,用指端甲缘按掐,一掐一松,连掐21次;用指腹擦昆仑,连续擦动1min;用指腹按揉昆仑,和缓地揉动3min。②说明。昆仑穴在足外踝后方,当外踝尖与跟腱间凹陷处。取穴时,由足外踝尖往后移,当跟骨上、跟腱前的凹陷处即是。昆仑穴位于踝关节部位,对于防治足踝肿痛、跟腱损伤等足踝病变有一定效果,痛风可取该穴位按摩。

(3)掐揉商丘:①做法。拇指按放在足内踝前下方凹陷中,当舟骨结节与内踝尖连线的中点处,用指端部点按,一按一松,连按21次;用拇指指腹推擦商丘,连续擦动1min;用拇指或示指指腹按揉商丘,和缓地揉动1min。②说明。商丘穴在足内踝前下方凹陷中,当舟骨结节与内踝尖连线的中点处。另一定位法:以足内踝前缘直线与内踝下缘水平线的交叉点定位。刺激商丘穴对因扭伤引起的足踝痛有治疗效果,痛风足踝关节痛症状明显者宜于配合按摩。

2. 针灸疗法

(1)方法1:①穴位组成。全身调节取穴:足三里、阴陵泉、脾俞、三阴交、大椎、天枢、丰隆。局部治疗取穴:第1趾跖关节部位肿痛用太白、太冲。跖跗关节部位肿痛用商丘、冲阳、内庭。踝关节部位肿痛用丘墟、太溪、商丘。膝关节部位肿痛用双膝眼、鹤顶。②治疗方法。温针灸足三里、阴陵泉、脾俞、三阴交捻转补法,大椎穴刺络放血,丰隆、天枢提插泻法。局部治疗各穴均用温针灸。治疗 10d 为 1 个疗程。

（2）方法 2：①穴位组成。支沟、足三里、筑宾、三阴交、太冲、阳陵泉，均双侧，所有穴位每次都同时应用。②治疗方法。太冲、阳陵泉用泻法；支沟用平补平泻，足三里、筑宾、三阴交用补法，留针 30min。每日 1 次，15 次为 1 个疗程。

（3）方法 3：①穴位组成。曲池、血海、三阴交、关元、肾俞、膈俞结合局部相应腧穴。②治疗方法。全身腧穴均用 34 号 40mm 的针灸针常规消毒后刺入，得气后施用捻转泻法，肾俞、关元针用平补平泻法，趾、指小关节局部采用 34 号 25mm 的针灸针点刺。每日 1 次，10 次为 1 个疗程，休息 1 周后进行第 2 疗程。2 个疗程后观察疗效。

（4）方法 4：①穴位组成。阿是穴，并以阿是穴为中心上下左右各 5～10cm 处为进针部位。②治疗方法。用 2% 碘酒和 75% 乙醇常规消毒，先用毫针直刺阿是穴，然后在距阿是穴 5～10cm 处用浮针（此针由针芯和软针两部分组成）采用苍龟探穴法进针，针尖斜面向上，取 45° 刺向痛点，快速进入天部（皮下 0.8～1cm），针尖斜面向上，平稳进入，不需要有针感，此时用手指轻轻触摸针尖处，慢慢进针到 3～5cm，然后使用苍龙摆尾手法，以进针点为中心，左右摆动 6～10 次，摆幅为扇形或鸡爪形，留针 10min 左右；此时医者用手触摸阿是穴和红肿部位，病者疼痛明显减轻，然后抽出针芯，软针卧于天部 12～48h，针柄用胶带固定即可。

（5）方法 5：①穴位组成。主穴：合谷、太冲、足三里。配穴随各个关节病而有所改变。踝关节痛加照海、丘墟、申脉；手及腕关节痛加阳池、阳溪、外关；膝关节痛加膝眼、鹤顶、血海。②治疗方法。针法主穴采用平补平泻法，配穴采用泻法，每次留针 30min，每日 1 次，15 次为 1 个疗程。

（6）方法 6：①穴位组成。曲池（双）、足三里（双）、大椎、肾俞（双）、膀胱俞（双）、阴陵泉（双）、患处阿是穴及经穴。②治疗方法。采用 25～40mm 毫针,常规消毒皮肤后,快速进针,待患者有酸胀感时,留针 30min,每隔 10min 捻针 1 次,每日 1 次,7d 为 1 个疗程,连续观察 2 周。

3. 健身操 痛风急性发作期,宜卧床休息,疼痛消退,病情稳定后,进行健身操锻炼,有助于增强体质,延缓再次发作时间。对于肥胖的痛风患者,更应加强锻炼,对于减肥、防治痛风均有好处。

(1)背对墙壁约一臂距离,正身站好,身体缓缓前屈,两手下垂,手指尽量接近地面或足背;然后上身抬起,双手上举,身体后仰,手指尽量接触到墙壁而止。反复做 7 次。

(2)两手叉腰站好,先以左腿着力支撑身体,右腿微屈,脚尖踮地,转动踝关节 1min;然后,改用右腿着力支撑身体,左腿微屈,脚尖踮地,转动踝关节 1min。两腿交替,连做 7 遍。

(3)两腿并拢站立,上身下屈,两手分别按放在两膝上,带动膝部转动膝关节,按顺时针方向转动 21 次,按逆时针方向转动 21 次。

(4)全身放松,做散步锻炼,步幅要大,活动速度快慢交替,连续走 10min。

4. 饮食疗法

(1)百合:在深夏的菜场里随处可以看到,人们买回家后,或炖或炒,可做出各式喜欢菜肴。药店里有百合干品,长年可供药用。

百合的取名来源于它的形状:鳞茎呈球形,由许多瓣抱合而成。中医学中还有个古老的病名——"百合病",症状表现是神情不宁,沉默少言,欲睡不能睡,欲行不能行,欲食不能食,似寒非寒,似热非热,口苦尿黄,治疗的主药是百合,因此而命名。

百合含有秋水仙碱等多种生物碱等物质,而秋水仙碱制剂是临床治疗痛风的特效药,能显著改善关节炎症状,所以欲防治痛风,可多吃百合。由于百合所含的秋水仙碱对痛风患者有明显的治疗作用,但其含秋水仙碱量甚微,长期食用才能发挥其治疗功效,而且较制剂更安全,无毒副作用。百合的水提取物能显著增加戊巴比妥钠的睡眠时间,并有利胆作用,抑制痛风的发作、减轻炎症、止痛的效果。

百合的药用有效成分多在外层软表皮,因此在食用鲜百合时以不撕去外表皮为好。

(2)芦笋:缓解关节痛,芦笋是一种碱性食品,食用后其中的碱性成分可中和体内的酸性物质。常食之可改变体内酸性环境,调节酸碱平衡,从而可避免和减轻酸性食物对人体的危害,对关节痛患者的调治有裨益。

芦笋还含有清除异味物质的作用,可将摄入体内或积存于体内的许多有毒芳香类物质清除出体外。芦笋中所含的天门冬酰胺还是一种有效的肾排毒清洁剂,具有清除肾结石的作用;同时芦笋还能降低肾小管的重吸收,具有利尿排毒作用。这也有助于缓解关节痛。

芦笋中所含的胡萝卜素是调节人体生理功能的重要成分,有助于防癌抗癌。它所含的维生素 C 和纤维素,既能防止癌细胞的生成,又能刺激肠管蠕动,使肠道内积存的致癌物质尽快排出体外。它所含的芦笋苷结晶富含组织蛋白,能有效地控制癌细胞生长。它所含的微量元素硒有抗癌作用。

芦笋还含有芦丁成分,能降低血压、软化血管,可作为冠心病、高血压患者的辅助治疗食物。

芦笋的维生素、矿物质含量较高,蛋白质、糖等含量较低,是一种低热量的蔬菜,食之不会使人肥胖。痛风多发于肥胖者,所以食用芦笋尤其有益。

(3)魔芋:行瘀消肿,魔芋性寒,味辛,有行瘀消肿、解毒抗癌的作用,有助于治疗咳嗽、积滞、疟疾、闭经、跌打损伤、痈肿等病症。

魔芋属于高膳食纤维,还可以促进肠的蠕动,清除肠壁上的沉积物,可清洁肠胃,帮助消化,有效地防治便秘、痔疮、胆结石、结肠癌等病症。

魔芋中含有大量葡配甘露聚糖,每100g中含量达50g。葡配甘露聚糖与水调和可使体积膨胀100倍,由于这个特点,只要吃上少许就能使人觉得很饱了。因其不能被人体唾液淀粉酶和胰液淀粉酶水解,故可避免因营养吸收过多而发胖,它能调节体内胰岛素的平衡,适宜于肥胖者和糖尿病患者食用。

葡配甘露聚糖能抑制饮食中过量的胆固醇被人体吸收,能降低动脉硬化和高血压的潜在危害;可使高血脂者的三酰甘油和胆固醇显著下降,并使高密度脂蛋白增加,有效地防治心血管疾病。

(4)痛风病饮食疗法应注意:①控制饮食。要低糖、低盐、低脂肪,每日嘌呤摄取量应在100～150mg以下,尤其应该限制摄取富含嘌呤的食物,痛风患者禁食内脏、骨髓、海味、发酵食物、豆类等食物。由于蛋白质在体内具有特殊作用,摄食过多蛋白质,也可使内生性尿酸增加,故也应适当限制。要了解食物的嘌呤的含量,进食时有意识地避开含量高者,食用含量低的食物。例如,每100g食物中嘌呤的含量,海鲜类中的沙丁鱼为93.9mg,虾达到了112.3mg。相对来说,淡水鱼的含量要低得多。其他如动物内脏的嘌呤含量也很高,尤其是肝,嘌呤含量高:牛肝为101.8mg,猪肝为128.2mg,鸡肝为147.6mg。其他如肉类的嘌呤含量也较高,如欲食用,可煮过弃汤后吃。酒类饮品中含有嘌呤类物质,以啤酒为最高,每瓶大约为43.4mg。对于喜欢饮酒的人,从啤酒中吸收的嘌呤量是不可忽视的。酒类中,嘌呤的含量从高到低依次是黄酒－白酒－葡萄酒。蔬菜类中大豆的嘌呤含量为84mg,黑大豆、扁豆、豌豆的含量也较高。干香菇的嘌呤含量也很高,达到186.1mg;此外,菠菜、蘑菇、黄花菜、花生等,嘌呤的含量也较高,痛风患者也要尽量注意。②大量喝水。每日应该喝水2500～3000ml,保证有2000ml/d

附：常用食物嘌呤含量(mg/100g)表

食物品种	嘌呤含量	食物品种	嘌呤含量	食物品种	嘌呤含量	食物品种	嘌呤含量	食物品种	嘌呤含量
肉类		鸽子	80	燕麦	30	番茄	4.2	梨	0.9
牛肉	37	鸡蛋	0	小米	6.1	墨萝卜	3.7	黑李	1.4
小牛肉	38	蛤类		面粉	2.3	荷兰芹菜	17.3	杏	0.13
羊肉	26	蟹	26	豌豆	18	青叶菜	14.5	杏干	5.8
猪肉	41	龙虾	22	花生	32.6	菠菜	23	葡萄	0.5
肝	93	鱼类		栗子	16.4	芹菜	10.3	橙子	1.9
舌	55	枪鱼	45	大豆	27	南瓜	2.8	覆盆子	20.9
胰	33	鲱鱼	69	胡桃	8.4	糖绿豆	80	草莓	5.1
脑	28	鲑鱼	24	大棒果	9.8	瓢瓜	2.8	果酱	1.9
肾	80	沙丁鱼	118	蔬菜类		扁豆	54	橘酱	4.9
小牛脑	40	小鲷鱼	82	土豆	5.6	云扁豆联荚	2	其他	
熟火腿	25	桂鱼	24	白菜	5	生菜	3	茶	2.8
火腿肉	55	鲮鱼	49	花椰菜	20	圆白菜	2	可可	1.9
家禽类		鳟鱼	56	胡萝卜	8	龙须菜	8	蜂蜜	3.2
鸡	29	鲈鱼	70	葱头	1.4	花菜	8	咖啡	1.2
鹅	33	粮食类		绿葱	4.7	水果类		牛奶	0
雏鸡	58	大米	18	黄瓜	3.3	苹果	0.9	食油	0

左右的尿量,以促进尿酸排泄。为了防止夜间尿浓缩,能在睡前或夜半适当饮水,当更适宜。因为尿酸主要由尿液排出体外,当流汗量大时,排尿量相对减少,会影响尿酸排出,更应补充水分。饮水当以普通开水、茶水、矿泉水、汽水和果汁等为宜。茶叶碱或咖啡碱在体内代谢成甲基尿酸盐,不是尿酸盐,不沉积在痛风石里,不会生成痛风结石。最近科学家从茶叶中提取一种叫茶色素的物质,可以在短期内有效降低尿酸,促进关节炎症吸收,从而缓解痛风患者症状。所以适量饮茶对痛风防治有益。但要注意浓茶有兴奋自主神经系统作用,从这一角度来看,可能引起痛风发作,应当避免大量饮用。③多碱性食物。碳水化合物可促进尿酸排出,患者可食用富含碳水化合物的米饭、馒头、面食等。含有较多钠、钾、钙、镁等元素的食物,在体内氧化生成碱性氧化物,如蔬菜、马铃薯、甘薯、奶类等称为碱性食物。水果如柑橘等,经体内代谢后留下丰富的碱性元素钾故亦为碱性食品。增加碱性食品摄取,可以降低血清和尿酸的酸度,甚至使尿液呈碱性,从而增加尿酸在尿中的可溶性。④补充营养。摄取蛋白质,可以根据体重,按照比例来摄取蛋白质,1kg 体重应摄取 0.8～1g 的蛋白质,并以牛奶、鸡蛋为主(酸奶因含乳酸较多,对痛风患者不利,故不宜饮用)。合理的烹调方法,可以减少食品中含有的嘌呤量,如将肉食先煮,弃汤后再行烹调,避免吃炖肉或卤肉。补充维生素,摄入适量的维生素 C 和 B 族维生素,有助于组织中淤积的尿酸盐的溶解。⑤其他。消除应激状态、紧张、过度疲劳、局部受凉,以及焦虑、强烈的精神创伤,易诱发痛风,或使痛风的康复趋向困难。名医朱丹溪说的痛风发病,或涉冷水,或立湿地,或扇取凉,或卧当风,寒凉外搏,正是强调了凉寒的刺激。治疗过程中,要告知患者防止受凉感冒,特别是避免寒湿的伤害。发怒会使人出现一系列的自主神经-内分泌失调现象,如交感神经兴奋,儿茶酚胺增多。肾上腺皮质和腺垂体激素分泌增加,引起痛风发作。因此,痛风患者应保持乐观稳定的情绪,减少精神刺激,消除各种心理压力。要注意戒酒,少用强烈刺激的调味品。酒的主要成分是乙醇,它可诱发糖原异生障碍,导致体内乳酸和酮体积聚。乳酸和酮体中的β-羟丁酸能竞争性抑制尿酸排泄,易诱发痛风,故痛风患者当以禁酒为好。辣椒、咖喱、胡椒、花椒、芥末、生姜等调味食品能兴奋自主神经,诱使痛风急性发作,痛风患者菜肴当尽量避免使用。

(七)其他疗法

1. 针刀疗法　针刀疗法,或称针刀医学,是在朱汉章教授发明的小针刀疗法的基础上发展起来的一种新的医学理论体系。针刀疗法经过众多中医、西医和中西医结合专家的研究探索,已经形成了较为完整的理论和临床治疗体系,使许多疑难病症变成可治和易治病症,解除了患者的痛苦。

针刀疗法以针刀为工具,运用其特有的理论和诊疗技术,对临床众多疾病,特别是对慢性软组织损伤性疾病和骨质增生性疾病,有非常好的临床疗效,有时可立起沉疴,解决困扰患者多年的顽固病症。针刀疗法自诞生之日起,就以其"简""便""廉""验"的特点深受广大患者的欢迎和青睐。

(1)取穴:阿是穴。

(2)操作:选择红肿压痛明显处(避开重要神经血管)作为进针刀点,用甲紫标记后,按骨科无菌手术要求消毒铺巾。用0.5%利多卡因做痛点阻滞,每点注射1~2ml。5min后行针刀松解术。用朱氏Ⅰ型4号针刀,针刀体与治疗部位体表垂直,刀口线与神经血管及肌腱走行方向平行。纵行刺切3刀,深达骨面,再纵行剥离一次、横行剥离一次即可。在关节囊处调转刀口90°,横行切开关节囊2~3刀,不进入关节腔。出针后让血液及关节积液自行流出,再对患部做向心性推揉手法,纵向牵拉和推压关节3次,压迫针眼3min,贴创可贴。术后卧室休息12~24h,垫高患肢45°,5d治疗1次,2次为1个疗程。

2. 穴位注射治疗法

(1)药物:正清风痛宁注射液适量。

(2)用法:在病变部位较明显处,选取附近的穴位及肿痛关节部位的阿是穴;穴位局部皮肤常规消毒后,用 5ml 注射器抽取正清风痛宁药液,快速刺入穴位一定深度,以产生酸麻胀感(不必强求)为佳,回抽无血即可注药;每次选穴 2～4 个,每穴注药约 0.5ml,每日 1 次。注意首次注射药量为 50mg,观察无过敏反应方可继续注射。

3. 激光点灼治疗法

(1)取穴:阿是穴及疼痛关节局部穴位(如第 1 跖趾关节肿痛者加选大都、太白;踝关节肿痛者加选太溪、照海等)。

(2)操作:每次每部位选择 2～4 个穴位,采用激光穴位点灼疗法:输出波长为 810nm,输入功效 500mW,每次点灼时间为 0.1～0.5s;前两日每日 1 次,以后隔日 1 次连用 1 周。嘱患者低嘌呤饮食、避免受凉受潮、过度疲劳、精神紧张,穿鞋舒适,防止关节损伤,制动患肢,口服碳酸氢钠以碱化尿液,鼓励多饮水。

4. 激光电治疗法

(1)取穴:阿是穴。

(2)方法:取疼痛部位,采用桂林产氦-氖激光治疗仪治疗:波长 632.8nm,输出功率 25mW,治疗时患者手持激光光纤输出头对准炎症关节,距离 2～5cm,光斑直径 3～8cm,直接垂直照射,每次 10min。然后采用上海产 CDB-1 型超短波电疗机治疗:波长 7.37nm,频率 40.60MHz,最大输出电流 300mA,最大功率 250W,电容电极 26cm×18cm×2cm,治疗时将电极并置于疼痛关节部位,根据病情选用无热量至微热量,每次治疗 15～20min。上述两种疗法每日 1 次,10 次 1 个疗程,共治疗 2 个疗程,两疗程间隔 3～5d。

小·贴士

　　阿是穴又称压痛点、天应穴、不定穴等。这一类腧穴既无具体名称,又无固定位置,而是以压痛点或其他反应点作为针灸部位。阿是穴多位于病变的附近,也可在与其距离较远的部位。阿是穴是唐代医学家孙思邈在临床中首先发现的。民间传说有一患严重腿痛的患者,吃了几日孙思邈开的汤药并没见效。配合吃汤药,孙思邈又加上针灸,扎了几天的针还是不见效。腿仍疼痛难受。孙思邈面对病情未见好转的患者,想着这些吃的药和扎针所取的穴位在典籍上,都是有记载的,依此治病为何不见疗效?是否还有没被发现的治腿痛的新穴位?孙思邈一面想一面在患者腿上轻轻地掐。掐一处就问一问:是不是这儿疼?掐着掐着突然患者高声地喊起来:"阿唷"。孙思邈加重掐又急忙问:"是不是这儿?"病人说:"阿——是这儿!"孙思邈就在此处扎了一针。说来也怪,患者的腿居然不痛了。

　　扎这一针的穴位,任何书上都没记载。要记下这穴位就得先给它起个名。孙思邈想着刚才的情景:病人"阿——是"地说是这儿,就把这个穴位叫"阿是"穴。这阿是穴及其在这穴上扎针医疗,已被千余年来无数用针灸治病的医师所肯定。孙思邈发明了"以痛取穴"针刺治病的方法。此后,阿是穴的叫法便流传下来了。从此,人身上又多了一个痛点穴位——阿是穴。孙思邈博学多才,在临床中首创阿是穴,对针灸学发展做出了杰出贡献。

5. 中药电导入治疗法

(1)药物组成:陈醋 500ml,威灵仙 30g。浸 2 周后过滤,置患处加直流电导入。

(2)药物组成:干姜 3g,桂枝、赤芍、当归各 2g,羌活、葛根、川芎、海桐皮、姜黄、乳香各 1g,装于约 25cm×15cm 布袋中,缝口置蒸锅中蒸至蒸汽透出布袋,待降温至 40～45℃时,置患处加直流电导入。

6.针刺合激光治疗法

(1)取穴:双侧三阴交、阴陵泉、足三里、太溪、阿是穴。

(2)针刺手法:泻阴陵泉,余穴平补平泻,留针 30min,每 10 分钟行针 1 次,每日 1 次。取针后将 MDC-500 激光治疗机激光输出探头紧贴在上述 4～6 个穴位上,调节输出功率 250～350mW,每穴照射 3min,每日 1 次。

治疗过程中,探头必须与病灶或穴位垂直并紧贴皮肤,否则治疗无效。每日 1 次,6 次为 1 个疗程,休息 1d 后,继续下 1 个疗程。若症状完全缓解,3d 后停止治疗。

四、滑 膜 炎

(一)病因病理

滑膜位于人的关节内,具有润滑、散热、抗感染和协调关节运动等多种功能。滑膜是一层具有丰富血管的结缔组织,形状似一层带有皱襞的薄膜,贴附于关节囊及关节内部分组织表面。膝关节滑膜位于膝关节腔内,除了关节软骨和半月板之外,滑膜组织贴附于关节内大部分结构,包括关节囊的内侧面、关节内韧带和肌腱表面,以及位于关节内骨骼(如股骨髁)的表面(图 4-1)。

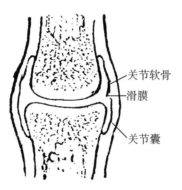

关节软骨

滑膜

关节囊

图 4-1 关节囊

滑膜重要功能之一是分泌滑膜液,也称为关节液。滑膜液由滑膜下毛细血管内的血浆滤过生成,经过滑膜进入关节腔,同时滑膜细胞也分泌许多透明质酸,共同形成滑膜液,起到润滑关节、营养软骨、吸收热量、抑制炎症、调节酸碱平衡等作用。当膝关节受到创伤,特别是急性受伤时,滑膜就会出现炎症反应,迅速产生大量滑液;如果创伤导致滑膜损伤破裂,可有出血、积液、积血等表现,使膝关节内压力升高,阻碍淋巴回流,酸性代谢产物堆集在关节内,导致急性创伤性滑膜炎。如果急性创伤性滑膜炎未得到有效治疗,膝关节长期处于致病因素影响下,则转化为慢性滑膜炎。膝关节长期存在出血、渗出、积液等病理反应,最终导致滑膜增厚、组织纤维化、关节肿胀粘连等现象。

膝关节是人体受力最大、结构最复杂的关节,也是全身滑膜最多的关节,由于膝关节具有位置表浅、活动量大的特点,所以容易受到创伤的影响。本文所述的创伤性滑膜炎特指膝关节创伤性滑膜炎。膝关节的创伤主要有两大类:一类为急性创伤,包括软骨损伤、半月板损伤、侧副韧带或交叉韧带损伤、关节内积液或积血等;另一类为慢性创伤,即因急性损伤治疗不及时或膝关节长期处于致病因素影响下转变为慢性损伤,如膝关节骨性关节炎、关节肿胀、慢性滑膜炎、关节内游离体等。

(二)临床表现及诊断

1. 创伤性滑膜炎

(1)关节肿胀:创伤性滑膜炎最常见的体征,原因是关节受到机械性受伤后,关节滑膜立即出现水肿、渗出和积液等病理反应。当滑膜渗出的速度大于吸收速度时,所渗出的液体就会淤积于关节腔内,使关节出现明显的肿胀。

(2)关节痛:引起关节痛的原因:①机械性损伤所致,如软组织损伤、局部皮肤擦伤或挫伤、侧副韧带及交叉韧带损伤或断裂、骨折等;②滑膜撕裂;③出血等引起的关节内张力升高。

(3)关节功能障碍:膝关节主要表现为屈伸功能障碍,患者活动膝关节时,因疼痛、肿胀等原因不能完全屈曲或伸直。患者不能做下蹲活动。

（4）肌肉萎缩：常见于慢性滑膜炎患者，由于膝关节存在疼痛、肿胀、活动受限等表现，使患者在站立、行走时倾向使用健侧下肢而减少患侧下肢的受力。随着时间延长，患侧下肢的肌肉（主要是大腿的股四头肌）会出现萎缩，与健侧下肢比较，可见下肢变细，肌肉力量下降。

（5）浮髌试验：患者仰卧位，双下肢伸直，下肢肌肉放松。检查者一只手位于患侧膝关节髌骨近端髌上滑囊部并下压髌上滑囊，将髌上滑囊中的滑液"驱赶"至膝关节腔内；用另一只手的示指、中指用急迫动作将髌骨垂直下压（即将髌骨压向股骨髁方向）。如果感觉到髌骨撞击股骨髁为阳性，说明膝关节腔内有较大量的积液，可能为滑膜炎所致。如果未感觉到髌骨撞击股骨髁为阴性，说明膝关节腔内无大量积液。因为在正常情况下，髌骨紧贴股骨髁，其间无液体存在，所以按压时不会有撞击现象。

（6）膝关节活动度测量：膝关节伸直时为中立位（0 度）。膝关节正常活动范围：0 度（伸）至 135 度（屈），可过伸 10 度左右。创伤性滑膜炎患者由于关节内存在积液，影响关节的功能，可使膝关节活动度明显减小。

（7）下肢周径测量：患者仰卧位，双下肢伸直，肌肉放松。从髌骨上缘向大腿方向测量一个距离（一般为 10cm），用卷尺测量大腿周径；再从髌骨下缘向小腿方向测量一个距离（一般为 10cm），用卷尺测量小腿周径并做记录。同样方法测量对侧下肢的周径。将双侧大、小腿的相应周径做比较，即可了解患侧下肢是否存在肌肉萎缩，肌肉萎缩的程度如何。

（8）滑膜液（关节液）检查：正常滑膜液呈淡黄色或无色，清晰透明，但不能自行形成凝块，黏蛋白凝集试验良好，白细胞数 $<$ 0.2×10^9/L，中性粒细胞 $<20\%$，葡萄糖含量（空腹）略低于血糖水平，细菌培养为阴性。创伤性滑膜炎患者滑膜液常为黄色或浅红色，黏蛋白凝集试验良好，白细胞数 $<10 \times 10^9$/L，中性粒细胞 $<25\%$，显微镜检查可见红细胞。

(9)X线检查:创伤性膝关节滑膜炎患者的骨质多无异常,有时可见膝关节退行性改变,如关节间隙改变、骨赘形成、软骨下骨囊性变。髌骨软化等,或可见关节内游离体。关节积液量较多时可见关节囊膨胀影。

2. 继发性滑膜炎 导致滑膜炎的原因有很多,最常见的有以下3种情况。

(1)一些患者本身患有类风湿疾病也容易导致滑膜炎,这是因为出现了类风湿疾病就会导致骨关节出现问题,诱发骨性关节炎症,当滑膜受到了严重刺激也会诱发滑膜炎。

(2)关节退行性病变也是造成滑膜炎的最主要原因,关节退行性病变这种情况主要发生在长期卧床的患者身上,有一些患者遭受到了车祸,长期不下床活动就会导致肌肉萎缩,从而引起关节的退行性病变,进而诱发滑膜炎。

关节结核病也是引起滑膜炎的最常见原因,当关节出现结核病的时候,结核就会侵犯到滑膜内引起严重的滑膜炎。

(3)长期进行重体力的活动或者是走路过多,也会导致关节之间摩擦加重,从而导致滑膜磨损诱发滑膜炎。

(三)西医治疗

1. 注射治疗 患者取仰卧位,患肢伸直,肌肉放松。首先确定膝关节穿刺部位。笔者推荐做髌骨内下象限穿刺(图4-2),理由是髌骨内侧组织相对薄弱,穿刺深度相对较浅,易于操作。常规消毒皮肤,穿刺针头于髌骨边缘由内下至外上方向直接刺入膝关节腔,回抽针管,如看见关节液(常为浅红色血性关节液)进入针管,说明穿刺成功,穿刺针位于关节腔内。继续回抽针管,将关节液分次抽出。在回抽过程中,可用手掌轻压髌上囊,将滑膜液挤压至关节腔内,以便尽可能将其抽出。关节液抽出后注入药物。

(1)用复方倍他米松注射液$1\sim2mm$与$0.5\%\sim1\%$盐酸利多

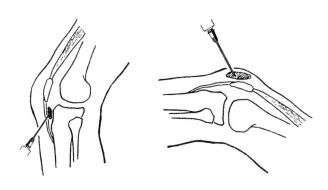

图4-2　膝关节滑囊炎封闭

卡因注射液2～3ml做关节内注射,每周1次,可封闭2～4次。

（2）取玻璃酸钠注射液2～4ml做关节内注射,每周1次,可封闭2～5次。

2. 微创疗法　是近年来医学领域发展起来的一种新治疗手段,代表着医学的新方向。与传统手术相比,微创治疗具有伤口小、瘢痕细、手术中出血少、术后患者疼痛轻、恢复快等特征。当代科学技术的发展为微创治疗提供了有力的保障,在X光机、CT及先进的电子、光学设备的引导下,医师只要在皮肤上开不到1cm的小口子,就可以通过特殊的仪器清楚地看到人体内部的各种"零部件",并且可以把它们放大,是为新型手术治疗。

3. 液体刀治疗　又称液体刀滑膜切除术。关节腔内注射活性元素胶体或大颗粒,让这些药物通过物理或化学的作用,使关节滑膜细胞失去活性,从而缓解关节肿胀和疼痛,阻止软骨和骨破坏加重,防止畸形,缓解症状。主要适合以下患者:风湿、类风湿关节炎、强直性脊柱炎、痛风、骨质增生等各种原因引起的滑膜炎。

4. 药物治疗

（1）口服药物

①酮基布洛芬（ketoprofen）,本品为芳基烷酸类化合物,具

有镇痛、消炎和解热作用。临床用于风湿性关节炎、类风湿关节炎、骨性关节炎、肌炎、脊椎炎、痛风等。100～200mg,每日1次,饭后服用,对老年患者应逐步达到有效剂量。常见有胃肠道反应,少数出现中枢神经、心血管反应。溃疡患者慎用。附:缓释布洛芬,每片400mg,2次/日。

②双氯芬酸(diclofenace,扶他林):本品抑制前列腺素合成酶,抑制炎性渗出,减轻红肿症状作用。对大面积而持久的疼痛有很好的作用。抗风湿作用非常显著。临床用于风湿性关节炎、类风湿关节炎、骨性关节炎、头痛、神经及肿瘤等引起的疼痛。口服:成人每次25～50mg,3次/日。直肠给药:每次50mg,2次/日。肌内注射:每次50mg,1次/日。附:双氯芬酸钠缓释片,每日1次,75mg。偶有恶心、嗳气、腹上区痛等胃肠道反应。极个别患者出现皮疹、眩晕、血管神经性水肿等不良反应。肝肾功能不全、胃及十二指肠溃疡、阿司匹林过敏或有哮喘史者及孕妇禁用。

③伊索昔康(isoxicam):本品抗炎作用并不通过肾上腺－垂体发生,镇痛作用比阿司匹林强。临床用于类风湿关节炎、变应性关节疾病、多关节炎、关节强直性脊椎炎、肩臂综合征、坐骨神经痛、痛风发作等。口服:成人每日200mg,1次服完。必要时增加至300mg,但每日不得超过400mg。偶有胃肠功能紊乱、头晕、皮疹和水肿等。有胃、十二指肠溃疡史者,孕妇、哺乳期妇女、儿童、驾驶员及机械操作者不宜使用。

④布洛芬(ibuprofen):本品为非甾体抗炎、镇痛、解热药,其效果与阿司匹林相似。临床用于风湿性关节炎、类风湿关节炎、骨性关节炎、神经痛,也适用于急性痛风治疗。口服:每次0.1～0.2g,3次/日,饭后服。根据个体差异,剂量可适当增减。偶有轻度消化不良、皮疹、头晕、耳鸣、胃肠道溃疡和出血、转氨酶升高。对本品过敏、对阿司匹林及其他非甾体抗炎药有支气管痉挛反应或过敏的患者,有鼻息肉综合征及血管神经性水肿病人禁用。

(2)外用贴敷治疗:滑膜炎从病理上都会表现出关节滑膜的

充血、水肿,进而出现关节积液的增加。中医上认为风寒湿邪,经络不通,所以用消肿止痛,消炎利水的药物进行治疗。常用的外用膏药有风湿止痛膏、麝香壮骨膏,还有平常用的消痛贴膏,如吲哚美辛巴布膏、吡罗昔康贴等,应用比较广泛。须注意的是,部分患者在使用膏药的时候会出现局部的红、肿、痛,尤其是引起瘙痒,可能是对膏药的过敏,需要在医师的指导下进行应用为最好。

5. 注意事项 关节穿刺时进针要快,尽量做到一次穿刺成功。反复穿刺,反复进针会引起患者疼痛及肌肉痉挛。

(1)不做剧烈运动:人在运动时,特别在作剧烈运动时,关节都会承受因剧烈运动引起的负担和力量,从而导致疼痛的发生。所以,为了预防疼痛,应尽量减少关节负担,无论是日常生活、工作,还是选择运动疗法,都以减轻关节负担和损伤为原则。

(2)保持关节的受力平衡:骨关节病的 X 线表现之一,为关节间隙宽窄不等,造成应力不平衡,从而出现疼痛。通过拍摄病变关节 X 线片,可以观察到关节骨质的异常、破坏及增生情况。患者还可以通过对比法了解关节受力状况,方法(以膝关节骨性关节炎为例):患者脱去长裤站立,双腿并拢,双膝伸直。正常情况下,人站立时双踝关节和双膝关节内侧可同时接触。如果踝关节和膝关节不能同时接触(如双踝关节接触时,双膝关节不能接触;或双膝关节内侧接触时,双踝关节无法接触),则证明有膝内翻(也称 O 型腿)或膝外翻(也称 X 型腿)存在,而膝关节内外翻畸形正是膝关节内外侧间隙宽窄不等的表现之一。

(3)保持膝关节受力平衡的方法"鞋垫法":如果患者为膝内翻(也称 O 型腿)畸形,说明膝关节内侧间隙狭窄。人们可以用一双斜面的鞋垫垫在鞋内,使鞋底向内侧倾斜,从而减轻膝关节外侧的压力,使膝关节内外两侧均衡受力,达到消肿止痛的目的。

如果患者为膝外翻(X 型腿)畸形,人们则可在其鞋内垫一双外侧倾斜的鞋垫,通过平衡膝关节内外两侧均衡受力,达到减轻骨关节病疼痛的目的。

（4）使用拐杖辅助行走：拐杖的使用可以明显地减轻膝关节上的压力，达到止痛和站立行走的目的。拐杖使用原则是柱在健侧腿（即不疼痛的腿）而不能柱在患侧腿（即疼痛的腿）。因为人们行走时，一定会先迈疼痛侧的下肢，当疼痛侧下肢着地时，拐杖也同时着地，起支撑作用，从而达到缓解疼痛的目的。

（5）做肌肉训练：肌肉训练的目的是增强肌力，预防肌肉萎缩，平衡膝关节内外侧受力以及增加关节的稳定性。下肢肌肉训练的方法包括主动练习和被动练习，应以主动练习为主，被动练习为辅。肌肉训练一般在下肢不持重的情况下进行，不会给膝关节增加负担，不会引起进一步的疼痛

（四）中医治疗

1. 滑膜炎方

（1）黄柏 300g，栀子 150g，桃红 120g，红花 120g，大黄 120g，车前子 120g，威灵仙 120g，续断 100g，木瓜 120g。配醋，上火蒸 30min。取出后配蜂蜜调和，敷于患处每晚 8～10h。

（2）苍术 12g，白术 12g，茯苓皮 20g，薏苡仁 30g，金银花 30g，川牛膝 15g。煎服，每日 1 剂，日服 2 次。

（3）威灵仙、伸筋草各 30g，泽泻、木瓜各 20g，牛膝 18g，丹参 15g，川芎、茯苓、续断各 12g，木通 10g，甘草 6g，细辛 3g。上方加水 500ml，煎至 300ml，分 3 次温服，每日 1 剂。

（4）白芥子 10g，葶苈子 10g，用 100g 牛油将其炸黑去渣，兑入陈醋 30ml 熬干，兑入轻粉 3g，涂擦患处，每日 2 次。

（5）薏苡仁 30g，牛膝 10g，苍术 10g，黄柏 10g，茯苓 10g，当归 10g，独活 15g，鸡血藤 20g，赤小豆 30g，防己 15g。加水煎煮成汁服用。

（6）薏苡仁、金银花各 30g，茯苓皮 20g，川牛膝 15g，苍术、白术各 12g。上方 500ml，煎至 300ml，分 2 次服，每日 1 剂。

（7）民间最广为流传的滑膜炎净消膏方：将川芎、麝香、红花、牛膝、冰片、桑寄生、血竭、樟脑、制草乌、制马钱子、蜈蚣、威灵仙、

独活、乳香、没药晒干,以香油煎之,加松香、铅丹熬制,成黑膏状,外敷于患处,每日1换,30d为1个疗程。

(8)取川芎45g,研成细末,分装在用薄布缝成的布袋里,每布袋装药末15g。以胶带固定于膝盖,直接与患处接触,每次用药1袋,每天换药1次,可以多个药袋交替使用,换下的药袋晒干后仍可再用。

(9)取仙人掌适量,将两面的毛刺用刀刮去,然后剖成两半,用剖开的一面敷于滑膜炎痛处,外用胶带固定,敷12h后再换另半片。冬天可将剖开的一面放在热锅内烘3～4min,待烘热后敷于患处,一般于晚上贴敷。

(10)当归、丹参、乳香、牛膝、延胡索、鸡血藤等中药材炮制而成通膜消痛膏,具有活血通络、祛瘀止痛、消肿生肌、修复滑膜之效,从舒筋活络根本入手,可以有效治愈各类滑膜炎。

2. 滑膜炎验方

(1)黑豆粥治滑膜炎偏方:①做法:将黑豆和粳米洗净后,倒入锅中加适量的水大火煮沸后,转小火慢煮至黑豆熟烂、粳米黏稠后,加适量的红糖调味即可。②功效:黑豆入肾,具有补肾的作用,将黑豆和粳米一起熬煮成粥食用,具有活血祛风、利水消肿的作用,适用于滑膜炎患者食用,坚持食用,效果非常不错。

(2)鹿茸鸡治滑膜炎偏方:①做法:将鸡宰杀后清洗干净,和鹿茸一起放入锅中,加入适量的水煮熟后,加食盐、食用油进行调味即可。②功效:鹿茸具有补气血、强筋骨的作用,将鹿茸和鸡肉一起炖煮食用的话,对于缓解滑膜炎具有很好的效果。不过要注意,夏季及关节红肿者忌食。

(3)生姜鸡治滑膜炎偏方:①做法:将鸡宰杀后清洗干净斩剁成块,和适量的生姜一起放入锅中,爆炒焖熟后,放入食盐调味即可。②功效:生姜具有驱寒暖身的作用,和鸡肉一起炖煮食用的话,可以用于关节冷痛、喜暖怕寒者,也适合滑膜炎患者食用。

(4)薏米防风茶治滑膜炎偏方:①做法:将薏苡仁、防风一起洗净后,加入适量的水煎煮取药汁代茶饮。②功效:薏苡仁和防风具有祛湿祛风的作用,将薏苡仁和防风加水煎煮成汁,对于滑膜炎患者来说,可以代茶频饮,对于缓解症状具有很好的效果。

(5)35g 透骨草,30g 藏红花,40g 土鳖虫,适量的麻椒和食醋。还需要一个容器和棉布袋。把上述材料混合均匀,装进容器里,再倒进适量的食醋;浸泡 36h 后,把材料过滤出来,晾干后装进棉布袋里。使用之前把棉布袋加热一下,热敷在膝关节痛处。

温馨提示:经过中药材热敷后,再敷一会热水袋,膝关节会更轻松的,不过小心不要烫伤。另外,麻椒具有一定的刺激性,滑膜炎严重情况不一样,用量也不同,建议在专业的指导下使用。

3. 中成药治疗

(1)羚康滑膜炎片:适应证为清热利湿,活血通络。用于急、慢性滑膜炎及膝关节术后患者。用法用量:口服,1 次 3～5 片,1d 3 次,逐步加大剂量,到 10d 左右。

(2)滑膜炎片:夏枯草、防己、泽兰、豨莶草、女贞子、薏苡仁、丹参、功劳叶、土茯苓、当归、黄芪、丝瓜络、川牛膝。

适应证:清热利湿,活血通络。用于急、慢性滑膜炎及膝关节术后患者。

(五)滑膜炎联合用药

1. 布洛芬＋洛索洛芬钠片＋氨糖软骨素片＋雷贝拉唑＋外用消炎镇痛膏。

2. 布洛芬＋四妙丸＋液体钙＋兰索拉唑＋外用消炎镇痛膏。

3. 双氯芬酸钠＋当归拈痛丸＋碳酸钙 D3＋兰索拉唑＋外用消炎镇痛膏。可以选择其中一个方案推荐用药。如果是细菌感染的滑膜炎,在选择以上药物的同时,就可以合理搭配抗生素,如阿莫西林、盐酸左氧氟沙星、替硝唑。要根据患者当时的症状,选择合理的药物搭配治疗。同时,要交代患者,治疗期间减少粗重活动,避免剧烈性运动,晚间睡觉之前可以热毛巾敷患处 30min。

五、颈椎病

(一)概述

1. 颈椎的生理弯曲

(1)概念:生理弯曲是为适应人体的需要,正常的脊柱(图 5-1)具有一定的弯曲弧度。颈椎的生理曲度,主要是指第 4、第 5 颈椎间盘前厚后薄造成颈椎中段有一向前凸出的弧度。

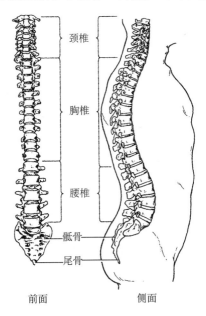

颈椎

胸椎

腰椎

骶骨

尾骨

前面   侧面

图 5-1 正常的脊柱

（2）测量方法：沿齿状突后上缘开始向下，连每一椎体后缘成一弧线，再由齿状突后上缘至第 7 颈椎椎体后下缘做一直线，弧线的最高点至直线的最大距离为颈椎生理曲度的数值。正常范围在（12±5）mm 内。＞17mm 为曲度增大，小于 7mm 为曲度变直，曲度后凸者为"反张"，同时存在两个曲度呈"S"形者为"双弧"改变。

（3）生理曲度的意义：颈椎的生理弯曲是为了增强颈椎的弹性，减轻及缓冲外力的震荡，防止对脊髓和大脑的损伤。

2. 颈椎的活动范围　颈椎为了适应视觉、听觉及嗅觉的刺激反应，需要有较大而敏锐的可动性。所以，颈椎的活动范围要比胸椎和腰椎大得多，如前屈后伸各 50°～90°（俗称低头、仰头），左右旋转 70°～90°，左右侧弯 45°～60°及综合形成的环转运动，但是随着年龄的增长其活动范围越来越小。

3. 颈部韧带　富有坚韧性的纤维带，有加强骨与关节之间的稳固性作用，在颈部起主要作用的韧带包括前纵韧带、后纵韧带、黄韧带、棘间韧带、项韧带五种韧带（图 5-2），在生理状态下，各韧带间相互协调，以维持颈椎各项活动的动态平衡。

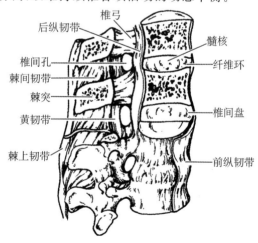

图 5-2　椎骨间韧带图

（1）前纵韧带：人体最长最宽厚的韧带，和椎体及椎间盘边线紧密相连。起于枕骨，止于骶骨前面。主要作用是限制脊柱的过度后伸活动，位于颈椎的部分能对抗头颅的重量，增强颈椎的稳定性。

（2）后纵韧带：起于第2颈椎、沿椎体的后壁，联结椎间盘，止于骶骨。主要作用是连接椎体及防止脊柱过度前屈。

（3）黄韧带：由于其颜色浅黄，所以称其为黄韧带。起于上一椎板的前下方，止于下个椎板的后上方。主要作用是协助颈部肌肉维持头颈直立。

（4）棘间韧带：介于相邻棘突之间，前缘接黄韧带，后方移行于棘上韧带，在腰部较强而颈部弱。主要作用是限制颈椎的过度前屈。

（5）项韧带：由棘上韧带自第7颈椎棘突向上移行而成，呈三角形，底面向上附于枕骨，尖端向下连于棘突及下部的棘上韧带。主要作用是限制颈椎过度前屈。

4. 与颈椎病有关的神经及作用　　与颈椎病有关的神经主要包括脊神经、脑神经及交感神经。

（1）颈部的脊神经：脊神经起于脊髓，每个脊髓节段发出1对脊神经，在颈部有8对脊神经，它们由椎间孔穿出椎管，分布到相应区域；在椎间孔，脊神经前方是椎体和椎间盘，后方是椎间关节。当椎体后缘骨质增生，椎间盘向后外侧突出都可使椎间孔变小，致脊神经受压，出现支配区域的运动和（或）感觉障碍。

脊神经自椎间孔穿出后，在椎管外又结合形成颈丛和臂丛，分布于上肢、上胸部、上背部、肩胛等处的皮肤及肌肉里，主管感觉和运动，是颈椎病最常累及的神经，常出现麻木或感觉过敏及运动功能丧失。

（2）颈部脑神经：包括舌咽神经、迷走神经、副神经、舌下神经。其主要作用是调整血压和呼吸，使心跳减慢或减弱，增强胃肠蠕动等。

（3）颈部交感神经：支配内脏、心血管及腺体运动，有交感及副交感神经。交感神经兴奋能使心跳加快、加强,肢体血管收缩,胃肠蠕动变慢,出汗等;副交感神经兴奋则使心跳减慢、变弱,胃肠蠕动加快等。若出现抑制时则相反。

(二)病因病理

1. **西医病因** 颈椎病的发病因素多种多样,主要包括以下几个方面。

(1)年龄因素:随着年龄的增长,颈椎会产生各种退行性的变化,而椎间盘的退行性变化是颈椎病发生发展中最基本及最关键的基础。另外,小关节及各种韧带的退变也有重要的作用。

(2)慢性劳损:长期、反复、持续的姿势或职业动作在局部形成轻微损伤,累积迁延而成慢性劳损。

(3)外伤:在颈椎退变、失稳的基础上,头颈部的外伤更易诱发颈椎病的产生与复发。患者往往在轻微外伤后突然发病,而且症状往往较重,合并骨折、脱位者则给治疗增加困难。

(4)咽喉部炎症:当咽喉部或颈部有急性或慢性炎症时,因周围组织的炎性水肿,很容易诱发颈椎病症状出现,或使病情加重。

(5)发育性椎管狭窄(图 5-3):椎管狭窄者更易于发生颈椎病,而且预后也相对较差。

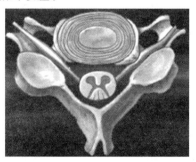

图 5-3 发育性椎管狭窄

(6)颈椎的先天性畸形:各种先天性畸形,如先天性椎体融合、颅底凹陷等情况都易于诱导颈椎病的发生。

(7)代谢因素:由于各种原因所造成人体代谢失常者,特别是钙、磷代谢和激素代谢失调者,往往容易产生颈椎病。

(8)精神因素:情绪不好往往使颈椎病加重,而颈椎病加重或发作时,患者的情绪往往更不好,很容易激动及发脾气,颈椎病的症状也更为严重。

2. **中医病因**　中医认为本病多因肝肾不足,筋骨失养;或跌仆劳损,伤及筋骨,经络不通所致。按摩能疏通经络,行气活血,理筋复位,治疗各型颈椎病。

3. **易患人群**　通常情况下,患颈椎病的人群由于工作性质、劳动强度及某种姿势的持续时间不相同,发生颈椎病的情况有所区别。

(1)年龄因素:通常情况下,中老年患者的颈椎病发病率最高。中年时的颈椎退变为50%,至70岁以后,颈椎退变为100%。但是由于科学技术的增长,颈椎病的发病也呈增长趋势,并且向年轻化发展。

(2)职业因素:处于坐位,尤其是伏案低头的人员,颈椎病的发病率特别高。

(3)其他因素:①胸罩穿戴不当易得病。当胸罩穿着不当时,背阔肌、肩胛提肌、胸锁乳突肌呈不同程度的老化,X线检查则表现为颈椎肥大性改变。临床上称这类症状为"胸罩综合征"。其原因是长期使用窄带式的胸罩或胸罩尺寸偏小,穿戴过紧造成的。②儿童患脊椎病。发病年龄逐渐变小。其原因是青少年长期伏案、使用电脑、过度疲劳、书包过重、高枕、睡软床等,使人长时间保持单一姿势,肌肉韧带疲劳,从而加速了颈、腰椎疾病的发生。同时,饮食结构的改变及体重增加,也会加剧疾病的发生。

(三)临床表现和分型

1. **典型表现**

(1)经常性头晕:在颈部活动时,尤其是突然转头时会感到眩晕,轻者数秒即愈,重者可持续数日或更长时间。出现这种原因是颈椎经常处于一个固定位置,易造成颈部组织的劳损,继而颈椎不稳,引起椎-基底动脉痉挛,导致暂时性的脑供血不足,出现头晕。

(2)手指发麻、无力,肩部发酸:由于一些人出于工作需要,长期低头伏案、颈部受力而造成颈后肌群、韧带等组织劳损、颈肩肌过度疲劳,长此以往,使颈部发生退行性改变,刺激神经根而造成的。

(3)反复"落枕":落枕是指一觉醒来,感觉颈部痛和活动受限。轻者起床做适当的颈部运动后,症状逐渐消失,重者颈痛越来越重,还会出现头痛、颈肩背痛等不适症状。"落枕"是由于颈部软组织劳损,失去了维护颈椎关节稳定性的功能,临床上叫作"颈椎失稳",有休息减轻自然缓解和劳累受寒加重反复发作的倾向。"落枕"是颈椎病的一种信号,需及时纠正。

(4)经常性偏头痛、恶心、耳鸣、听力减退、心慌、胸闷,长时间的保持一个姿势,会造成颈部肌肉持久痉挛性收缩,而使肌肉的血液循环发生障碍、久而久之会引起颈部退行性改变、韧带钙化等,从而导致颅内供血不足或交感神经功能紊乱而引起的症状。

(5)其他要注意的症状:久治不愈的低血压、高血压、找不到原因的内脏功能紊乱、不明原因的心律失常等与心脑血管系统疾病相类似的表现时,在排除内科疾病、神经内科疾病后,建议就诊时应考虑到颈椎病的问题。

2. 分型

(1)颈型:多发于青少年,主诉头、颈、肩疼痛等异常感觉,并伴有相应的压痛点。

(2)神经根型:各型颈椎病总发病率最高的,具有较典型的神经根型症状,其范围与颈神经支配的区域相一致。

(3)脊髓型:由于压迫或刺激脊髓而出现髓性异常、反射障碍等症状,起病缓慢,逐渐加重,也有因急性外伤发病的。

(4)椎动脉型:曾有猝倒发作,并伴有颈性眩晕,眩晕是最常见的症状,旋颈试验阳性。脑血流图、彩色多普勒等有助于诊断。

(5)交感神经型:头晕、眼花、耳鸣、手麻、心动过速、心前区疼痛等一系列交感神经症状。

(6)混合型:兼有上述两型以上的症状和体征,临床表现与X线表现均符合颈椎病者,即可确诊。

(四)诊断标准

1. 病史　多见于中老年人,青壮年人如果有损伤史、劳损史、颈部畸形或其他诱因等也可发病。

2. 发病经过及病程　多数呈缓慢性发病。如果有颈部创伤史或劳损史;也可急性发作,病程较长,时轻时重,可反复发作。

3. X线片显示(图5-4)　颈椎曲度改变、不稳或骨赘形成,钩椎关节骨质增生,韧带钙化。椎管矢状径狭窄。

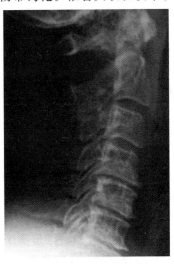

图5-4　X线片显示

4. 实验室检查　基本正常。

5. 其他检查　如果有需要可做 CT 或磁共振成像(MRI)检查,以助于本病诊断椎动脉彩色多普勒、脑血流图及脑电图对椎动脉型的诊断有参考价值。

(五)西医治疗

1. 药物治疗　目前还没有治疗颈椎病的特效药物。一些药物的治疗属于对症治疗,可以使疼痛减轻,而不能从根本上解除病因。这些药物大致有以下几种。

(1)非甾体类消炎镇痛药:这一类药物主要是针对神经根受到刺激引起的损伤性炎症,起到消炎镇痛的作用。主要药物:阿司匹林、对乙酰氨基酚、保泰松、吲哚美辛、萘普生、布洛芬、芬必得、舒林酸、扶他林等。其中芬必得胶囊对胃肠损害较小,作用时间长,每次 0.3~0.9g,每日 2 次,症状消失后逐渐停药,往往能取得较好的治疗效果,常用于颈痛、肩痛、上肢麻木的患者。

(2)使肌肉松弛的药物:这类药使肌肉的痉挛得到缓解,解除了对脊髓、神经、血管的刺激。乙哌立松(妙纳)就是这样的一种口服片剂,每次 50mg,每日 3 次。

(3)镇静药:能减轻神经的兴奋性,也能使肌肉的紧张得到缓解,适于精神兴奋、紧张、激动的患者。一般常用地西泮(安定)2.5~5.0mg,睡前口服,或佳乐安定 0.8mg,睡前口服,也可用健脑安神的中成药。

(4)改善脑部血流供应的药物。①曲克芦丁:每次 0.2g,每日 3 次,口服。②曲克芦丁注射液:0.4g,每日 1 次,静脉滴注。③尼莫地平片:每次 30mg,每日 3 次,口服。④尼莫地平注射液:10mg,每日 1 次,静脉滴注。⑤脑通片:每次 10mg,每日 3 次,口服。⑥脑通注射液:4mg,每日 1 次,静脉滴注。

(5)神经营养药:这是对任何一种类型的颈椎病都有治疗意义的药物。常见的药物有维生素 B_1,每次 10mg,每日 3 次,以及其他复合维生素。

2. 注射疗法

【操作方法】

(1)痛点封闭法:患者坐位,显露颈肩部。检查者用手指按压颈肩部组织,确定疼痛点并做标记。每次选择 2～3 个疼痛点做封闭治疗。

(2)小关节囊封闭法:患者取坐位,双前臂置于桌面,低头并将前额抵于前臂上,使颈部充分屈曲。确认颈椎棘突,于颈椎棘突旁 2cm 左右处垂直进针,直至针尖抵达颈椎小关节囊处(图 5-5)。穿刺成功的标志是患者出现酸胀感,但无上肢放射痛。如果出现明显的上肢放射痛,疼痛窜至前臂及手指,说明穿刺针累及了脊神经,应稍退针头,调整穿刺方向,直至针尖抵住小关节不能前进为止。然后回抽针管无回血,可注入药物。

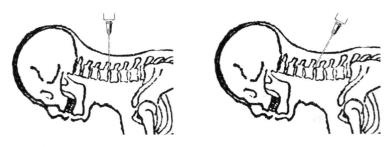

图 5-5 痛点封闭法

(3)颈神经根封闭法:由于颈神经根与颈椎横突关系密切,所以行颈神经根封闭要确定颈椎横突的体表位置。第 2 颈椎横突位于乳突下 1～2cm 外侧;第 4 颈椎横突位于胸锁乳突肌中点后缘;第 6 颈椎横突位于锁骨上缘(图 5-6)。患者取仰卧位或坐位,头部转向健侧。常规消毒皮肤后,对准相应的横突做穿刺,直至针尖抵住横突。如果出现明显的放射痛或神经刺激症状,说明针尖触及了神经根,应稍退针尖,调整进针方向,直至抵住横突。回

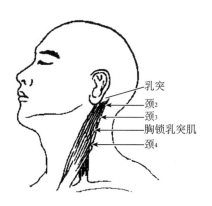

图 5-6　颈神经根封闭法

抽针管无回血,可注入药物。

(4)臂丛封闭法:患者取仰卧位,头转向健侧。用手指触摸锁骨上缘动脉搏动处,于动脉搏动处后外侧大约 2cm 处做穿刺,刺入皮肤 2～3cm 处如出现阻挡,说明穿刺针抵达第 1 肋骨,回抽针筒无回血、无气体,表明穿刺成功(图 5-7)。如果出现上肢放射痛,说明穿刺针累及了臂丛神经,应调整穿刺深度和方向,避免损伤臂丛神经。

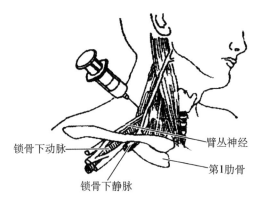

图 5-7　臂丛封闭法

（5）神经节封闭法

【药物选择】

①局麻药：0.5％～1％盐酸普鲁卡因注射液、1％盐酸利多卡因注射液等。②激素类药：氢化可的松注射液 25mg(5ml)、泼尼松龙注射液 125mg，地塞米松磷酸钠注射液 5mg，复方倍他米松注射液 1～2ml、曲安奈德注射液 40mg 等。③维生素类：常用有维生素 B_1、维生素 B_{12}、维生素 C 等。

根据患者的病情、封闭治疗要求及操作者临床经验，选择局麻药和激素类药物各一种，再加入维生素等辅助用药制成混合液，做封闭注射。每周封闭 1 次，2～4 次为 1 个疗程。

【注意事项】

①颈椎病的疼痛点常位于肌腱附着点、肌肉交界处及容易损伤部位，如颈后部、肩胛骨上方、肩关节附近。寻找疼痛点时按压要轻柔，用力均匀并与邻近组织和对侧相应部位进行比较。为防止一次注入过多药物，尤其是注入过多的肾上腺皮质激素类药物而产生不良反应，所以每次封闭注射不宜超过 3 个疼痛点，每个疼痛点的封闭药量要酌情减少。②由于颈椎棘突非水平位生长，而有一个向下倾斜的角度，所以做小关节囊封闭穿刺时，穿刺针进针应与颈部皮肤表面垂直，且进针要慢，应注意患者感觉的变化，防止损伤神经。禁止穿刺针向头部斜刺。因为倾刺的针尖可能与颈椎棘突平行而刺入椎管，损伤脊髓神经，发生危险。③由于颈神经根与上肢症状有对应关系，所以经行神经根封闭治疗前要根据上肢痛或感觉异常的部位确定病变的神经根，然后解剖知识针对病变的神经根做封闭穿刺。④臂丛神经封闭穿刺时，要特别注意穿刺的深度和方向，注入药物前要回抽针管，确认无回血、无气体。无回血说明未刺入锁骨下动脉；无气体说明穿刺针未损伤胸膜，未刺入胸腔。

3. 物理疗法　颈椎病的物理疗法有利于改善血液循环、缓解肌肉痉挛、消除肿胀及减轻症状，有助于巩固和加强治疗效果，降低治愈后的复发率。

(1)温热敷法:热毛巾、热水袋、热水澡等都是进行温热敷的便利条件。热敷时间 15～20min,每日 1 次,避免皮肤烫伤。

(2)红外线法:加热的石蜡、白炽灯等则是很好的红外线发射器。家用红外线辐射仪、频谱家用保健治疗仪等小型仪器,也常用于家庭物理治疗。需要注意的是红外照射要与皮肤之间保持一定距离;局部温度不宜过高,通常保持在 50～60℃。

(3)电子导入法:用直流电醋离子导入疗法,进行颈椎病的治疗,在 15～20 次后,大多数颈椎病患者的麻木、疼痛症状都有不同程度的减轻。使用电子导入法有助于炎症的消散或减少钙盐在肌膜、韧带及骨膜等处的沉积。用直流电醋离子导入疗法,可改善血液循环和对肌肉等软组织的局部作用。

4. 支具治疗及使用方法

(1)简易颈围:简易围领使用方法如图 5-8 所示。患者在使用简易围领时,以颈部有自感松紧适度,皮肤无压迫或摩擦,颈部活动明显受限为宜。

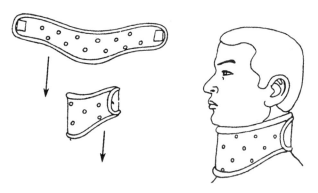

图 5-8　简易颈围

（2）双片撑开式颈围：由前后两片塑料或高分子材料做成，中间装有搭扣。患者根据自己颈部的长短和周径任意调整前后片的距离，以自感舒适，颈部处于固定和轻度牵引状况为准（图5-9）。

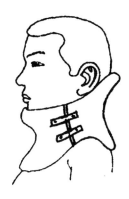

图 5-9　双片撑开式颈围

（3）气囊式颈托：使用时将该颈托置于颈，然后患者用手挤压该颈托的充气装置，使颈托逐渐膨胀，随着不断地充气，颈托起到固定作用，气囊式颈托一般分为前后两个囊，既可同时充气也可分别充气。

（4）肩-颈支具：肩-颈支具由肩托、金属支撑杆和颈托组成（图5-10）。患者使用时要调整好肩托及支撑杆的长度，使头部位置保持正中，颈椎处于牵引状态为适。

（5）胸-颈支具：胸-颈支具由胸部塑料背心、金属支撑杆和颈托组成。颈椎病患者选择合适的胸部背心，用支撑杆连接胸部背心和颈托，使患者颈椎处于牵引状态，达到治疗的目的。

（6）支具疗法注意事项：①应将颈椎固定在略前屈的位置，可使颈椎椎管前后径和椎间孔增大，减轻脊髓和神经根的压迫和刺激。如果通过摄颈椎 X 线片，发现患者颈椎生理曲度减小或消

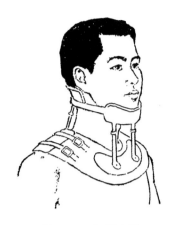

图 5-10　肩-颈支具

失,也可依据患者的实际情况将颈椎固定于轻度后伸位,以恢复颈椎的生理曲度。②颈部支具治疗时间不宜过长,以 2~3 个月时间为宜。过长时间地使用颈部支具,容易引起颈部肌肉失用性萎缩。使颈部肌肉无力,造成颈部僵硬、活动受限,不利于颈椎的稳定。③使用颈部支具时应注意颈部肌肉的功能练习,"动静结合"以减少颈部肌肉的萎缩。对于颈椎病症状比较轻的患者,使用颈部支具后,如果症状明显缓解,可以由持续使用逐步改为间断使用。如果经过一段时间的支具疗法治疗,患者颈椎病的症状仍不能缓解,应考虑其他的治疗方法。

(六)中医治疗

1. 辨证论治

(1)风寒阻络:①症状。颈部感受风寒而发病,肢体酸冷,得温则舒;颈项强痛,活动不利,肢端麻木疼痛,四肢拘急,或者肌肉痿弱,指(趾)麻木;舌黯,苔白,脉沉弦或沉迟。②治则。祛风散寒,舒筋通络。③方药。蠲痹汤。

（2）气血不足：①症状。颈项胀痛沉重，头痛、眩晕、膝软、畏寒肢冷，心悸，气短，耳鸣，夜尿频；舌淡，苔白，脉沉细弱。②治则。益气养血，通络行痹。③方药。黄芪桂枝五物汤。

（3）气滞血瘀：①症状。由于颈部外伤或损伤而发病，颈项强痛，动则加剧，痛点固定不移，常伴肢体麻木；舌质淡红，或紫黯有瘀斑，脉弦或涩。②治则。疏通经络，活血化瘀。③方药。复元活血汤。

（4）肝阳上亢：①症状。眩晕，头痛，目赤；急躁易怒，面红，口干，便秘，溲赤；舌红，苔黄，脉弦数。②治则。益肾补精，滋阴息风。③方药。左归丸。

2. 中成药

（1）天麻丸：①组成。天麻、羌活、独活、杜仲（食盐炒）、牛膝、粉萆薢等。②功效。祛风除湿，舒筋通络，活血止痛。适用于肢体拘挛、手足麻木、腰腿酸痛颈椎病者。③用法用量。水蜜丸每次 6g，大蜜丸每次 1 丸，每日 2～3 次，用温酒服下。

（2）舒筋活络丸：①组成。当归、木瓜、川芎、桂枝、桑寄生、秦艽、威灵仙、地龙、独活、赤芍、川乌、骨碎补、防风、天麻、五加皮、胆南星、乳香、没药。②功效。舒筋活血，祛风通络。主治风湿寒痹，筋骨疼痛，麻木拘挛。

（3）骨刺丸：①组成。制川乌、制草乌、天南星、秦艽、白芷、当归等。②功效。祛风止痛，通经活络。主治骨质增生，颈椎病。③用法用量。每次 1 丸，早晚各 1 次。④注意事项。肝肾亏虚、精血不足者忌用，孕妇忌服。

（4）抗骨质增生丸：①组成。熟地黄、鸡血藤、淫羊藿、骨碎补、狗脊（食盐制）、女贞子（食盐制）、肉苁蓉（蒸）、牛膝、莱菔子（炒）。②功效。补益肝肾，通经活络，强筋健骨。退行性颈椎病、颈椎综合征、骨刺等骨质增生者宜于使用。③用法用量。大蜜丸：口服，每次 3g，每日 3 次；小蜜丸：口服，每次 3g，每日 3 次。④使用说明。抗骨质增生丸以补肝肾药为主，并能强筋健骨、祛风除湿,有抗炎、镇痛、降低血黏度、改善微循环作用,对老年人或负重过久引起的骨及关节病如关节变形、骨刺、骨质增生等属于肝肾亏虚者有较好疗效。

(5)浓缩根痛平丸:①组成。红花、乳香、没药、桃仁、葛根、白芍、甘草。②功效。具有活血、通络、止痛之功效,用于风寒阻络所致颈、腰椎病,症见肩颈疼痛,活动受限,四肢麻木等。③用法用量。每次 1 包,每天 2～3 次,饭后服。1 个月为 1 个疗程。④使用说明。宜在饭后半小时服用,服药期间忌食辛辣,不宜喝酒,不宜喝浓茶及绿豆汤等。患有出血性疾病,各种传染病急性期,肝、肾功能不全者及孕妇忌服。

(6)疏颈颗粒:①组成。三七、当归、川芎、红花、天麻、肉桂、人工牛黄。②功效。活血化瘀,温经通窍止痛。适用于神经根型颈椎病瘀血阻络证,症见颈肩部僵硬、疼痛,患侧上肢窜痛等。③用法用量。温开水冲服,每次 1 袋(6g),每日 3 次。疗程 1 个月。④使用说明。孕妇忌服。

(7)颈复康颗粒:①组成。羌活、川芎、葛根、秦艽、威灵仙、苍术、丹参、白芍、地龙(酒炙)、红花、乳香(制)、黄芪、党参、生地黄、石决明、花蕊石(煅)、黄柏、王不留行(炒)、桃仁(去皮)、没药(制)、土鳖虫(酒炙)。②功效。活血通络,散风止痛。用于颈椎病引起的头晕,肩背酸痛,手臂麻木。③用法用量。开水冲服,每次 1～2 袋,每日 2 次,饭后服用。④使用说明。忌生冷、油腻食物。年老体弱、高血压、糖尿病患者应在医师指导下使用,孕妇忌服。

3. 药酒治疗　颈椎病中医学属"痹证"范畴,多为人到中年,气血渐亏,阳气渐衰,血脉空虚,阳气不用,卫外不固,风寒湿邪乘虚而入,阻滞经脉;或因跌打损伤,经络受损,瘀血内停;或因积劳成疾,肝肾亏损,督阳不运,痰凝血瘀,而成颈椎病。预防应重视保持良好姿势,防止颈部外伤,避免颈部过度疲劳,并防止颈部受凉。治疗宜散风祛湿、活血化瘀、舒筋止痛。中医一般都从补肝肾、强筋骨、活血舒筋入手治疗,多用续断、骨碎补、川牛膝、鸡血藤、当归、泽兰叶、威灵仙等药材泡酒进补。本篇选编部分具有散风祛湿、活血化瘀、舒筋止痛功效的药酒,供患者根据临证选用。

(1)白花蛇酒:①原料。白花蛇1条,羌活、独活、威灵仙、鸡血藤各20g,当归、川芎、白芍、桂枝各10g,白酒2500ml。②制作方法。将上述药材置于容器中,加入白酒,密封浸泡3～5日,即可使用。③用法用量。口服,每次服用30～60ml,日服2～3次。④功效主治。具有祛风化湿、活血化瘀的功效。用于治疗颈椎病。⑤药方来源。引自《山东中医杂志》。⑥方评。羌活性温,味辛、苦,归膀胱经、肾经,具有解表散寒、祛风除湿、止痛的作用。配合独活、川芎等药具有良好的活血止痛效果。⑦注意事项。血虚痹痛、气虚多汗者慎服。

(2)风伤酒:①原料。上骨片5g,蛤蚧(去头足)10g,蕲蛇(去头)30g,白酒600ml。②制作方法。将上述药材投入到白酒中,密封浸泡7d,过滤去渣后,贮瓶后即可使用。③用法用量。口服,每次服用10～20ml,日服3次。15d为1个疗程。间隔7～10d,继服第2个疗程。④功效主治。具有益肾、祛风、通络的功效。用于治疗神经根型颈椎病。一般连服2～3个疗程即获痊愈。⑤药方来源。引自《浙江中医杂志》。⑥方评。蛤蚧性平,味咸,归肺经、肾经,具有补肺益肾、纳气定喘、助阳益精的作用。用治虚喘气促、劳嗽咳血、阳痿遗精。⑦注意事项。外感风寒喘嗽及阳虚火旺者禁服。凡阴虚阳亢、血分有热、胃中火盛、肺有痰热及外感热病未愈者均禁服。

(3)龟甲酒:①原料。龟甲、黄芪各30g,肉桂10g,当归40g,生地黄、茯神、熟地黄、党参、白术、麦冬、五味子、山茱萸、枸杞子、川芎、防风各15g,羌活12g,45°～60°白酒适量。②制作方法。将上述药材共研为粗末,放入布袋中,扎紧袋口,置于容器中,加入白酒,以浸过药袋5cm为宜,封闭半日,即可使用。服完可以再添酒浸泡即可。③用法用量。口服,每次服用20ml,每日早、晚各服

1次,1个月为1个疗程。④功效主治。具有益气健脾、补肾活血的功效。用于治疗颈椎病。⑤药方来源。引自《内蒙古中医药》。⑥方评。龟甲性微寒,味咸、甘,归肝经、肾经、心经,具有滋阴潜阳、益肾强骨、养血补心的作用。用于阴虚潮热、骨蒸盗汗、头晕目眩、虚风内动、筋骨痿软、心虚健忘。⑦注意事项。脾胃虚寒、内有寒湿及孕妇禁服。

(4)颈椎病药酒:①原料。续断25g,骨碎补、鸡血藤、威灵仙各20g,川牛膝、鹿角霜、泽兰叶各15g,当归、葛根各10g,白酒1000ml。②制作方法。将上述药材共研为粗末,装入布袋,扎紧袋口,白酒浸泡14d后取出药袋。压榨取液,将榨取液与药酒混合,静置,过滤后即得,装瓶备用。③用法用量。口服,每次服用20ml,日服2次。④功效主治。具有补肝肾、强筋骨、舒筋活血的功效。用于治疗颈椎病。⑤药方来源。引自《药酒汇编》。⑥方评。鹿角霜咸,温,归肝经、肾经,温肾助阳,收敛止血,用于脾肾阳痿、食少吐泻、白带、遗尿尿频、崩漏下血、痈疽痰核。

(5)茄皮鹿角酒:①原料。茄皮120g,鹿角霜60g,烧酒500ml。②制作方法。将上述药材加入烧酒中浸泡10d,过滤去渣后,加入赤砂糖适量,待溶化后,即可使用。③用法用量。口服,适量服用,日服2～3次。④功效主治。具有温经通络的功效。用于治疗颈椎病。⑤药方来源。引自《中国食疗学》。⑥方评。鹿角霜咸,温,归肝经、肾经,温肾助阳,收敛止血,用于脾肾阳痿、食少吐泻、白带、遗尿尿频、崩漏下血、痈疽痰核。

(6)羌活防风酒:①原料。羌活、防风各30g,当归15g,赤芍、姜黄、黄芪各20g,炙甘草10g,白酒1000ml。②制作方法。将上述药材共研为粗末,装入布袋,扎紧袋口,置于白酒中浸泡14d后取出药袋,压榨取液,将榨取液与药酒混合,静置过滤,即可使用。③用法用量。口服,每次服用20ml,日服2～3次。④功效主治。具有祛风胜湿、益气活血的功效。用于治疗颈椎病,也用于颈项、肩臂疼痛,肢麻不适或头昏眩等。⑤药方来源。引自《药酒汇编》。⑥方评。羌活性温,味辛、苦,归膀胱经、肾经,具有解表散寒,祛风除湿,止痛的作用。配合独活、川芎等药具有良好的活血止痛效果。⑦注意事项。血虚痹痛、气虚多汗者慎服。

4. 外治法

(1)热敷法:①方法 1。威灵仙、五加皮、苍术、乳香、没药、白芷、三棱、莪术、木瓜、北细辛、黄柏、大黄、赤芍、红花、冰片各等量。研成粉,加食盐和黄酒适量,炒成糊状,装入 2 个棉布袋中,置锅蒸热,直敷患处,以患者能够承受为度。两袋交替使用,每次 30min 左右,早晚各 1 次,药袋可使用数次。②方法 2。当归 50g,桂枝 30g,红花 30g,接骨木 50g,路路通 50g,羌活 50g,五加皮 100g,虎杖根 100g,络石藤 100g。将各药晒干,装布袋中,用蒸笼蒸煮 15min 后取出来,置于颈部热敷 30min。注意,防止烫伤。

(2)敷贴法:制附片 30g,桂枝 10g,麝香 1g,蟾酥 3g,研成细末调匀,加食醋适量调成糊状,外敷患处,在 1 周内分 2 次敷贴。临床治疗时,如偏热者加冰片 2g,雄黄 10g,偏湿者加苍术 20g,珍珠 20g,血虚者加当归 20g,赤芍 20g,偏肾虚者加黄芪 20g,巴戟天 20g。

(3)膏药法:川乌、草乌、羌活、独活、川芎、秦艽、威灵仙、当归、骨碎补、透骨草、补骨脂、桃仁、红花、北细辛、乳香、没药、煅磁石、白芥子、花椒等各适量,加植物油 1000ml。按传统熬膏法加热,去渣炼油,加铅丹成膏,待温度低于 100℃时,将穿山甲(代)、沉香适量研为细末,加入膏内即成。用膏药贴穴位或患处。

说明。每周换药 1 次,连续用 1 个月。

(4)涂茶法:①方法 1。生草乌 10g,北细辛 10g,冰片 3g。先将前两味药研末,用 5.0% 乙醇 100g 浸入,冰片另用 50% 乙醇 100g 浸泡,每日搅拌 1 次,约 1 周全部溶化,滤去渣,将两药液和匀,用有色玻璃贮藏。每次用棉球蘸药液少许涂痛处,每天 2～3 次。说明。局部涂搓后注意保温。②方法 2。制马钱子 2g,川草乌 10g,威灵仙 20g,三七 10g,姜黄 20g,水蛭 20g,乌梢蛇 20g,冰片 2g,上药除冰片外,切成粗粒,然后与冰片一并用 75% 乙醇

200g,浸泡 7d,取酒涂擦颈椎部,每日 4～6 次,连续用 1 个月。说明。局部涂搓后注意保温。

(5)药枕法:通草 300g,白芷 100g,红花 100g,菊花 200g,佩兰 100g,川芎 100g,桂枝 60g,厚朴 100g,石菖蒲 80g。

说明。本药枕充填了芳香开窍、活血理气的中草药,能起到芳香利窍、清头疏风、活血理气通痹的治疗作用。对于颈椎病的不同症状,可相应加减药物。

5. 药浴法 药浴对颈椎病有较好的疗效。下面介绍几个常用治疗方法。

(1)方法 1:①药物。伸筋草、五加皮、制乳香、制没药各 12g,秦艽、当归、红花、土鳖虫、路路通、骨碎补、桑枝、桂枝、川乌各 9g。②用法。将上药加入清水 2000ml,水开后,继续煎煮 20min,后过滤去渣,倒入盆内,用以浸洗患处。每日 1 次,每次 20min,7 次为 1 个疗程。③功效。活血化瘀、舒筋活络、温经止痛。④适应证。颈椎综合征等。⑤注意事项。洗后应避风寒,坚持治疗,加强功能锻炼。

(2)方法 2:①药物。陈醋 500ml,川椒、生山楂、五味子各 25g,赤芍、红花各 15g,生川乌、生草乌、甘遂、芫花各 10g,透骨草、苍术各 20g。有外伤者慎用。②用法。将药(除陈醋外)用纱布包裹,放入 1500ml 清水中浸泡 20min,煎煮约 25min,加入陈醋。待药液温度降至患部皮肤能耐受时,用布蘸药液热洗,并搓揉患处。每次 45min,每日洗 2 次。③功效。软坚散结、祛瘀止痛、舒筋活络、除湿散寒。④适用。颈椎、腰椎、膝关节、足跟等部位骨质增生病。⑤注意事项。每次洗后,做颈部、肢体关节屈伸、旋转等功能活动约 10min。

(3)方法 3:①药物。葛根 120g,赤芍、白芍各 60g,羌活、甘草各 30g,桂枝 15g。②用法。将药加清水适量煎沸,后过滤去渣倒入干净盆中,用毛巾浸入药液,浸透取出后轻拧至不滴药液,趁热湿敷于患处,每次 30～60min,稍凉即换,每日 3～4 次。③适用。

各型颈椎病。④注意事项。用此方湿敷前,可配合针刺或用手指按压落枕、后溪、昆仑、风池等穴位2～3min,可增加疗效。

(4)方法4:①药物。伸筋草60g,羌活、荆芥、防风、钩藤、红花各30g,细辛15g。②用法。将药加清水适量煎沸,再以毛巾浸入药液中,浸透后取出,趁热湿敷于患处,或用毛巾蘸取药液趁热擦洗局部,每次30～60min,每天早、晚各1次。③适用。风寒型颈椎病,症见颈部强直、酸胀、冷痛、喜按、舌质淡、苔薄白、脉弦细等。④注意事项。若患者感局部冷痛较甚,可于上方加入肉桂10g,用此方湿敷时,毛巾可每隔15min更换1次,如药液温度过低,还可适当加热,每天反复多次。

(七)自然疗法

1.按摩疗法 可以通过按摩法对颈椎病进行治疗。

(1)按揉颈肩部:患者正坐,医者站在背后施按揉法于肩中俞、肩外俞、天宗穴,能舒筋通络,使颈肩部痉挛的肌肉得以放松。再用此法于颈肩部,以斜方肌为重点,施法3～5min后,医者一手扶头顶,一手施法于颈胸椎部,在按揉的同时,配合颈椎屈伸被动运动3～5次。接着对颈及患侧肩部,配合颈椎侧屈被动运动3～5次。

本法是治疗颈椎病的主要手法,其功能为舒筋通络、活血散瘀、消肿止痛,使局部血液循环加速,促进新陈代谢,有利于消除神经根炎症和水肿,改善局部组织的营养供应,改善病灶部的缺氧状态。

(2)牵引:坐位,医者立于患者侧方,一手虎口托住患者枕部,一手以肘部托住其下颌,手掌环抱其头部向上牵引,利用患者的体重对抗,使椎间隙增宽,椎间孔扩大。

(3)拿颈:坐位,医者立于患者后方,施拿法于风池、风府、肩井部以舒筋通络,进一步缓解痉挛的肌肉,能通经络而行气血,使颈肩部僵硬痉挛的肌肉逐渐趋于柔软。

(4)扳颈:坐位,医者一手扶住头顶,一手托住患者下颌做抱球势,徐徐摇动颈椎,待患者肌肉放松后,突然做颈椎伸位斜扳法,往往可听到弹响声。本法功能为滑利关节,整复错缝,扳法拉开椎间隙,突发性动作可纠正后关节错缝,增加颈椎的活动范围,同时能改变骨赘和神经根的相对位置,以减少刺激和压迫,从而缓解和消除临床症状。

(5)理筋法:取坐位,患侧上肢外展,用双手拇指指腹从肩峰沿上肢外侧肌肉分离和剥离至腕关节;然后用抖法抖动其上肢 2min。

(6)指压法:神经根型,用拇指指端按压风池、肩井、肩髃、外关、少海(屈肘,在肘横纹内侧端与肱骨内上髁连线的中点处)、后溪穴各 1min;椎动脉型,用拇指指端按压风池、太阳、列缺、合谷、听宫穴各 1min;脊髓型,用拇指指端按压肩井、翳风、肩中俞、肩髃、期门、阳陵泉、后溪穴各 1min;交感神经型,用拇指指端按压百会、肩井、神门、外关、足三里穴各 1min;混合型,根据其混合具体类型,有选择按压以上有关穴位。

2. 针灸疗法

(1)颈椎麻木:颈椎病以颈、肩、背、上肢痛及酸胀、麻木不适为常见,在颈型及神经根型颈椎病中更为多见。在针灸治疗选择穴位时,常以病变部位的经穴为主。常用的穴位(图 5-11):大椎、风府、风池、肩井、肩髃、曲池、手三里、外关、合谷等。

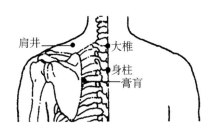

图 5-11　大椎、肩井取穴图

注意事项:①对疼痛为主且疼痛较剧、受凉加重者,在针刺时,手法不宜强,针刺应较深,而且要留针10min。②对疼痛以走窜不定为主者,用强刺激针刺,且刺入较浅。③对肌肤麻木、肢体沉重、疼痛有定处、阴天发作者,宜针刺与灸疗同时进行,或兼用温针疗法。

(2)头痛:常用穴位(图5-12)。①对头后部疼痛者,选择的穴位:后顶、天柱、风池、风府、昆仑及疼痛最明显的部位。②对偏头痛者,选择的穴位:风池、太阴、率谷、丘墟、头维及疼痛部位。③对头顶部疼痛者,选择的穴位:百会、前顶、通天、行间及疼痛部位。④对前头部疼痛者,选择的穴位:上星、头维、印堂、合谷及疼痛部位。

注意事项:针刺头面部时,不宜深刺,宜浅刺或斜刺,可增强疗效。凡疼痛以胀痛、跳痛、刺痛、烧灼痛为主,且疼痛剧烈难以忍受者,针刺手法一般多用强刺激;凡疼痛以昏痛、隐隐作痛为主,且有眼花、耳鸣等虚弱之象者,针刺手法多采用弱刺激,或同时予以温针治疗。

(3)心慌:常见于交感型颈椎病,或颈椎病同时患有心血管疾

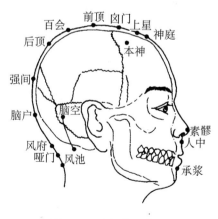

图5-12　头部常用穴位

病者。以益气养血、清心安神为原则,常用穴位(图 5-13):心俞、神门、通里、巨阙、内关、脾俞、足三里等,皆用缓慢的针刺。若有心烦、易怒,可配合太溪、三阴交;若有气喘、不能平卧者,可配合肺俞、尺泽;若腹胀不适可加针中脘。

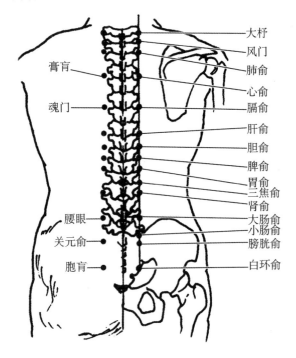

大杼
风门
肺俞
心俞
膈俞
肝俞
胆俞
脾俞
胃俞
三焦俞
肾俞
大肠俞
小肠俞
膀胱俞
白环俞

膏肓
魂门
腰眼
关元俞
胞肓

图 5-13　背部及腰部部分穴位图

(4)其他穴位:颈椎病的针灸治疗还有其他一些穴位选择。如出现眼花、体力下降者用肝俞、肾俞、行间、睛明、光明等,以弱刺激补养为主;耳鸣、聋者用听宫、翳风、风池、曲池、耳门、听会等;出现眩晕者取天柱、翳风、肾俞、脾俞、关元、三阴交、足三里等;有落枕者取大椎、天柱、肩外俞、落枕穴等。要根据具体情况,灵活取穴,多方配合,才能达到治愈之目的。

3. **拔罐疗法** 主要用于颈部疼痛,拔后颈部及其周围附近部分,配合大椎、肩外俞、肩井。用中型火罐,每次拔罐 4～8 个。用于治疗颈椎病效果良好。

4. **医疗体育** 其目的在于解除颈髓、颈神经根的压迫,消除炎症、水肿等刺激因素、恢复头颈活动功能,以及增强项背肌肉力量。

(1)颈椎牵引法:颈椎牵引是治疗本病公认的有效方法,它对解除颈髓、颈神经根的受压,具有良好的治疗作用。采用额下四头带或颈圈式牵引带进行牵引,可以在坐位或卧位进行,但以坐位牵引效果更佳。

以往习惯做连续性牵引。这种牵引法对制动颈椎、减轻肌肉痉挛、扩大椎间孔以减轻神经的压迫或刺激,有较为肯定的作用。但这种牵引法,由于颊部及下颌部受压而难受,常使患者不能忍受。

近年来,提出间歇性牵引法,以手或马达控制牵引重量,如牵 2s,停歇 3s,一次总治疗时间为 15min,是牵引治疗中较好的一种牵引方法。由于它对颈肌、韧带、关节囊组织起到类似按摩的作用,从而可以减轻肌肉痉挛、改善血液循环、消肿,并且可以预防神经根的硬脊膜鞘与邻近的关节囊组织形成粘连。

在治疗中,一般是头颈前倾 15°～20°进行牵引,也可以垂直向上牵。在临床中,还可以见到头颈后仰 15°牵引,方能使症状减轻。因此,牵引的方向不要强求一致,应根据病情而定。对一些慢性病例,神经根已发生粘连,若行牵引,力量将作用于粘连的神经根,而致加重症状,即应停止牵引。

牵引重量从 5kg 开始,太轻则不起作用。以后每次增加 1kg,直到重量达 10～15kg。每日或隔日 1 次,15 次为 1 个疗程。

(2)颈椎各轴心方向的主动活动:此类运动的目的在于加强颈背肌,恢复头颈活动度。可以做颈充分前屈、头颈向健侧屈、左右旋转和伸颈等动作。中医学中的颈功,多属于颈部混合轴向、伸颈、前屈颈等动作,更具有治疗作用。适于治疗颈椎病的颈功方法:①与项争力。站位,两脚分开与肩同宽,两手叉腰,抬头望天,还原,低头看地,还原。上身腰部不动,呼吸自然。②往后观瞧。准备姿势同上,头颈向右后转,目视右方,还原,头颈向左后转,目视左方,还原。③前伸探海。准备姿势同上,头颈前伸并转向右下方,双目前下视,似向海底窥探一样,还原,头颈前伸并转向左前下方,双目前下视,还原。④回头望月。准备姿势同上。头颈向右后上方尽力转,双目转视右后上方,似向天空望月亮一样,还原头颈转向左后上方,双目望月,还原。⑤金狮摇头。准备姿势同上。头颈向左右各环绕数周。

以上列举的 5 个动作,符合治疗颈椎病的要求,它是我国劳动人民预防及治疗颈椎病的宝贵经验之一。各轴向的头颈活动,多在疼痛症状明显减轻之后进行之。为了使头颈部肌肉放松,在体操练习前,可以配合颈部热疗如微波等。

5. 饮食疗法　颈椎病饮食疗法应立足于本,补肾益肝,兼顾理气养血,祛风抗邪,补充钙质,可供选用配餐的食物、食品与药食兼用的妙品很多,如鱼虾、牛肉、羊肉、蛇、麻雀、鸽蛋、鹌鹑蛋、猪脑、淡菜、芹菜、小麦、荠菜、黑大豆、栗子、葡萄、桂圆肉、荔枝、银耳、黑木耳、香菇、五味子、枸杞子、茶叶、芝麻、核桃仁等。下面是常用颈椎病食疗方。

(1)胡椒根炖蛇肉:①原料。胡椒根 100g,蛇肉 250g,黄酒、葱、姜、花椒、盐各适量。②制法。将胡椒根洗净,蛇剖腹去内脏洗净,均切成段后放锅内,加葱、姜、盐、黄酒、花椒、清水各适量,先用武火烧沸后,转用文火烧,熬至蛇肉熟透即成。③功效。祛风湿,通经络。④适应证。颈椎病风寒湿痹证,络脉不和证。

(2)葛根五加粥:①原料。葛根、薏米仁、粳米各 50g,刺五加 15g。②制法。原料洗净,葛根切碎,刺五加先煎取汁,与余料同放锅中,加水适量。武火煮沸,文火熬成粥。可加冰糖适量。③功效。祛风除湿止痛。④适应证。风寒湿痹阻型颈椎病,颈项强痛。

(3)山楂丹参粥：①原料。山楂 50g，丹参 50g，粳米 50g，冰糖适量。②制法。将山楂、丹参、粳米洗净，先煎丹参除渣取汁，再放山楂、粳米，加清水适量，用武火煮沸，转用文火熬煮成粥，最后放入冰糖适量即成。③功效。活血化瘀，行气止痛。④适应证。颈椎病气滞血瘀型。

(4)木瓜陈皮粥：①原料。木瓜、陈皮、丝瓜络、川贝母各 10g，粳米 50g。②制法。原料洗净，木瓜、陈皮、丝瓜络先煎，去渣取汁，加入川贝母(切碎)，加冰糖适量即成。③功效。化痰除湿通络。④适应证。痰湿阻络型颈椎病。

(5)杞子猪骨汤：①原料。枸杞子 50g，猪骨 300g，花生油、葱、姜、盐各适量。②制法。枸杞子洗净，猪骨洗净敲成碎块，置锅内加清水 1200ml，葱姜适量，慢火炖至 250ml 汤汁后。加花生油、盐即可。③功效。补益肝肾。④适应证。颈椎病肝肾不足型。

(6)天麻炖猪脑：①原料。天麻 10g，猪脑 1 个。②制法。原料洗净，天麻切碎，与猪脑一并放入炖盅内，加水、盐各适量，隔水炖熟。每日吃 1 次，连服 3～4 次。③功效。平肝养脑。④适应证。颈椎病头痛眩晕，肢体麻木不仁。

(7)壮骨汤：①原料。猪骨(最好是猪尾骨)200～300g，杜仲、枸杞子各 12g，桂圆肉 15g，牛膝 10g，淮山药 30g。②制法。原料洗净，猪骨斩碎，共入锅内，加水适量，武火煮沸，文火煎 40～60min，加适量花生油、盐、葱、姜等配料，取汤服用。③功效。补肝肾，强筋骨。④适应证。肝肾不足型颈椎病。

(8)五子羊肉汤：①原料。羊肉 250g，枸杞子、菟丝子、女贞子、五味子、桑椹子、当归、生姜各 10g，肉桂 5g。②制法。原料洗净，菟丝子、女贞子、五味子纱布包，羊肉切成片，用当归、生姜、米酒、花生油各适量，炒炙羊肉后，放入砂锅内，放入余料，加水、盐适量，武火煮沸后，文火煎 30min，取出菟丝子、女贞子、五味子纱布包,加入蜂蜜适量即成。③功效。补肝肾、益气血。④适应证。肝肾亏虚型颈椎病,肌肉萎缩,腰膝酸软。

(9)参枣粥:①原料。人参 3g,粳米 50g,大枣 15g。②制法。人参粉碎成细粉,米、枣洗净后入锅,加水适量,武火煮沸,文火熬成粥,再调入人参粉及白糖适量。③功效。补益气血。④适应证。气血亏虚型颈椎病。

(10)参芪龙眼粥:①原料。党参、黄芪、桂圆肉、枸杞子各20g,粳米 50g。②制法。原料洗净,党参、黄芪切碎先煎取汁,加水适量煮沸,加入桂圆肉、枸杞子及粳米,文火煮成粥,加适量白糖即可。③功效。补气养血。④适应证。气血亏虚型颈椎病。

(八)预防复发

1. 颈椎病复发的因素

(1)颈椎病的解剖和生理角度:颈椎较胸椎和腰椎的活动度要大,活动频率也高。颈椎要进行前屈、后伸、左右侧屈、左右侧转、旋转及各方向的复合运动,而颈椎的支持结构却较胸椎和腰椎薄弱,胸椎有胸廓、背肌支持,腰椎也有腰肌和骨盆等在一定程度上的支撑。此外,颈椎椎体后关节等结构也较胸、腰椎弱小,因此在稳定性上也较胸、腰椎差。高活动度和低稳定性这一对矛盾一旦失去协调和平衡,即颈部活动过度或某些因素诱发颈部失稳,都将造成颈椎病的复发。

(2)颈椎病的病理改变:与神经、血管等有密切关联,增生等退行性改变往往是不可逆的。当病理改变影响到椎间孔、横突孔(图 5-14)后,由于这些部位本身的解剖特点,可使临床症状十分明显。因此,局部轻微的一点病理改变都有可能导致或加重临床症状,这也是临床上颈椎病易于复发的原因之一。

(3)不良的生活习惯:由于不良姿势、体位、咽喉部的反复炎症、劳累、头颈部扭伤等外界因素没有得到合理的处理和治疗,或治疗后改善或解除不彻底,也会导致复发。

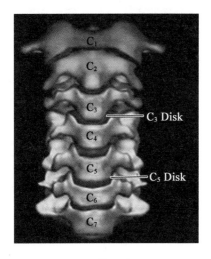

图 5-14 横突孔 C_2-C_6

2. **生活调理** 颈椎病患者在生活中需要注意以下方面。

(1)注意休息:颈椎病急性发作期或初次发作的患者,要适当注意休息,病情严重者更要卧床休息2~3周。卧床休息在颈部肌肉放松、减轻肌肉痉挛和头部重量对椎间盘的压力、组织受压水肿的消退方面具有重要的作用。但卧床时间不宜过长,以免发生肌肉萎缩、组织粘连、关节粘连等变化,阻碍颈椎病的恢复。所以颈椎病的间歇期和慢性期,应适当参加工作,不需长期休息。

(2)时常保养:颈椎病是一种退行性病变,平时要注意对颈部保护,避免不必要的损伤。睡眠、休息或学习工作,甚至日常一些动作,都要保持良好的习惯,时刻不忘颈椎的保护。同时加强颈肌的锻炼,避免长时间低头伏案工作或仰头看电视。长期低头伏案工作者,要注意每工作1h左右就要适当地活动颈部,以消除颈部肌肉、韧带的疲劳,防止劳损。但要避免颈部的剧烈转动。要注意保暖,防止受寒凉。

(3)重视治疗:颈椎病的治疗方法有非手术治疗和手术治疗

之分。绝大多数患者经非手术治疗能够缓解症状甚至治愈不发。但每一种治疗方法均有其独特的操作、作用和适应证,需要有专科医师指导,而且有一定的疗程。

(4)合理用枕:枕头是维持头颈正常位置的主要工具,可维持头颈段本身的生理曲线,保证了颈椎外在的肌肉平衡,又保持了椎管内的生理解剖状态。因此,一个理想的枕头应是符合颈椎生理曲度要求的,质地柔软,透气性好的,以中间低,两端高的元宝形为佳。因为这种形状可利用中间的凹陷部来维持颈椎的生理曲度,也可以对头颈部起到相对制动与固定作用,可减少在睡眠中头颈部的异常活动。

3. 功能锻炼 颈部锻炼方法很多,各人可选择自己爱好,采用合适的方法进行锻炼。患者可在下述方法中选择适当的动作进行功能锻炼。每种方法可做 5～15 次,其动作要领是速度缓慢,动静结合,幅度逐渐加大,每做完 1 次后,自然呼吸,间歇数秒钟后再重复下一次。引起症状的动作方向需逐步适应,顺势而动。在进行功能锻炼时需量力而行,由易到难,循序渐进。病情较重者应暂停功能锻炼,以防发生意外。

(1)左右旋转:坐位或站立位,双手叉腰,头颈先向左环转 3 次,然后再向右环转 3 次,左右交替旋转数次。要求动作频率要慢、要稳,以不感到头晕为度。

(2)低头仰天:坐位或站立位,双手叉腰,低头看地,闭口使下颌尽量紧贴前胸,停留片刻,然后头颈仰起。两眼看天,仍停留片刻。如此反复。

(3)手抱颈项:两手十指交叉,上举屈肘,用手掌搂抱颈项部,用力向前,同时头颈尽量用力向后伸,使两力相抗,随着一呼一吸有节奏地进行。

(4)往后观瞧:直立位,两脚分开。头颈向右后转,眼看右后方;还原;头颈向左后转,眼看左后方;还原。

(5)与项争力:先做立正姿势,两脚稍分开,两手撑腰,头颈向右转,双目向右方看;还原至预备姿势;低头看地;还原。动作宜缓慢进行,以呼吸1次做1个动作为宜。

(6)托天按地:两腿并立,两臂自然下垂。右肘屈曲,手掌心向上提起,再翻掌向上托出,伸直手臂,左手臂微屈,左手用力下按,头同时后仰,向上看天;还原;然后重复上述动作,但左右手交换。如此左右交替。

(7)前伸探海:两腿分开,两手叉腰,头颈前伸并转向右下方,双目向前下视,似向海底窥探状;还原;然后,重复上述动作,方向左下方。

(8)伸颈拔背:两腿分立,两手叉腰,头顶部向上伸,如头顶球状,每次持续3~5s;还原。

(9)金狮摇头:两腿分立,双手叉腰,头颈放松,缓缓做大幅度环转运动,依顺时针和逆时针方向交替进行。

(10)娇雁南飞:取站位或坐位,头颈后仰观天,同时提耸双肩,双手后撒如娇雁双翅,使头枕部尽量与背部贴紧,稍停数秒钟后还原。

六、肩 周 炎

肩关节是人体中重要的关节之一,因为肩关节功能决定了人上肢的功能,由于人的上肢运动功能占人体全部运动功能的 2/3以上,所以肩关节的状态十分重要。

肩周炎也称之为肩关节周围炎、粘连性肩关节炎、露肩风、五十肩等,是肩关节周围肌肉、肌腱、滑囊及关节囊慢性炎症及粘连引起的一种以疼痛和活动受限为特征的疾病。

肩周炎有广义和狭义 2 个概念。

(1)广义肩周炎:指肩关节周围任何部位的炎症。

(2)狭义肩周炎:各种原因引起肩关节周围软组织出现无菌性炎症、疼痛、粘连,导致肩关节运动障碍为主要症状的一种疾病为狭义肩周炎。本书所涉及的肩周炎是指狭义肩周炎,即通常所说的肩关节周围炎,简称肩周炎。

(一)病因

1. **西医病因**　本病多是由于内分泌系统紊乱、外伤、慢性劳损、外感风寒湿邪及肩周组织退行性改变,使肩周软组织发生慢性无菌性炎症,进而关节滑膜萎缩、粗糙,滑液分泌减少,引起软组织广泛性粘连,限制肩关节的活动。西医的病因主要包括以下几个方面。

(1)肩关节活动减少:肩关节的活动减少是肩周炎最主要的诱发因素。其原因之一是上肢长期靠在身旁,垂于体侧,导致肩关节活动减少。另外一个原因是,在外伤或手术后。外伤后过久地不适当运动可造成肩周炎,而且有时甚至因为前臂、腕部骨折后应用颈腕吊带悬吊,或是胸部石膏固定等原因减少了肩关节的活动也可造成肩周炎。心脏手术、胸外科手术、女性乳腺癌切除术,有时甚至肝胆外科手术也会引起同侧肩关节的肩周炎。这种手术以后引发的肩周炎,可能与术后疼痛、肩部活动减少有关。

(2)肩关节内在病变:肩关节本身发生变形性疾病,特别是局部软组织退行性改变,可由于疼痛限制肩关节运动造成肩周炎。最常见导致肩周炎的软组织退行性疾病是肌腱炎及腱鞘炎,其次是撞击综合征和肩峰下损害。这些疾病可因为进一步形成肌腱、肩袖、滑囊、关节囊的损害、粘连、挛缩等病理改变而导致肩周炎的发生。此外,肩部的损伤有时甚至是微小的损伤,也极有可能成为肩周炎的起因。

(3)邻近部位的疾病:常见的邻近部位病变为颈椎疾病。研究表明,有颈椎疾病的患者发生肩周炎的可能性极大地增加,且肩周炎患者也常伴有同侧颈椎侧屈和旋转功能的明显下降,颈椎疾病诱发肩周炎的原因也是不太清楚,可能原因是脊神经根受刺激后肩臂部疼痛或肌肉痉挛造成的肩部活动减少,或颈椎疾病的神经系统功能失调,特别是自主神经受累所造成,因此在鉴别诊断或判断是否由颈椎疾病导致的肩周炎时要慎重。其他邻近部位的疾病还包括心脏病、肺部结核、膈下疾病等。

(4)神经系统疾病:临床观察,患偏瘫、神经麻痹等神经系统疾病的患者肩周炎发生率较高。这可能与肌肉力量降低、运动减少有关。

(5)内分泌系统疾病:内分泌功能紊乱也可能是肩周炎的诱发因素之一,甲状腺功能亢进、甲状腺功能减退、糖尿病等内分泌系统疾病也与肩周炎关系密切,特别是糖尿病患者,他们合并肩周炎的发生率可达 $10\%\sim20\%$。

(6)免疫功能方面的改变:研究表明,50 岁以后冈上肌肌腱等部位明显变薄、磨损,肌腱止点处的血管供养贫乏区发生局灶性坏死,而该区在外展时常与肩峰下反复撞击,十分容易遭受损害而产生炎症。局部的非细菌性炎症可产生异物型细胞免疫反应,并逐渐扩展至肩袖其他部位和关节囊,引起弥漫性的关节囊炎。

(7)姿势失调:通常是由于与不良的姿势导致的,长期的不良姿势或姿势失调造成了肩胛骨(图 6-1)的倾斜,肩峰和肱骨也因不正常的应力而发生位置改变,逐渐形成肩袖损伤,潜在地导致肩周炎。

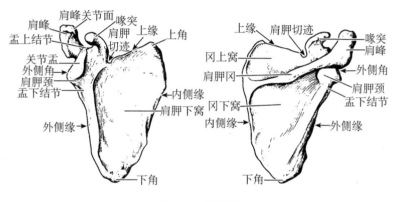

图 6-1 肩胛骨

(8)心理因素:一些肩周炎患者是由于情绪不稳、精神创伤史、社会经济压力大等导致心情郁闷。由于这些患者对痛觉比较敏感,痛阈较低的人往往容易患肩周炎。这些患者往往又因为对疼痛过于敏感而较难恢复运动功能。

2. 中医病因 中医学认为肩周炎是由于年老体弱、正气虚衰、气血不荣、经脉失养、复感风寒湿邪而致。临床可见肩部酸楚疼痛,开始时呈阵发性,常因天气变化或劳累后诱发。尔后逐渐发展肩部广泛性疼痛,甚至刀割样痛,昼轻夜重,并放射至前臂、肘、颈、背部,2~3 个月后疼痛症状减轻而表现为肩关节功能障碍,以外展、外旋、后伸最明显,并逐渐加重,不能穿衣梳头,严重影响日常生活,后期可见肩部肌肉萎缩现象。

(二)临床表现

肩周炎的症状主要表现在两个方面"扛肩"现象及疼痛现象。

1."扛肩"现象　颈椎病病程发展到一定程度,肩关节活动严重受限,患者肩关节外展时出现的典型症状。其原因是在胸背活动时,由肩胛骨产生代偿,扩大肩关节外展的程度。发生"扛肩"现象时,穿衣、插手、摸兜,梳头、摸背、擦肛、晾晒衣物等日常活动都会发生困难,严重时甚至会累及肘关节,屈肘时手不能摸背。"扛肩"现象一方面是通过肩胛骨抬高、后旋再外展来完成代偿运动功能,另一方面也是通过改变位置以保护已有病变的肩肱关节(图 6-2)。

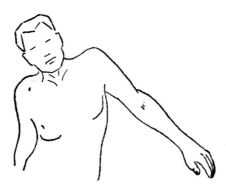

图 6-2　扛肩现象

除了通过抬高肩胛骨来保护肩关节之外,许多肩周炎患者的肩关节运动常有保护性表现,如休息时受累侧的上臂通常置于内收、内旋位,行走时手臂的摆动减小,患者经常处于一种略微弯腰的位置,这些保护性表现在肩周炎患者的临床症状中也不少见。伴随着疼痛和肩关节活动障碍,肩周炎患者由于肩关节长期不活动,可以在晚期出现三角肌等肩部肌肉不同程度的萎缩现象,特别是肩外侧三角肌萎缩不仅可以使患侧肩部失去原有的丰满外观,出现肩峰突起现象,而且还可由此加重肩关节运动障碍的程度,进一步产生臂上举不便,后伸困难等症状。

2. 疼痛　肩周炎是肩关节周围软组织的慢性炎症,其疼痛应该局限于肩部,一般不会向上肢和手放射。但肩周炎和颈椎病往往合并发生,而颈椎病的疼痛可向上肢和手放射,因此一些既有肩周炎又有颈椎病的患者会出现疼痛放射到手上的感觉。

(1)夜晚疼痛明显:肩周炎的疼痛通常为持续性的钝痛,在肩关节活动后加剧。肩周炎患者常主诉夜晚疼痛明显,并常因疼痛影响睡眠或睡着后疼醒。一种解释是夜晚环境影响小,白天由于工作或学习,患者的注意力分散,而夜晚患者的注意力集中在肩部的疼痛上,因而觉得夜晚的疼痛更为明显。另一种解释是夜晚睡眠时,患者的姿势固定,肩关节囊或其他肩关节周围组织可能长时间受压或牵拉,因而产生疼痛。

(2)持续性的酸痛和胀痛:肩周炎的疼痛为持续性钝痛,疼痛常表现为酸痛和胀痛,而颈椎病的疼痛多为麻痛并有向上肢及手放射的感觉。另外,两者疼痛的部位也有区别,肩周炎疼痛的部位多位于三角肌区,也就是锁骨外下方,肩峰外下方和肩胛冈外下方的区域,而颈椎病最常见的疼痛部位除颈部外,主要集中在肩上区,即锁骨上方,肩峰内上方,肩胛冈前上方的区域内。

(3)肩部活动受限:肩周炎引起活动受限最主要的原因是疼痛和粘连。肩周炎的起因往往是较轻的损伤,损伤后局部创伤反应引起疼痛和软组织炎性充血渗出,疼痛反应导致肩关节不敢活动,而肩关节活动减少及软组织炎性反应导致关节囊或周围肌腱、韧带等软组织的粘连与挛缩。粘连与挛缩导致活动度的进一步减少,活动时疼痛更加明显,患者更加不敢活动,如此形成一种恶性循环,关节活动度越来越小,疼痛也越来越明显。

(三)与肩周炎相关的问题

1. 肩周炎的好发人群　肩周炎是以肩部疼痛和活动障碍为主要症状的疾病,以往多发生于 50 岁左右人群,所以俗称"五十肩"。多见肩部酸痛,左侧多于右侧,穿衣、梳头、扣腰带动作困难,天气寒冷、吹冷风时酸痛加剧。女性多于男性。

随着现代生活的进展、人们工作环境的改善、竞争压力的加大、伏案时间的延长等影响,这种现代文明病的患者不断增多,并出现明显的低龄化,其中不少是坐办公室的年轻白领。

2. 肩周炎的病变部位　患肩周炎时,病变主要发生在盂肱关节周围,其中包括肌和肌腱(图 6-3)、滑囊和关节囊等。上述结构的慢性损伤主要表现为增生、粗糙及关节内外粘连,从而产生关节痛和功能障碍,后期关节粘连非常紧密,甚至和骨膜粘连在一起,此时疼痛虽然减轻,但关节活动范围却严重受限,难以恢复,可能造成残障。有的患者出现肩关节越酸痛就越不敢活动,活动范围就越小的恶性循环现象。

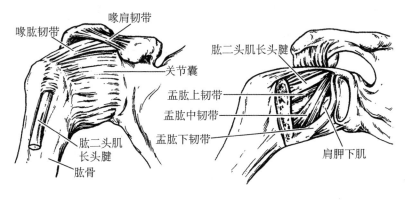

图 6-3　肩关节图

(四)西医治疗

1. 不同时期的治疗方法　通常将肩周炎分为早期、冻结期、恢复期3个时期。针对肩周炎的不同时期，或是其不同症状的严重程度采取相应治疗措施。肩周炎的治疗应以保守治疗为主。如果及时诊断，治疗得当，可使病程缩短，运动功能及早恢复。

(1)早期：也称为疼痛期，患者的疼痛症状较重。而功能障碍则往往是由于疼痛造成的肌肉痉挛所致，所以治疗主要是以解除疼痛、预防关节功能障碍为目的。

缓解疼痛可采用吊带制动的方法，使肩关节得以充分休息。通常不宜过早采用推拿、按摩方法，以防疼痛症状加重，使病程延长。

还可采取一些主动运动的练习，控制肩关节活动度，在急性期限过后，方可推拿、按摩，以达到改善血液循环、促进局部炎症消退的目的。

(2)冻结期：治疗的重点是恢复关节的运动功能。关节功能障碍是冻结期的主要问题，疼痛往往由关节运动障碍所引起。采用的治疗手段可用理疗、推拿、按摩、医疗体育等多种措施，以达到解除粘连、扩大肩关节的运动范围、恢复正常关节活动功能的目的。

针对功能障碍的症状，严重的肩周炎患者必要时可采用麻醉状态下大推拿的方法，分开粘连。在这一阶段，应坚持肩关节的功能锻炼。除了被动运动之外，患者应积极主动地配合，开展主动运动的功能训练。主动运动是整个治疗过程中极为重要的一环。

(3)恢复期：以消除残余症状为主。主要以继续加强功能锻炼为原则，增强肌肉力量，恢复在早期已发生失用性萎缩的肩部肌肉、三角肌等的正常弹性和收缩功能，以达到全面康复和预防复发的目的。

　　除了针对不同病程采取不同的治疗措施外,还应针对病情的严重程度考虑治疗措施。专家认为可根据被动运动试验中因疼痛而造成的运动局限和终末感觉来判定其严重程度并指导治疗。

　　2. 药物治疗　目前没有治疗肩周炎的特效药,只是为了减轻疼痛的辅助治疗。

　　(1)非甾体抗炎药:可在中药治疗基础上作为辅助治疗,在关节剧痛情况下,可小量应用以缓解疼痛,缓解后即停用。①阿司匹林。3~6g/d,分 3~4 次口服,或水杨酸钠,6~8g/d,分 3~4 次口服。水杨酸盐类具有镇痛、退热、消炎、抗过敏的作用,无心肌炎者首选此药。该药服后可有胃肠道刺激症状或胃出血,应注意观察。②吲哚美辛。具有抗炎、退热、镇静作用,口服每次 25mg,每日 2~3 次,饭后服用,以减少对消化道刺激症状。溃疡病患者禁用或慎用。③吡罗昔康。具有消炎、镇静作用,口服每次 20mg,每日 1 次,饭后服。本药用量小,用次少,不良反应比阿司匹林、吲哚美辛较轻,故为常用药。但仍可引起溃疡病出血,故溃疡病患者、哺乳妇女、儿童禁用。

　　(2)肾上腺皮质激素:此类药物能抑制变态反应,控制炎症发展,减少炎症渗出,但一般尽量不用。泼尼松,每日 10~20mg,分 2~3 次服,或地塞米松每日 1.5mg,分 2 次服。

　　3. 物理治疗　本病使用物理疗法可用以止痛、促进关节运动功能的恢复。

　　(1)短波或超短波透热疗法:两个板状电极于肩关节区对置,温热量,每次 20~40min,每日 1 次,15~25 次为 1 个疗程。

　　(2)微波疗法:圆形辐射器置于肩之前或后侧,90~140W,每次 10~20min,每日 1 次,15~25 次为 1 个疗程。

　　(3)红外线或石蜡疗法:红外线照射肩前侧或后侧,蜡疗用蜡饼法敷于肩关节区,每次 20~40min,每日 1~2 次,15~25 日为 1 个疗程。

　　(4)干扰电流疗法:4 个圆形或方形电极,在肩关节区交叉放置。差频 90～100Hz,5～10min,0～100Hz,5～10min,30～50Hz,5～10min,每日 1 次,15～25 次为 1 个疗程。

(5)间动电流疗法:两个板状电极于肩关节前后对置,密波3～5min,疏密波 5min,间升波 5min,每日 1～2 次,12～18 次为 1个疗程。

(6)电兴奋疗法:点状电极在肩关节周围的穴位治疗,先用强感应电,后用 130～50mA 直流电,间断通电 3～4 次,每次 1～2s。

(7)磁疗法:敷贴磁片或用动磁法,对止痛效果较好。

4. 封闭疗法治疗肩周炎

(1)操作方法:患者仰卧位,头部转向健侧,患侧肩部垫高。穿刺点位于喙突尖端下方、内侧方 1～1.5cm 处(图 6-4)。常规消毒皮肤,做局部浸润麻醉。使用针头经穿刺点斜向外上方刺入肩关节腔内。为了确认穿刺针进入了肩关节腔,可推动空针筒,如无明显阻力,说明穿刺针位于肩关节腔内,可以注入治疗药物。

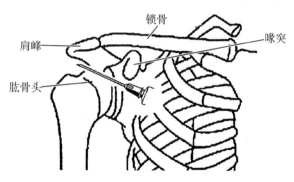

图 6-4 封闭位置

(2)药物选择:醋酸泼尼松龙注射液 1～2ml(或地塞米松 5～10mg)与 2% 利多卡因(或盐酸普鲁卡因)2～4ml 混合后使用。每周(或隔周)封闭 1 次,2～4 次为 1 个疗程。

(3)注意事项:①个别患者肩关节腔穿刺封闭治疗后,可能出现肩部疼痛加剧现象,无须特殊处理,1～2d 后即可消失。②局部穿刺封闭时,要严格消毒皮肤。穿刺结束拔出针头后,局部针眼部位要用无菌敷料压迫 1～2min,以便软组织将穿刺通道封闭,减少感染机会。要注意保持局部清洁,2～3d 内刺点不要与污水接触。③如果封闭后局部出现红肿,疼痛加剧并伴有体温升高,应及时去医院处理,以免耽误治疗。④如果使用该药做肩周炎的封闭治疗 2～5 次后效果不佳,应停用该药,防止导致组织坏死。

5. 封闭治疗肩锁关节损伤　肩锁关节是人体肩部的关节之一。"肩"是指肩峰,"锁"是指锁骨,肩锁关节是肩峰和锁骨组成的关节(图 6-5)。肩锁关节间衬有纤维软骨,外面有关节囊包绕和肩锁韧带,起稳定关节的作用。

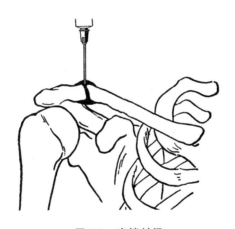

图 6-5　肩锁封闭

肩锁关节参与肩关节外展运动。在肩关节外展 180°过程中,锁骨旋转,从而使肩锁关节出现运动。如果肩锁关节发生损伤,可影响上肢的运动功能。

肩锁关节损伤主要表现为创伤引起的肩锁关节脱位及肩锁关节长期损伤导致的退行性骨性关节炎。造成肩锁关节脱位的原因有直接暴力和间接暴力2种,以直接暴力多见。当肩峰部位受到轻度打击,肩锁关节韧带出现扭伤,但关节囊和韧带尚完整(Ⅰ型);如外力较大致使肩锁韧带断裂,锁骨外端出现轻度移位(Ⅱ型);如果暴力过大,可使肩锁韧带完全断裂,锁骨外端移位明显,同时可累及纤维软骨,使纤维软骨破裂(Ⅲ型)(图6-6)。例如,当患者摔倒时,肱骨头与肩胛盂和肩峰撞击,传导暴力使肩锁韧带和喙锁韧带破裂,造成肩锁关节损伤及脱位。此外,过度向下牵引肩关节也可导致肩锁关节损伤,如体操运动员做"十字支

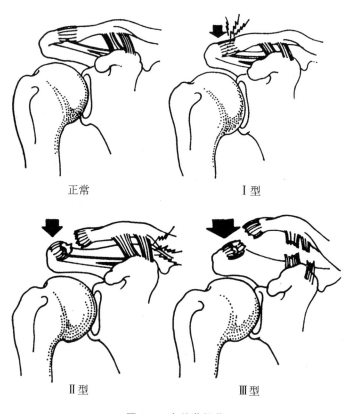

正常　　　　　　　　　　　　Ⅰ型

Ⅱ型　　　　　　　　　　　　Ⅲ型

图6-6　肩关节损伤

撑"动作时胸大肌、背阔肌极度收缩,牵拉肱骨向下,造成肩锁关节损伤或脱位。

(1)肩锁关节损伤的临床表现:①Ⅰ型损伤患者肩关节局部有轻度的肿胀和疼痛,一般无畸形。肩锁关节局部可有压痛,但用手按压锁骨外端,感觉锁骨外端稳定无活动现象。活动上肢时局部疼痛。②Ⅱ型损伤患者肩关节痛及肿胀较明显,局部出现畸形,与对侧局部相比,锁骨外端翘起高于肩峰。肩锁关节局部可有明显压痛,用手按压锁骨外端,感觉锁骨外端有浮动感,即有上下活动。活动上肢时局部疼痛明显加剧。③Ⅲ型损伤患者肩关节痛、肿胀、畸形明显,锁骨外端向上翘起,使患侧肩关节出现"阶梯"样畸形,如用患侧上肢提起一个重物,肩部畸形明显加剧。患者肩关节活动受限,肩关节任何动作都会加重肩锁关节处的疼痛。患者常用健侧手托起患侧上肢,以减轻疼痛。

(2)肩锁关节损伤的诊断:①有外伤史。肩锁关节损伤及脱位患者常有外伤史。常见于患者侧位摔倒,上臂紧贴胸壁并内收,肩部直接触地,致使肩胛骨向下或向后移位,导致肩锁关节囊、肩锁韧带、喙锁韧带损伤或撕裂,造成肩锁关节损伤或脱位。②临床表现。患者局部及肩锁关节处有明显的疼痛、肿胀表现,但疼痛肿胀因损伤及脱位的分型不同而有所区别。患侧上肢不能下垂,做外展和上举动作时疼痛加剧。损伤严重者患侧肩关节可出现"阶梯"样畸形。③X线表现。Ⅰ型损伤患者摄肩锁关节X线片,一般无异常所见。长期肩锁关节损伤患者,可见肩锁关节面不平,有骨的碎片及增生现象,表明肩锁关节有退行性改变。Ⅱ型损伤患者肩锁关节间隙略有增宽,锁骨外端与肩峰不平行,锁骨外端略上移。Ⅲ型损伤患者可见锁骨外端明显上移脱位,喙锁间隙增宽。正常喙锁间隙距离为 1.1～1.3cm,如喙锁间隙增宽 3～4mm 为喙锁韧带损伤,如增宽超过 5mm,说明喙锁关节韧带完全断裂。如果摄肩关节应力 X 线片(患肢悬挂 2.25～6.75kg 重物时拍摄肩关节 X 线片),可见双侧肩锁关节间隙和喙锁间隙明显加大。

(3)肩锁关节损伤封闭疗法治疗

1)操作方法:患者坐位,治疗师用手轻压患侧肩锁关节部位,出现明显疼痛处为封闭部位,用笔做记号。用75％乙醇或碘伏溶液消毒皮肤,将封闭针头由肩锁关节上方垂直刺入皮肤至肩锁关节囊、肩锁韧带区域,回抽针筒无回血,说明穿刺成功(图6-7)。

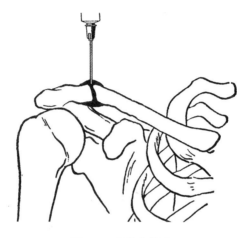

图6-7 肩锁关节封闭

2)药物选择:①泼尼松龙注射液 1～2ml(或地塞米松硫酸钠5mg)与2％利多卡因(或盐酸普鲁卡因)1～2ml 混合后使用。每周封闭1次,2次为1个疗程。②复方倍他米松注射液(得宝松注射液)1ml 与2％利多卡因(或盐酸普鲁卡因)1～2ml 混合。每周封闭1次,2次为1个疗程。

3)注意事项:①穿刺疗法适用于治疗Ⅰ型及部分Ⅱ型肩锁关节损伤及脱位的患者,对于部分Ⅱ型及Ⅲ型肩锁关节脱位患者建议考虑手术治疗。②穿刺时针头可刺入肩锁关节内,亦可置入肩锁韧带及锁骨骨膜部位,不要求针尖一定要刺入关节间隙。因为针尖刺入关节间隙在操作上有一定难度,反复尝试刺入关节间隙患者比较痛苦,同时还可导致关节软骨损伤。所以,在做封闭治疗时,如果针尖位于肩锁关节内,可先推入少量药液(因为肩锁关节间隙容量较小),阻力增大或患者有明显胀痛感时,稍微退出针头,使针头退出关节间隙至骨膜下,再注入剩余药液。③穿刺治疗后,可在穿刺局部行冷敷(将冰块置于塑料袋内,再把该冰袋置于穿刺部位),以减轻穿刺注射引起的疼痛。④实施 1 个疗程封闭治疗后如果效果不佳,可在 6～8 周后再次行封闭治疗。如果封闭疗法实施 2 次,效果仍欠佳,应考虑包括外科手术在内的其他疗法。⑤封闭治疗后要用三角巾将患肢固定于胸前 3～4 周。

6. 空气封闭疗法 指将空气注入肩关节疼痛部位,达到缓解疼痛、治疗肩周炎的目的。空气封闭疗法与其他封闭疗法的不同点在于,其他封闭疗法需要在疼痛部位注入药物、激素等物质,而空气封闭疗法无须药物和激素,使治疗成本降低,感染坏死率降低,治疗更安全。

空气封闭疗法治疗肩周炎的原理尚不清楚。有的学者认为,当空气注入肩关节的软组织内,可使组织松解,达到缓解组织粘连的作用。还有的学者认为,空气在组织内的存在,可以起到类似针灸和埋针的作用。

(1)操作方法:①用手指轻压肩部,确定肩关节的疼痛点,并做标记。一般选择 3～4 个疼痛点。②用 1%～2%浓度的普鲁卡因或利多卡因做疼痛点皮肤局部麻醉,以减少穿刺疼痛感。③使用 50ml 空注射器,通过 10～15 层无菌纱布或敷料,抽吸清洁空气 50ml。④将清洁空气注入肩关节的疼痛点。每个疼痛点注入10～15ml 清洁空气,3～5d 封闭 1 次,3～5 次为 1 个疗程。

(2)注意事项:①注入的空气必须确保清洁和无菌。可以抽取患者输液后空的葡萄糖盐水瓶中的空气。因为葡萄糖盐水瓶内的空气肯定是无菌的,也是安全的。②与药物封闭疗法不同,空气注入组织后不要揉捏局部,使空气在组织中相对集中,以强化治疗效果。③由于 50ml 注射器的配套针头较粗,所以在做空气封闭疗法后的 1~2d 内要保持皮肤局部的清洁,防止皮肤感染。这一点在夏季更为重要。

(五)中医治疗

1. 中医辨证施治

(1)风寒侵袭:①症状。肩部疼痛较轻,病程较短,疼痛局限于肩部,多为钝痛或隐痛,或有麻木感,不影响上肢活动,局部发凉,得暖或抚摩则痛减;舌苔白,脉浮或紧,多为肩周炎早期。②治则。祛风散寒,通络止痛。③方药。蠲痹汤(当归、羌活、姜黄、黄芪、白芍药、防风、甘草)。

(2)寒湿凝滞:①症状。肩部及周围筋肉疼痛剧烈或向远端放射,昼轻夜甚,病程较长,因痛而不能举肩,肩部有寒冷、麻木、沉重感,畏寒得暖稍减。舌淡胖,苔白腻,脉弦滑。②治则。散寒除湿,化瘀通络。③方药。乌头汤(麻黄、芍药、黄芪、炙甘草、川乌)。

(3)瘀血阻络:①症状。外伤后或久病肩痛,痛有定处,局部疼痛剧烈,呈"针刺"样,拒按,肩活动受限,或局部肿胀,肤色紫黯;舌质紫黯,脉弦涩。②治则。活血化瘀,通络止痛。③方药。活络效灵丹(当归、丹参、生乳香、生没药)合桃红四物汤(桃仁、红花、地黄、当归、赤芍、川芎)。

(4)气血亏虚:①症状。肩部酸痛麻木,肢体软弱无力,肌肤不泽,神疲乏力,或局部肌肉挛缩,肩峰突起;舌质淡,脉细弱无力。②治则。益气养血,祛风通络。③方药。秦桂四物汤(秦艽、桂枝、当归、川芎、白芍、生地黄、黄芪)。

2. 中成药治疗

(1)风湿寒痛片:①组成。青风藤、桂枝、附子、薏苡仁、鹿茸、枸杞子、黄芪、黄芩等。②功效。祛风散寒,利湿通络,扶正固本。用于肝肾不足,风寒湿痹,关节肿痛,四肢麻木,腰膝酸痛。颈椎病、类风湿关节炎有此症状者,均可服用。③用法用量。每次 6~

8片,每日2～3次。④使用说明。严格按照用法用量服用,服药7d症状无缓解,应去医院就诊。高血压、心脏病患者慎用,哺乳期妇女慎用,孕妇禁用。

(2)伸筋丹:①组成。地龙(炒)、红花、马钱子(制)、汉防己、乳香(醋炒)、没药(醋炒)、骨碎补(制)、五加皮。②功效。活血化瘀,通经活络。适宜于瘀滞型肩周炎,肩部肿胀,疼痛拒按,以夜间为甚者服用。③用法用量。每日3次,每次2粒,15d为1个疗程,停药5d,再服15d。④使用说明。本品有较好的解痉镇痛作用,对其他骨伤疾病的疼痛也有一定疗效。

(3)痹苦乃停片:①组成。制川乌、制草乌、制乳香、制没药、制马钱子、生地黄、薏苡仁等。②功效。祛风散寒,活血化瘀,舒筋通络。适用于肩周炎寒湿痹阻,瘀痛不移者。③用法用量。口服,每次5～7片,每日4次,连服3个月为1个疗程。④使用说明。严格按照用法用量服用,内有积热、口干大便干结者不宜服用。

(4)昆明山海棠:①组成。昆明山海棠。②功效。通经活络,消肿止痛。适用于筋骨疼痛、风湿寒痹、麻木不仁、肩周炎早期者。③用法用量。口服,每次2～3片,每日3次。④使用说明。并用于类风湿关节炎、红斑狼疮等,肾功能不全患者慎用。

(5)痹隆清安片:①组成。萆薢、生地黄、制马钱子、制乳香、制没药、薏苡仁等。②功效。除湿消肿,活血化瘀,舒筋活络。适用于肩周炎各期有热象者。③用法用量。口服,每次5～7片,每日4次,连服3个月为1个疗程。④使用说明。严格按照用法用量服用,内无瘀滞、疼痛游走不定者不宜服用。

(6)祛风止痛胶囊:①组成。老鹳草、桑寄生、续断、威灵仙、独活、制草乌、红花。②功效。祛风止痛,舒筋活血,强壮筋骨。用于肩周炎症见四肢麻木,腰膝疼痛,风寒湿痹等症。③用法用量。口服,每次6粒,每日2次。④使用说明。孕妇忌服。

(7)风痛安胶囊:①组成。防己、木瓜、桂枝、生石膏、姜黄、海桐皮、忍冬藤、连翘、通草、黄柏。②功效。清热利湿,活血通络。适用于肩周炎早、中期有热象者。③用法用量。口服,每次 4～5粒,每日 3 次。④使用说明。并用于各种急慢性关节炎有热象者。

3. 验方治疗

(1)羌活汤:①组成。羌活 10g,秦艽 10g,海风藤 15g,木瓜10g,五加皮 15g,续断 15g,防风 10g,北细辛 3g,丹参 15g,桑枝15g。②做法。上药放砂锅中,加水浸 1h,连煎 2 次,合并煎汁,分2 次于饭后 1h 温服。③说明。本方祛风散寒,舒筋通络,适宜于风寒湿型肩周炎、肩部窜痛、遇风寒痛增、得温痛缓、畏风恶寒或肩部有沉重感者。

(2)玉竹汤:①组成。玉竹 30g,桑寄生 30g,鹿衔草 15g,白术15g,茯苓 15g,怀牛膝 15g,白芍 15g,炙甘草 9g。②做法。上药放砂锅中,加水浸 1h,连煎 2 次,合并煎汁,分 2 次于饭后 1h 温服。③说明。健脾除湿,补肾通络。主治肩周炎气血不足,肩臂疼痛,不能高举或转动不灵;病程经久、神疲气短、肢体乏力者也可服用。

(3)桂枝四物汤:①组成。熟地黄 20g,当归 15g,白芍 15g,川芎 10g,桂枝 6g,生姜 3 片,甘草 6g。②做法。上药放砂锅中,加水浸 1h,连煎 2 次,合并煎汁,分 2 次于饭后 1h 温服。③说明。熟地黄、当归、白芍、川芎养血补虚,桂枝、生姜温经散寒,甘草调和诸药,合而适宜于肩周炎患者调补服用。

(4)祛风宣痹汤:①组成。生黄芪 20g,当归 12g,桂枝 10g,羌活 10g,防风 10g,炒白芍 12g,川芎 15g,秦艽 10g,姜黄 10g,威灵仙 20g,甘草 6g,大枣 5 枚,生姜 2 片。②做法。上药放砂锅中,加水浸 1h,连煎 2 次,合并煎汁,分 2 次于饭后 1h 温服。③说明。本方适宜于气血亏虚型肩周炎、肩部酸痛、劳累后疼痛加重、伴头晕目眩、气短懒言、心悸失眠、四肢乏力者。

(5)黄芪桂枝汤:①组成。黄芪 15g,桂枝 10g,白芍 12g,生姜

3片,大枣4枚,北细辛3g,制川乌5g,制草乌5g,地龙5g,全蝎1.5g。②做法。除地龙、全蝎研成极细粉末外,上药放砂锅中,加水浸1h,连煎2次,合并煎汁,分2次于饭后1h送服地龙、全蝎粉末。③说明。桂枝辛温助心阳,通经络,能改善肩关节的血液循环,驱除肌表病邪,缓解疼痛;芍药苦平,生姜味辛,共佐桂枝调和阴阳,温养血脉,再用大枣养胃气而发汗,以助去肌肉、筋骨病邪,黄芪调治营卫气血不足,北细辛祛除里寒之邪,制川乌、制草乌温经止痛。此方对于肩周炎的康复治疗有帮助。

(6)桑枝羌活饮:①组成。桑枝20g,羌活10g,海桐皮15g,姜黄10g,当归10g,炒薏苡仁30g,桂枝5g,北细辛3g,生甘草6g。②做法。将上药加水淹没3cm,浸泡30min,先用武火烧开后再用文火煎20min,取汁后再加水煎1次,而后合并煎汁分早晚2次于饭后温服。③说明。祛风湿,通痹阻。适宜于肩周炎初起、正气不虚者。

(7)祛痰通痹饮:①组成。茯苓15g,姜半夏12g,枳壳10g,风化硝6g,白术12g,白芥子12g,姜黄10g,桑枝12g,生姜8g。②做法。上药放砂锅中,加水浸1h,连煎2次,合并煎汁,分2次于饭后1h温服。③说明。茯苓、半夏、风化硝、白芥子、姜黄等同用,搜风祛痰,除风湿,并能止痛,适宜于肩周炎痰湿阻络、肩膀及手指以酸麻表现为主者。

4. 外治法

(1)热熨法:①方法1。粗盐500g,生姜3片,小茴香15g,炒热(不要太烫),用棉布包好,每晚睡前敷患处至食盐凉为止。每料可反复用3天。可于肩周炎发作时配合使用,连用3料。②方法2。伸筋草20g,生姜5片,川芎15g,威灵仙15g,羌活12g。水煎后取汁;再将麦麸300~400g入锅内炒黄,趁热拌入药汁,加醋1汤匙,盛于纱布袋中,趁热敷患处。每日1次,10日为1个疗程。

(2)外敷法:取好醋适量,葱白50g,一并捣烂成泥状,敷患处。

可于临睡前使用,外敷后用洁净纱布包裹,次日起床后除去。

(3)淋洗法:取柳树枝 250g,桑枝 250g,艾蒿枝 250g。以上用鲜品,切细后放锅中,加水煮,取汁洗患处。每天洗 2 次,连洗 5d。如用干品,药量减半用。

(4)膏药法:①方法 1:雄黄 30g,急性子 30g,乌梢蛇 30g,樟脑10g,公丁香 10g,生半夏 10g,蜈蚣 3 条,分别研成细粉,过筛后拌匀,用瓷瓶盛贮。每次取 1 匙,用凡士林调成药膏,将药膏摊于敷料上,贴患处。其功效温经通络,散寒止痛。主治肩周炎之风寒侵袭兼瘀阻者。②方法 2:牛蒡子 150g,白凤仙 20g,川芎 20g,续断 20g,桂枝 10g,大黄 10g,当归 10g,白蔹 10g,赤芍 10g,白及10g,乳香 10g,没药 10g,防风 10g,荆芥 10g,木香 10g,苏合香10g,肉桂 6g,草乌 6g,地龙 6g,僵蚕 6g,蜂蜜 300g,芝麻油 500g。将上药入油炸枯,过滤去渣,加入蜂蜡搅拌成膏状,夏季时蜂蜡酌增,冬季时蜂蜡酌减,制成放 1 周后使用。将药膏适量摊敷于棉布片上,敷匀,贴患处,3~5d 更换 1 次。此膏叫肩凝膏,有温经通络、祛风散寒、化瘀止痛作用,适宜于各型肩周炎者采用。③方法3:鲜泽漆草 250g,生菜油 750g,麻黄 20g,生半夏 20g,生南星20g,甘遂 20g,白芥子 10g,大戟 10g,僵蚕 10g,黄藤 10g,火硝 6g,炒黄铅粉 30g。先将泽漆草入油熬枯去渣,再入麻黄、南星、甘遂、白芥子、大戟、僵蚕,再熬枯去渣,呈滴水成珠状时加入黄藤、火硝熬枯后将油滤清,入黄铅粉收膏,将药膏摊牛皮纸上。洗净患处,将膏化开,贴于患处,5d 换 1 次。此膏叫消散膏,功能温经散寒、豁痰止痛,主治肩周炎痰浊阻络型。

5. 药酒治疗

(1)臂痛药酒:①原料。生黄芪 30g,枸杞子 15g,海桐皮、怀牛膝各 12g,秦艽、当归、片姜黄、威灵仙、赤芍、桑寄生、茯神、杜仲、桂枝、北沙参各 9g,炙甘草、独活、川芎、防风各 6g,白酒1000ml。②制作方法。将上述药材共捣为粗末,装入布袋,与白酒同置于容器中,密封浸泡 10d 后,即可使用。③用法用量。口服,每次服用10~20ml,每日早、晚各服用1次。15~30d为1个疗程。④功效主治。具有祛风湿、通经络、补肝肾、壮筋骨的功效。用于治疗臂痛、中老年人肩痛(肩周炎)。⑤药方来源。引自《秦笛桥医案精华》。⑥方评。黄芪,诸虚不足,少腹急病,胁肋膜胀,脐下虚满,胸中烦悸,面色萎黄,唇口干燥,少力身重,胸满短气,腰背强痛,骨肉酸疼,行动喘乏,不能饮食,或因劳伤过度,或因病后不复。⑦注意事项。酒精过敏,皮肤病,肝肾疾病,手术后消化系统溃疡等忌服。

(2)消炎止痛液:①原料。丁香、儿茶、红花、生地黄、赤芍、牡丹皮、白芷、川芎、樟脑各10g,木香、防风、乳香、没药各9g,当归12g,薄荷6g,90%乙醇适量。②制作方法。将上述药材(除樟脑外)捣碎,加入90%乙醇(适量)浸泡24h(乙醇与药材之比为1:2),然后置水于锅中,用蒸馏法收集蒸馏液200ml,抽尽药渣内残留液,再把樟脑粉加入蒸馏液中搅匀,与抽取的滤液合并,添加乙醇至350ml后,即可使用。③用法用量。外用:用时先在病灶部位,用特定电磁波谱治疗仪照射10min后,再取本液涂擦患处,每隔5min涂擦1次。每次照射30min,每日治疗2次。④功效主治。具有温经散寒、通络止痛的功效。用于治疗肩周炎。⑤药方来源。引自《临床奇效新方》。⑥方评。木香性温,味辛、苦。归肝经、脾经。健脾和胃、调气解郁、止痛安胎。属理气药。治疗胸胁、脘腹胀痛、呕吐泻痢、胸胁挫伤、岔气作痛、胎动不安。内热口干、喉干舌绛者忌用。儿茶性微寒,味苦、涩,归肺经、心经,具有收湿、生肌、敛疮、止血的作用。用治溃疡不敛、湿疹、口疮、跌仆伤痛、外伤出血。⑦注意事项。内热口干,喉干舌绛者忌用。寒湿证忌服。

(3)细辛生姜白酒方:①原料。细辛80g,老生姜300g,60°高粱白酒100ml。②制作方法。将细辛取净品研末,生姜洗净,与细辛混合,杵成泥,在铁锅内炒热,加入白酒调匀,再微炒,将药铺于纱布上,即可使用。③用法用量。外用:将制好的药纱布趁温敷于患处。每晚 1 次，一般 5～14d 即可痊愈。④功效主治。具有通痹祛邪、消肿止痛的功效。用于治疗肩周炎、跌打损伤。⑤药方来源。引自《细辛生姜白酒方外敷治疗肩周炎》。⑥方评。细辛性温，味辛，归心经、肺经、肾经，具有祛风、散寒、通窍止痛、温肺祛痰的作用。⑦注意事项。热盛出血患者禁服，湿盛中满及大便溏泄者慎服。气虚多汗者慎服，热病及阴虚、血虚者禁服。不宜与藜芦同用。注意本品服用剂量过大，可发生面色潮红、头晕、多汗，甚则胸闷、心悸、恶心、呕吐等不良反应。

6. 药浴法

(1)方法 1：①药物。乳香、没药、麻黄、马钱子各取适量。②用法。将药物放入水中煎汤，后过滤去渣，待药温度降至患部皮肤能耐受时，熏洗上肢。每日 1 次，每次 30min；并用伤湿膏药贴患处；同时配合内服舒筋活络丸，每日 1 粒。③功效。温筋通络。④适用。肩关节周围炎。⑤注意事项。配合手法治疗效果会更好，同时应加强功能锻炼。

(2)方法 2：①药物。伸筋草 60g，防风、姜黄、钩藤、白芍、甘草各 30g。②用法。将药加清水适量煎沸，后过滤去渣，倒入盆中，以毛巾蘸取药液擦洗患处。每次 30min，每日 3～4 次，每剂药可洗用 2d，10d 为 1 个疗程。③适用。各型肩关节周围炎。④注意事项。用此方擦洗时，可随症加减，肩周肌肉麻木者加天麻、全蝎；局部痛甚加乳香、没药；活动受限加桑枝、鸡血藤；天气变化时加剧加秦艽、汉防己各 15g；病情顽固加蜈蚣、土鳖虫等。

(3)方法 3：①药物。桃仁、红花、桂枝、苏木、地龙、透骨草、川芎、当归尾各 30g，鸡血藤 60g。②用法。将药加入 95％乙醇 2500ml 中浸泡 10d 后备用，使用时取棉纱布蘸取药液按摩并擦洗患处，以局部微感发热为度。每日 3～4 次，10d 为 1 个疗程。③适用。气滞血瘀型患者，症见局部疼痛肿胀，肩关节强直，活动受限，尤以晚间为剧等。④注意事项。早期局部肿痛明显的，用此方擦洗时，用力不宜过猛，并应适当限制肩关节活动；肿痛稍减的后期,可在用本方擦洗前,先采用手法按摩 15min,然后再做局部擦洗,则效果更好。

(六)自然疗法

1. **按摩** 治疗肩周炎较为有效的方法,以舒筋通络、行气活血止痛为主。可用健侧上肢对患侧进行自我按摩。

(1)用健侧的拇指或手掌自上而下按揉患侧肩关节的前部及外侧,时间 1～2min,在局部痛点处可以用拇指点按片刻。

(2)用健侧手的第 2～4 指的指腹按揉肩关节后部的各个部位,时间 1～2min,按揉过程中发现有局部痛点亦可用手指点按片刻。

(3)用健侧拇指及其余手指的联合动作揉捏患侧上肢的上臂肌肉,由下至上揉捏至肩部,时间 1～2min。

(4)用手掌自上而下地掌揉 1～2min,对于肩后部按摩不到的部位,可用前面介绍的拍打法进行治疗。自我按摩可每日进行 1 次,坚持 1～2 个月,会有较好的效果。

(5)取坐位,家人用双手抱托其肘部做内收、外展、上举、后伸等被动动作,反复进行 2min。

(6)取坐位,家人站其患侧,外展其上肢,以其肩关节为轴做环状旋转运动,顺时针、逆时针各 30 次,幅度逐渐加大。

2. **针灸疗法** 肩部常用穴位(图 6-8)。

(1)急性期证:见肩及臂疼痛逐渐加重,肩关节外展、外旋功能开始受限,肩前、后、外侧有压痛,舌质淡红,苔白,脉弦细。

选穴:肩髃、肩贞、臂臑、曲池、外关、阿是。方法:令患者垂臂屈肘,用 28 号 4 寸毫针刺入肩贞约 2 寸,使针尖稍向外斜;使局部有较强的酸麻胀感并向前臂及手指放射。针用泻法,以肩关节有较强的酸麻胀感为度。

(2)慢性期证:见肩及臂疼痛日久不愈,以隐痛为主,夜间尤甚,手足麻木,头晕眼花,不能抬臂上举,也不能外展,舌质淡红,

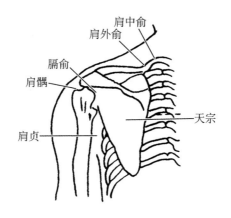

图 6-8　肩部常用穴位图

苔白,脉细。

　　选穴:肩髃、膈俞、肩贞、足三里、气海方法,肩关节周围穴位用温针灸法,其他穴位针用补法。

　　(3)肩部疼痛:拔肩关节周围及房胛骨边缘,配合肩外俞、曲垣、肩髃、肩贞。用大或中型火罐,每次拔罐 3~8 个。

　　3. 饮食疗法

　　(1)桑枝炖鸡:①原料。老桑枝 60g,老母鸡 1 只,食盐、味精各适量。②做法。将桑枝切成小段,加水浸 1h;宰鸡,去毛及内杂,用温水洗净。将鸡、桑枝连同所浸的水一并倒锅中,放食盐,加水足量,先用旺火煮沸,再改用小火炖 2h,弃桑枝,放味精调味,佐餐食用。③说明。本膳具有祛风湿、通经络、补气血之效,适用于肩周炎慢性期而体虚风湿阻络者。

　　(2)当归煮蛋:①原料。当归 15g,赤芍 15g,鸡血藤 30g,桑枝 30g,木香 5g,陈皮 5g,鸡蛋 2 个,黄酒、食盐、味精各适量。②做法。当归、鸡血藤等中药放锅中,加水浸 1h,煎取汁。鸡蛋洗净,放药汁中,用小火炖煮,30min 后,取出鸡蛋,剥去皮,再将鸡蛋放回锅中,放黄酒、食盐、味精,用小火炖煮 10min,取蛋食用。③说明。当归、赤芍、鸡血藤养血活血,桑枝祛风湿,木香、陈皮理气,合而有助于防治骨性关节炎,对肩周炎的防治也有帮助。

(3)芪归炖鸡:①原料。黄芪 30g,当归 20g,童子鸡 1 只,生姜、黄酒、食盐各适量。②做法。黄芪、当归加水浸 1h;宰鸡,去毛及内脏,用温水洗净;生姜洗净,切片。将黄芪、当归、生姜放鸡腹中,倒入浸黄芪、当归的水,视需要加水至足量,放黄酒、食盐,用旺火煮沸,再改用小火炖 2h,去黄芪、当归,吃鸡肉喝汤。③说明。黄芪补气,当归养血,合补益力强的童子鸡炖煮食用,有助于补益气血,强健体魄,肩周炎者宜于进补食用。

(4)当归羊肉汤:①原料。当归 20g,党参 20g,川芎 10g,白芍 10g,桑枝 20g,羌活 15g,甘草 5g,羊肉 500g,生姜、红糖各适量。②做法。羊肉用温水洗净,切成小块;当归、党参等药物,一并用洁净纱布包裹,加水浸 1h。将羊肉、药袋放锅中,浸药的水一并倒入,视需要加水至足量,放生姜,用旺火煮沸,去浮沫,改用小火炖 2h,弃药袋,放红糖再炖煮 5min,作点心食用。③说明。当归、党参、川芎、白芍补气血,桑枝、羌活祛风湿,羊肉温阳补虚,合而适宜于肩周炎者进补食用。

(5)附桂猪蹄汤:①原料。附片 10g,桂枝 10g,桑枝 30g,羌活 15g,猪蹄 1 对,食盐、味精、胡椒粉各适量。②做法。猪蹄洗净,加水煮沸 5min,捞出洗净,剁成小块;各药用洁净纱布包裹,加水浸 1h。将猪蹄放锅中,药包连同所浸的水一并倒入,用旺火煮沸,改用小火炖煮 1h,弃药袋,加食盐、味精、胡椒粉等调味品,再煮沸 5min,即可食用。③说明。附片、桂枝温经脉,桑枝、羌活祛风湿,配合猪蹄润养,肩关节寒湿阻滞,遇寒疼痛加重者,宜于食用。

(6)白芍核桃粥:①原料。白芍 20g,桃仁 15g,粳米 60g,冰糖适量。②做法。白芍加水浸 2h;桃仁用沸水烫去皮,并去尖,捣烂如泥;粳米淘洗净。粳米、白芍放锅中,加水足量,煮至粥成,去白芍,下桃仁泥,再煮 10min,放冰糖调味,作点心食用。③说明。本粥养血化瘀,通络止痛,肩周炎瘀血阻络者,宜予食用。

(7)桂枝薏苡仁粥:①原料。葛根 30g,桂枝 15g,薏苡仁 30g,粳米 60g,食盐、味精各适量。②做法。葛根、桂枝加水浸 1h 后,煮沸 30min,去渣取汁;薏苡仁加水浸半天,放汽锅中煮至鸣响 3min;粳米淘洗净。将薏苡仁、粳米放锅中,加入药汁,并加水至足量,煮至粥成,放食盐、味精调味,作点心食用。③说明。葛根解肌,善治肌肉、颈项、肩背胀痛或板滞不适,薏苡仁去湿,合而对风湿阻滞者较为适宜。

(8)海马山甲酒:①原料。海马 3 对,炮山甲 30g,独活 30g,赤芍 30g,黄芪 30g,党参 30g,秦艽 20g,川芎 20g,桂枝 10g,白酒 1500ml。②做法。将上药晒干,放坛中,倒入白酒,加盖密封,置阴凉干燥处,每日摇动几下;经 21d 后即可饮服。每日早晚各饮 1 次,每次 15ml。③说明。本药酒功能补肝肾,益气血,祛风湿,适用于肩周炎属气血亏虚者。

(9)仙茅五加粥:①原料。仙茅 30g,淫羊藿 30g,五加皮 30g,粳米 60g,冰糖适量。②做法。将仙茅、淫羊藿、五加皮用水浸 2h,煎取汁备用;粳米放锅中,放入药汁,加水足量,煮至粥成,加冰糖调味,作点心食用。③说明。本粥功能温肾壮阳,祛寒除湿,适用于肩周炎属风寒湿痹阻者。

(10)肩周炎饮食禁忌:①忌吃肥腻食品。肥肉、奶油、油炸食品等均属肥腻食品。肩周炎属中医学的"痹证"范畴。中医学认为,痹证主要是由于体内气血痹阻不畅所致,而高脂厚味的食物容易影响脾胃的运化而生湿,湿属阴邪,易加重气血痹阻。医学专家发现,患有肩周炎的患者,如果每天吃大量的高脂肪类食物,将出现关节强直、疼痛肿胀及功能障碍,关节炎的症状明显加重。故患肩周炎的患者不宜吃肥肉、奶油和油炸食物。②忌吃用铁锅烧的饭菜。因为人体内较多的铁可与蛋白质结合而形成一种物质,这种物质再与铁分子结合,可形成铁蛋白蓄积于关节的黏液之中。每一个铁蛋白分子含有 4500 个铁原子,如再与铁结合就达到饱和,饱和的铁蛋白具有毒性,它和游离的铁能促进关节炎的发作。因此,患肩周炎的患者最好不要用铁锅煮饭。③忌吃海味。因为海参、海带、海菜、海鱼等含有一定的尿酸,这些尿酸被身体吸收后,能在关节中形成尿酸盐晶,使关节炎的病情加重。因此,患了肩周炎的患者不宜吃海产品。

4. 茶疗法

(1)方法 1:槐角核芝茶。①配方。茶叶适量(3～5g),槐角、核桃仁、芝麻各 25g。②制服法。水煎,代茶饮服。每日 1 剂。③功能。补肝肾,强筋骨,止痹痛。④适应证。肩周炎。

(2)方法 2:治上肢痹痛茶。①配方。赤芍 15g,当归 12g,羌活 9g,川桂枝 7g,炙甘草 5g。②制服法。按上方用药 5 倍量,共研细末。每服取 18～30g 置保温瓶中,沸开水 500ml 冲泡,盖闷 20min,代茶饮用。每次饮用时兑入适量温黄酒。每日 1 剂。③功能。祛风湿,通经脉。④适应证。肩关节周围炎,颈椎病,腕管综合征。⑤禁忌。月经过多者及孕妇忌服。各类出血患者禁用。

(七)功能锻炼

1. 运动疗法 一般来讲,治疗肩周炎最重要的办法是运动疗法。下面介绍几个自我康复训练的方法。

(1)提重物旋转:做个沙袋提在手中,沙袋的重量逐渐由轻到重,从 1kg 开始,逐渐增加到 10kg。如果自己觉得能够承受还可以再重一点,逐渐加大,上身向前自然弯曲,肩膀自然下垂,手持沙袋向下旋转画圈摆动,先顺时针转,然后逆时针转,这就叫提重物旋转,起到牵拉肩膀的作用,每天做三四次,每次旋转十几、二十几次。但应注意,重量不应过重,以免引起肩部肌肉的痉挛,也不应引起明显疼痛,否则可能导致外伤。

(2)对墙画圈:患者面向墙壁,伸直手臂,对墙象征性地做画圆圈的动作。经常重复这个动作,对肩周炎的恢复将会有很大帮助。

（3）手爬墙：用患侧的手摸住前面的墙，从低到高，用示指和中指交替慢慢向上爬，爬到自己能够耐受的高度，每天这样训练若干次，就会天天有进步，越爬越高，对肩周炎的恢复也会有很大的帮助。

（4）拉毛巾：拿个长毛巾，两只手各拽一头，分别放在身后，一手在上，一手在下，动作可以由小到大，每天坚持做几次，肩周炎的状况就会逐渐改善。别看这是一种很简单的办法，可比什么办法都好。

（5）打羽毛球：打羽毛球，无论使用左手或右手，在挥拍击球、发球、扣球、接球时，都在最大限度地运动肩关节，当然也包括肘、腕及手关节。打羽毛球的各种运动姿势中，有一个使用得最频繁的动作，即高抬胳膊用力扣杀，此时肩关节充分处于前屈、外展、外旋状态，最能发挥肩关节的功能，也最有利于治疗肩关节因活动不足而导致的功能障碍。

肩关节的锻炼主要有7种运动：屈、伸、收、展、内旋、外旋和旋转。摇扇子正是一种手指、腕、局部关节肌肉协调配合的上肢运动。向前扇一扇脸、胸腹部，向后扇一扇背，这两种动作包括了肩关节运动中除旋转的前6种运动。

天热的时候经常摇扇，可以有效地促进上肢关节肌肉的血液循环，增强肌肉力量和各关节协调配合的灵活性。在摇扇子时往往头部也在不时地活动，这对防止颈部骨质增生也有一定的作用。

2. 简易健身操　患者对下述动作可交替进行锻炼，根据自己的情况，适当进行功能锻炼。每日3～5次，每个动作做30～50次，多者不限，只要持之以恒，对防治肩周炎会有益处。

（1）屈肘甩手：患者背部靠墙站立，或仰卧于床上，上臂贴身、屈肘，以肘点作为支点进行外旋活动，两手向外侧摆动。

（2）手指爬墙：患者面对墙壁站立，用患侧手指沿墙缓缓向上爬动，使上肢尽量高举，到最大限度，在墙上做一个记号，然后再徐徐向下回到原处,反复进行,逐渐增加高度。

(3)体后拉手:患者自然站立,在患侧上肢内旋并向后伸姿势下,健侧手拉患肢手或腕部,逐渐拉向健侧并向上牵拉。

(4)展翅:患者站立,上肢自然下垂,双臂伸直,手心向下缓缓外展,向上用力抬起,到最大限度后停 10s 左右,然后回到原处,反复进行。

(5)后伸摸棘:患者自然站立,在患侧上肢内旋并后仰姿势下,屈肘、屈腕,中指指腹触摸棘突,由下逐渐向上至最大限度后保持不动,2min 后再缓缓向下回到原处,反复进行,逐渐增加高度。

(6)梳头:患者站立或仰卧均可,患侧肘屈曲,前臂向前向上,掌心向下,患侧的手经额前、对侧耳部、枕部绕头一周,即梳头动作。

(7)擦汗:患者体位同梳头,患侧肘屈曲,前臂向前向上并旋前,掌心向上,尽量用肘部擦额部,即擦汗动作。

(8)头枕双手:患者取仰卧位,两手十指交叉,掌心向上放于头后部(枕部),先使两肘尽量内收,然后再尽量外展。

(9)旋肩:患者站立,患肢自然下垂,肘部伸直,患臂由前向上向后划圈,幅度由小到大,反复数遍。

七、强直性脊柱炎

　　强直性脊柱炎是一种以脊柱为主要病变的慢性炎性疾病。病变主要累及脊柱小关节和骶髂关节,引起脊柱强直和纤维化,造成人的活动受限,并可有不同程度的眼、肺、肌肉、骨骼的病变,也可有自身免疫功能的紊乱,所以强直性脊柱炎又属自身免疫性疾病。由于其临床病理及 X 线改变均与类风湿关节炎不同,故目前已公认其为一独立的结缔组织病。

　　本病主要发病于青壮年,但也可在儿童或青春期起病,常与幼年型类风湿关节炎相混淆,男性多发,有明显的家族倾向。提示与遗传有关。

(一)病因病理

　　1. 病因　强直性脊柱炎是一种病因未明的常见关节疾病,以骶髂关节和脊柱慢性炎症为主,可累及内脏及其他组织的周身性风湿病,可造成畸形及残疾,为严重危害人类身体健康的疾病。目前发现的病因主要包括以下几个方面。

　　(1)自身免疫问题:目前很多学者都将强直性脊柱炎划归自身免疫性疾病范围。在正常人体内,免疫活性细胞可以识别自身的细胞和外来的物质,并且只对外来的物质进行排斥反应。但当免疫活性细胞发生突变之后,即丧失了识别自身细胞和外来物质的能力,并把自身细胞误认为外来物质加以排斥,使人体的正常组织被自身的免疫细胞所破坏。由于抗原并非外来物质,而是在身体内部,所以称之为自身免疫性疾病。在强直性脊柱炎患者中,人体淋巴细胞组织相容抗原高达 90%～95%,部分强直性脊柱炎患者的免疫球蛋白升高,对本病应用免疫抑制药有效,以上事实支持自身免疫性疾病的学说。

(2)感染:有人强调本病与感染有关。例如,泌尿生殖系统感染、肠道感染、上呼吸道感染、扁桃腺炎等都与本病发病相关。有的患者发病前有感染史,有的患者治愈感染病灶后关节症状明显减轻。有人认为泌尿生殖系统感染可通过淋巴系统扩散到骶髂关节、脊椎及其他关节,故泌尿生殖系统感染与本病发病有密切的关系。

(3)遗传:强直性脊柱炎有明显的家族遗传倾向,在临床上曾遇到兄弟或父辈中有同患此病者。本病是常染色体显性遗传,男性外显率为 70%,女性为 10%。本病 HLA-B27 的阳性率在 90%以上,其家族成员阳性率比正常对照组高 30 倍,由此可见遗传因素对本病的发病起一定作用。

(4)内分泌问题:本病男性发病率高,女性很少发病,这种明显的性别差异提示与内分泌有关。同时应用皮质激素治疗有效,停药后症状又复发现象,也支持这一观点。部分男性患者性功能亢进。

2. 中医病因　强直性脊柱炎多见于青少年,起病年龄多在 10－40 岁,40 岁以后发病少见。此时正当肾气充盛,精充髓满之时,若见腰背疼痛,酸软乏力,甚则驼背强直,说明先天禀赋不足,肾气匮乏是本病的首要原因。

3. 病理改变　本病的病变部位主要集中在韧带和骨骼的附着处,因此又有"附着病"之称。该处呈现非特异性局灶性炎症,并渐而侵及附近的骨皮质。全身除大粗隆、髌骨、髂崤等处多见外,在脊柱上主要从椎间盘边缘及相应的纤维环处开始。在病变侵蚀的同时,修复过程也随之开始,新生成的新骨取代韧带边缘的附着处,最后形成上、下椎体边缘相连结的"联结赘",骨质增生可逐渐伸展到脊柱邻近韧带、关节囊和肌腱的组织中。严重者,脊柱的前、后纵韧带、棘间韧带、关节突关节囊及骶髂关节前后的韧带均可骨化,脊柱呈"竹节"样强直。其范围大多从双侧骶髂关节开始,上升至胸椎段及下颈段,而上颈段则少有累及。由于韧带逐渐骨化,脊柱曲度改变及运动受限逐渐显著。椎间关节及肋横突关节的骨化显著时,脊柱可完全强直,活动消失。

强直性脊柱炎产生脊柱骨性强直后,局部病理变化即终止。如不向其他部位发展,临床症状即告稳定。

强直性脊柱炎发病时,关节内滑膜病变与类风湿关节炎相似,呈进行性炎症改变。但滑膜肉芽组织对关节软骨和骨质的侵蚀较后者为轻,且进展较慢。因此,当关节周围的韧带及关节囊已完全骨化,其关节内病变仍在不断发展,由来自骨髓腔的血管及从滑膜长出的血管翳向两侧软骨面侵蚀破坏,渐而周边部新骨侵入,钙盐沉积,而使该关节完全形成骨性强直。椎体间关节及后方的小关节基本上均按此进程演变。

此种骨化的韧带较脆,完全骨化后的椎节也易折断,因此应注意避免外伤;当施行截骨矫正术时,也应该注意这一病理特点。

(二)临床表现

强直性脊柱炎在临床表现主要有脊柱表现、脊柱以外的关节炎、呼吸及全身症状等。其特征性病理改变是肌腱、韧带附着点发炎。其特点为几乎全部累及骶髂关节,常发生椎间盘纤维环及其附近韧带钙化和骨融合性强直。

1. 脊柱症状表现 强直性脊柱炎主要为脊椎病变,先为腰椎和骶髂关节受累,患者感到腰骶部板滞、疼痛和不适。疼痛还可放射到一侧或两侧臀部、大腿、小腿后外侧,表现为坐骨神经痛。在腰骶部疼痛的同时,活动明显受限。可见骶髂关节及腰椎、椎旁肌都有压痛或叩痛。椎旁肌痉挛,腰椎生理曲度消失。"4"字试验阳性,此项检查对强直性脊柱炎早期诊断很有帮助。

脊柱炎向上发展,可波及胸椎和颈椎。胸椎受累患者感到胸背痛、胸肋关节痛、胸廓扩张运动受限,呼吸时腹部活动度加大,而胸廓活动度明显减少,剧烈运动时可有呼吸困难。病情逐渐发展,可出现驼背畸形。颈椎受累表现为颈部疼痛,活动受限。可有根性痛、肩、臂、手放射性疼痛和麻木,最后颈椎可强直,各方向活动均受限,转颈时需连同身体一起转动。强直性脊柱炎有上行性和下行性两种。多数为上行性,由腰骶椎开始,向上发展到胸椎、颈椎。少数为下行性,表现为胸椎先受累,向下发展到腰椎和骶髂关节,本型多为女性患者。

强直性脊柱炎对脊柱功能的影响,早期表现为脊柱后伸明显受限,晚期表现为各方面活动均受限。病情发展到后期,脊柱关节均已强直固定,当 X 线片上呈竹节样变时,疼痛将明显减轻。此时活动受限与关节僵硬为患者的主要痛苦。

2. 脊柱以外的表现　脊柱以外的各关节均可受累,但以大关节及不对称为特点,下肢关节多于上肢关节。关节痛、肿胀,关节周围纤维化,最后形成关节强直。不少患者髋、膝关节屈曲强直,再加上颈椎屈曲和驼背畸形,使患者呈现一种固定的特殊姿态,称为"乞讨姿势"。

当病变侵及肋椎关节时,除感觉胸痛外,常主诉呼吸不畅及扩胸受限,尤以平卧后为甚,渐而完全依靠腹式呼吸。患者可有全身倦怠、乏力、低热、食欲不振、贫血、多汗、呼吸急促、心率较快等全身症状。

3. 好发人群　本病多发于 20－40 岁的男性,男女之比为10:1,多为隐袭性、逐渐进展性起病。最初症状多为腰骶部痛、僵硬或坐骨神经痛,随着病情的进展,疼痛由间歇性转为持续性,病变部位也向胸椎、颈椎或其他关节发展。部分患者可有心脏、肾、眼或其他关节外的损害,同时还可有周身不适、乏力、食欲缺乏、消瘦、低热等全身症状。

(三)影像学检查

1. **X线检查** 摄骶髂关节 X 线片是诊断强直性脊柱炎最实用、可靠的方法。通常要摄双侧骶髂关节前后位片,有时需加拍斜位片。典型的强直性脊柱炎骶髂关节改变早期表现为关节间隙模糊,关节缘呈锯齿状;软骨下骨硬化,密度增加,可出现囊性改变。晚期主要表现为关节间隙变窄,甚至消失、融合。椎间小关节亦可出现关节间隙模糊、变窄,以至完全融合。椎体间纤维环、前纵韧带、后纵韧带发生骨化,形成"竹节"样脊柱。

2. **CT检查** 与 X 线检查相比,CT 检查具有分辨力高、层面无干扰、能发现骶髂关节的早期病变、可以准确测量和评价关节间隙和提高微小病变的检出率等特点,从而有利于强直性脊柱炎早期诊断和准确定级。CT 检查既可明确诊断,亦可排除 X 线片的可疑诊断,重复性强,随访复查较准确。

骶髂关节 CT 表现:早期为骶髂关节间隙宽度异常,髂骨面骨皮质厚薄不均匀,关节面模糊不清,局灶性或弥漫性脱钙,关节前缘关节旁有不同程度斑块状或弥漫性骨质增生硬化,骨质边缘侵蚀呈毛刷状或锯齿状,软骨下骨囊性变。晚期为骶髂关节呈骨性强直,骨质多脱钙稀疏,韧带部侵蚀和囊性变。

3. **核磁共振成像(MRI)** MRI 检查具有早期诊断强直性脊柱炎的价值。和 CT 相比,MRI 检测骨质硬化、侵蚀等的敏感性和特异性进一步提高,如用对比增强剂做动态 MRI 检查,可发现骶髂关节软骨下骨板 1mm 的侵蚀,还能检测出关节囊、关节旁骨髓炎症等早期骶髂关节炎表现,所以 MRI 已成为目前临床早期骶髂关节炎诊断及随访的最佳影像学手段。但 MRI 在观察骨皮质侵蚀、缺损方面的敏感性不如 CT,同时 MRI 有较高的假阳性率,因此还没有广泛使用。

4. **实验室检查**

(1)红细胞沉降率(参考值:男性为 $0\sim15\text{mm/h}$;女性为 $0\sim$

20mm/h):强直性脊柱炎活动期,可见红细胞沉降率增快;病情恢复时,红细胞沉降率可以下降,但红细胞沉降率的数值因人而异,变化范围较大,所以红细胞沉降率仅作为评估强直性脊柱炎的一项参考指标。

(2)C反应蛋白(参考值:68~8200μg/L或0~0.8mg/dl):强直性脊柱炎C反应蛋白可升高。

(3)血色素(参考值:男性为120~160g/L;女性为110~150g/L):强直性脊柱炎患者可有轻度贫血现象。

(4)类风湿因子:强直性脊柱炎患者类风湿因子阳性率与正常人群相当。

(5)免疫球蛋白:强直性脊柱炎患者免疫球蛋白A(IgA,参考值:成人为760~3900mg/L)可轻度至中度升高,与强直性脊柱炎病情活动有关。伴有外周关节受累者可有免疫球蛋白G(IgG,参考值:6~16g/L)和免疫球蛋白M(IgM,参考值:成人为400~3450mg/L)升高。

(6)血清补体:强直性脊柱炎患者伴有外周关节受累者,可有血清补体的C3(参考值:0.85~1.93 g/L)和C4(参考值:0.12~0.36 g/L)升高。

(7)人类白细胞抗原(HLA)测定:强直性脊柱炎患者人类白细胞抗原B27(HLA-B27)阳性率大约为90%。因此,HLA-B27检查对诊断有参考价值,尤其对临床高度疑似的患者要常规检查HLA-B27。但仍有10%左右的强直性脊柱炎患者HLA-B27阴性,故HLA-B27阴性也不能除外本病。另一方面,正常人群中有4%~8%HLA-B27阳性。因此仅凭HLA-B27阳性也不能诊断为强直性脊柱炎,要结合临床表现做出诊断。

(四)诊断与鉴别诊断

1.临床诊断

(1)临床标准:下腰痛持续至少3个月,活动(而非休息)后可缓解。腰椎在垂直和水平面的活动受限。扩胸度较同年龄、性别的正常人减少。

(2)骶髂关节 X 线改变分期标准

0 级:正常骶髂关节。

Ⅰ级:可疑或极轻微的骶髂关节炎。

Ⅱ级:轻度骶髂关节炎(关节边缘模糊,近关节区域硬化,关节间隙轻度变窄)。

Ⅲ级:中度骶髂关节炎(关节边缘明显模糊,近关节区域硬化,关节间隙明显变窄,骨质破坏明显)。

Ⅳ级:骶髂关节融合或完全强直,伴或不伴硬化。

(3)确诊标准:具备单侧Ⅲ～Ⅳ级或双侧Ⅱ～Ⅲ级 X 线骶髂关节炎,加上临床标准 3 条中至少 1 条可确诊。在诊断强直性脊柱炎时应进行活动性诊断。目前临床上判断强直性脊椎炎活动的常用指标:晨僵≥30min;因疼痛、僵硬而影响睡眠;外周关节炎;红细胞沉降率≥30mm/h(魏氏法);C 反应蛋白(CRP)≥20mg/L;IgA≥3.9g/L;脊柱痛;正常呼吸时胸痛或颈活动时疼痛或僵硬;昼或夜间双臀痛。

2. 鉴别诊断

(1)与类风湿关节炎的区别:强直性脊柱炎的病因尚不明了,过去曾和类风湿关节炎共同讨论过,因类风湿因子在类风湿关节炎患者体内查出后,证明了强直性脊柱炎与类风湿关节炎是两种不同的疾病。在强直性脊柱炎患者中,发现多数有组织相容抗原,由此确立了强直性脊柱炎疾病。

(2)与痛风性关节炎的区别:以外周关节炎起病或有外周关节炎的强直性脊柱炎患者,要注意与痛风性关节炎鉴别,尤其年龄稍大又出现急性关节炎时。

急性痛风性关节炎的基本临床表现是急性发作性的剧烈灼痛的关节炎症。发病年龄高峰为 40－60 岁,30 岁以前发病者罕见。第 1 次发作常常是单关节,以远端关节受累为特征,至少有

50%在第 1 跖趾关节发病,下次发作 90%在第 1 次发作部位。多数是夜间被疼痛所惊醒,疼痛呈自限性,一般 2 周缓解,不超过40d。诱因有寒冷、感染、精神紧张、肥胖、饮酒、高嘌呤饮食。它与强直性脊柱炎不难鉴别。

(五)西医治疗

常用于治疗强直性脊柱炎的药物包括非甾体类抗炎药(即镇痛类药物)、肾上腺糖皮质激素和慢作用药物三大类。

镇痛类药物的主要作用是缓解患者的疼痛及不适,减轻晨僵及肌肉痉挛等症状。常用的药物有阿司匹林、赖氨匹林、对乙酰氨基酚、吲哚美辛、双氯芬酸、萘普生、布洛芬、吡罗昔康、尼美舒利、萘丁美酮、布桂嗪、丁丙诺啡等。

肾上腺皮质激素不作常规使用,主要用于:①急性虹膜炎、葡萄膜炎;包括滴眼和口服,口服剂量要大些;②对非甾体类药物过敏,或严重的关节炎用非甾体类药物无效时,可小剂量口服或局部注射,但不主张长期应用。

慢作用药物是指药效发挥时间长的药物。该类型的药物常需要数周或数个月才能够起作用,所以人们称其为“慢作用药物”,强直性脊柱炎患者常会用到这类药物。常用的慢作用药物有以下几种。

(1)甲氨蝶呤:用于治疗强直性脊柱炎时用小剂量脉冲疗法,即每周使用 1 次。第一周用 2.5～5mg,以后每周增加 2.5mg,直至每周用量达 10～15mg。口服、肌内注射和静脉注射给药均可。常见不良反应有胃肠道反应、骨髓抑制、脱发、口腔炎、血液改变、肝功能损害等。使用期间要定期检查血常规和肝肾功能,肝肾功能不全者禁用。

(2)柳氮磺吡啶:开始每次口服 0.25g,每日 3 次,然后每周每次口服增加 0.25g,每日 3 次,直至每次口服剂量达 1.0g,每日 3次。主要不良反应有胃肠道反应、皮疹、血液改变、肝功能异常等,均较少见,且一般为暂时性的,停药后可恢复。

(3)雷公藤多苷:每日每千克体重口服 1～1.5mg,或每日口服 4 次,每次 10mg。亦可每日口服 3 次,每次 20mg。病情控制后可剂量或改为间歇用药。治疗 1 个月为 1 个疗程。主要的不良反应为胃肠道反应,一般可耐受。可能出现白细胞减少,偶见血小板减少现象,停药后可恢复。

(4)青霉胺:每次口服 0.25g,每日 3～4 次。可见皮肤瘙痒、皮疹、食欲缺乏、恶心、呕吐、白细胞及血小板减少、蛋白尿、肌肉无力等不良反应。

(5)环磷酰胺:口服剂量:每日每千克体重 2～3mg,1 次顿服,维持剂量减半。静脉注射:每次 100～200mg,每日或隔日 1 次,连续应用 4～6 周。

(6)硫唑嘌呤:口服剂量:每日每千克体重 1～3mg,一般每日口服 100mg,可连续服用数月。大剂量使用及长期用药可出现骨髓抑制、粒细胞减少,甚至发生再生障碍性贫血。也可出现中毒性肝炎、胰腺炎、黏膜溃疡、腹膜出血、视网膜出血、肺水肿。注意肾功能不全者应适当减量,肝功能损伤者禁用。

(7)氯喹:开始剂量:每日 1～2 次,每次 0.25g,2～3 周后,如果症状得到控制,改为每日 2～3 次,每次不超过 0.25g,长期维持。可有食欲减退、恶心呕吐、腹泻、皮肤瘙痒、头痛头晕、睡眠障碍、视野缩小、视网膜变性等不良反应。注意事项:①长期使用本品,要做眼部检查,排除眼部疾病;②肝肾功能不全、心脏病、牛皮癣、精神疾病患者慎用,孕妇禁用。

(8)来氟米特:每日口服 1 次,每次 20mg。可有厌食、恶心、呕吐、腹痛、腹泻、胃肠炎及胃肠道反应,还可有高血压、头昏、瘙痒、皮疹、白细胞减少等。

(9)沙利度胺:口服:每日 100～200mg,分 4 次口服。对反应严重者可增加剂量至 300～400mg,当反应得到控制后逐渐减量。如长期服用,可每日或隔日服 25～50mg。慢作用药物用于控制强直性脊柱炎病情活动,疗效较为肯定的有柳氮磺吡啶、甲氨蝶呤及雷公藤多苷等。这几种药物可单独或联合应用。对柳氮磺吡啶、甲氨蝶呤等过敏的或疗效不佳的患者,目前还没有满意的替代药物。其他如氯喹、青霉胺、环磷酰胺、硫唑嘌呤、反应停等也试用于强直性脊柱炎,但疗效有待进一步观察。

(六)中医治疗

1. 辨证治疗

(1)寒湿痹阻:①症状。腰骶痛,脊背痛,腰脊活动受限,晨僵遇寒加重,遇热减轻,四肢冷痛,肢体困重;舌淡,苔白或水滑,脉弦滑。②治则。散寒祛湿。③方药。三痹汤(黄芪、续断、人参、茯苓、甘草、当归、川芎、白芍、生地黄、杜仲、川牛膝、桂心、北细辛、秦艽、川独活、防风、生姜、大枣)。

(2)湿热痹阻:①症状。腰骶痛,脊背痛,腰脊活动受限,晨僵,发热,四肢关节红肿热痛,目赤肿痛,口渴或口干不欲饮,肢体困重,大便干,溲黄;舌红,苔黄或黄厚腻,脉滑数。②治则。清热利湿,通络止痛。③方药。四妙丸(苍术、黄柏、川牛膝、薏苡仁)。

(3)肾阳亏虚:①症状。腰骶痛,脊背痛,腰脊活动受限,晨僵,局部冷痛,畏寒喜暖,手足不温,足跟痛,精神缺乏,面色无华,腰膝酸软,阳痿,遗精;舌淡,苔白,脉沉细。②治则。温补肾阳,佐以活血祛风止痛。③方药。乌头桂枝汤(川乌、川桂枝、白芍、生姜、炙甘草、红枣)。

(4)瘀血痹阻:①症状。腰骶痛,脊背痛,腰脊活动受限,晨僵,疼痛夜重,或刺痛,肌肤干燥少泽;舌黯或有瘀斑,脉沉细或涩。②治则。活血祛瘀,通络止痛。③方药。身痛逐瘀汤(秦艽、川芎、桃仁、红花、甘草、羌活、没药、香附、五灵脂、牛膝、地龙、当归)。

(5)肝肾不足:①症状。腰骶痛,脊背痛,腰脊活动受限,晨僵,局部酸痛,眩晕耳鸣,腰膝酸软,足跟痛,肌肉瘦削,盗汗,手足心热;舌红,苔少或有剥脱,脉沉细或细数。②治则。滋补肾阴,佐以活血祛风止痛。③方药。左归丸(熟地黄、山药、枸杞子、山茱萸、菟丝子、鹿角胶、龟甲胶、川牛膝)。

2. 中药方剂疗法

(1)肾痹汤:熟地黄20g,首乌20g,淫羊藿20g,桑寄生20g,断续20g,丹参20g,杜仲15g,地龙15g,川芎12g,红花12g,菝葜30g,金毛狗脊30g。舌红、少苔、脉数者加生地黄、元参各20g;遇冷加重者,加制附片5g,桂枝15g;关节疼痛者加牛膝、木瓜各15g;颈肩部疼痛者加威灵仙、羌活各12g,葛根20g。用水煎煮,每日1剂,分2次服用。14d为1个疗程,2个疗程间隔3~5d。

(2)独活寄生汤:独活、桑寄生、当归、赤芍、白芍、川芎、红花、防风、生地黄、熟地各10g,杜仲、牛膝、秦艽各12g,细辛3g,桂心6g。颈肩部痛者加羌活、姜黄各10g,葛根12g,白僵蚕9g;腰骶部痛者加狗脊、菟丝子各10g,并加大桑寄生、杜仲、续断的用量;阳虚明显者加制附片6g,鹿角胶10g;病久不愈者加白芥子6g,三棱、莪术各10g。将药物粉碎,浸泡30min,加水1000ml,文火煎煮,浓缩至400~500ml,每日1剂,分2次口服,10~15d为1个疗程,连续服用2~3个疗程。

(3)乌头桂枝汤:制川乌5g,川桂枝10g,白芍9g,生姜9g,炙甘草6g,大枣8枚。随症可加用萆薢、薏仁、威灵仙、土茯苓、防己等。文火煎煮,每日1剂,每剂分2次服用。15d为1个疗程,可连续服用2~3个疗程。

(4)骨痹汤:鹿角霜30g,桑寄生30g,骨碎补30g,当归10g,地龙15g,蕲蛇15g,乌梅15g,木瓜15g,制南星15g。文火煎煮,每日1剂,每剂分2次服用。10d为1个疗程,可连续服用2~3个疗程。

(5)双活汤:羌活15g,独活15g,威灵仙30g,生黄芪25g,全蝎6g,土鳖虫20g,川辣子25g,延胡索25g,全当归29g,远志20g。随症可加用苍术15g,薏苡仁20g,首乌20g,生地黄20g,鳖甲

20g,党参 20g,紫河车 12g。文火煎煮,每日 1 剂,每剂分 2 次服用。10~15d 为 1 个疗程。症状缓解后继续服 6 周,以后每隔 3 个月服药 2 周,连续治疗半年。

(6)补肾祛寒活络汤:金狗脊、玄参、白芍各 10 份,熟地黄 7 份,桂枝、陈皮、羌活、白术、枸杞子、牛膝各 4 份。炙穿山甲(代)、当归各 3 份。随症加减:生地黄、金银花、桑枝、地骨皮、桃仁、红花等。水煮后空腹服用,每日 1 剂,分 2 次服用,10~15 剂为 1 个疗程,可连续服用 2~3 个疗程。如患者服药后腰腿疼痛或不适明显,可嘱其卧床休息 30~40min。

(7)强脊效灵丹:鹿茸、细辛、续断、狗脊、松节、马钱子、知母、鳖甲、地肤子、地骨皮、桃仁、血竭等。将上述药物研成细末,过 100 目筛,与蜂蜜混合制成丸,每丸重 6g。每日口服 2~3 次,每次 2~3 丸。

(8)制川乌 10g,制草乌 10g,炙甘草 10g,红花 12g,狗脊 12g,石楠 12g,当归 15g,熟地黄 30g,黄柏 10g,苍术 10g,桑寄生 10g,甘草 10g,秦艽 12g,防己 12g,狗脊 12g,徐长卿 20g,丹参 30g,断续 15g,鸡血藤 20g,乳香 10g,没药 10g,露蜂房 10g,地龙 10g,土鳖虫 10g,桂枝 10g,独活 10g。药物加水煎煮 20~30min。每日 1 剂,分 2~3 次服用。10~15 次为 1 个疗程。服用 1~2 个疗程后,根据疾病辨证,加减药物。

(9)益肾蠲痹汤:川木瓜 25g,桂枝 10g,骨碎补 10g,熟地黄 25g,当归 10g,延胡索 10g,全蝎 10g,乌梢蛇 10g,牛膝 10g,泽兰 10g,田七粉(冲服)4g,黄柏 15g。药物加水煎煮 20~30min。每日 1 剂,分 2~3 次服用。连续服用 3 周为 1 个疗程,可服 3 个疗程。

(10)除痹汤:制川乌 8g,制草乌 8g,乌梢蛇 10g,山甲 6g,地龙 20g,全蝎 6g,土鳖虫 15g,细辛 5g,杜仲 15g,骨碎补 15g,狗脊 15g,续断 15g,独活 20g,地黄 20g,白芍 12g,炙甘草 6g。用水煎煮,每日服 2~3 次,每次 200ml,20~30d 为 1 个疗程。

(11)狗脊 20g,杜仲 20g,桑寄生 20g,川续断 15g,怀牛膝 20g,威灵仙 15g,木瓜 20g,鸡血藤 15g,伸筋草 15g,血竭 12g,千年健 15g。风寒湿稽留关节者加制川乌 9g,独活 15g,桂枝 9g;气滞血瘀者加当归 15g,丹参 15g,红花 10g,乳香 12g,没药 12g;肝肾不足者加山茱萸 20g,桑椹 15g,枸杞子 15g;气血湿遏者加黄芪 20g,党参 15g,苍术 15g,玉米 15g;肾阳虚衰者加巴戟天 15g,补骨脂 15g,淫羊藿 15g,鹿角胶 15g。上述药物粉碎,混合后,加水 2000ml 浸泡 1h,用火煎煮。每日 1 剂,分 2 次服用,15d 为 1 个疗程,可连续服用 2～3 个疗程。

(12)五香丸:麝香、续断、五加皮、熟地黄、当归、川芎、白术、黄芪。将上述药物研成细末,炼蜜为丸,每丸重 3g。每日早、晚各服 1 丸。

(13)五藤散:青风藤 20g,鸡血藤 15g,海风藤 10g,络石藤 15g,宽筋藤 10g,生地黄 20g,淫羊藿 10g,山茱萸 10g,鹿角片 10g,松节 10g,红花 10g,三棱 10g。将上述药物研成细末,装成胶囊,每日服 3 次,每次 4 粒,30d 为 1 个疗程。

3. 中成药

(1)小活络丸:①组成。没药、乳香、川乌、草乌、地龙、胆南星等。②功效。功能散寒除湿,祛风通络。适用于强直性脊柱炎症见腰骶、背脊疼痛,痛连颈项,背冷恶寒,肢节游走性痛,酸楚重着者。③用法用量。每日 2 次,每次 1 丸,用黄酒或温开水送服。④使用说明。可用于类风湿关节炎、卒中后遗症等属寒湿闭阻者。孕妇禁用。

(2)龟鹿补肾丸:①组成。菟丝子、淫羊藿、续断、锁阳、狗脊、酸枣仁、制何首乌、甘草、陈皮、鹿角胶、熟地黄、龟甲胶、金樱子、黄芪、山药、覆盆子。②功效。壮筋骨,益气血,补肾壮阳。适用于身体虚弱,精神疲乏,腰腿酸软,头晕目眩,肾亏精冷,夜多小便,健忘失眠,适用于强直性脊柱炎属肾阳虚者,症见腰膝酸软,畏寒肢冷,尤以下肢为甚,头晕目眩,精神萎靡者服用。③用法用量。每次 6g,每日 2 次,饭前或进食时,用温开水送服。④使用说明。服药中出现血压上升、面红皮疹、出血头痛、食欲缺乏、恶心呕吐、腹胀便溏等症状时,应停药去医院就诊。孕妇及小儿忌服。

(3)祖师麻片:①组成。祖师麻。②功效。祛风除湿,活血止痛。适用于强直性脊柱炎症见腰背疼痛,项背强直畸形,活动功能障碍,形体消瘦者。③用法用量。口服,每次 3 片,每日 3 次。④使用说明。有胃病者可饭后服,并配合健胃药使用。

(4)益肾通督片:①组成。狗脊、菟丝子、骨碎补、枸杞子、生地黄、熟地黄、猪脊髓、牛脊骨、鹿角胶、水蛭、炒白芥子。②功效。益肾通督。适用于强直性脊柱炎属肝肾两虚者,症见腰背酸痛重着、麻木,肌肉消瘦,畏寒喜暖,手足不温,舌淡,苔白滑等。③用法用量。每次 4 片,每日 3 次,饭后服,温开水送下。④使用说明。孕妇忌服。

(5)附桂骨痛颗粒:①组成。附子、制川乌、肉桂、党参、当归、白芍、淫羊藿、乳香。②功效。温阳散寒,益气活血,消肿止痛。用于阳虚寒湿所致的关节疼痛、屈伸不利、畏寒肢冷。③用法用量。口服,每次 5g,每日 3 次。饭后服用,疗程 3 个月。④使用说明。孕妇及有出血倾向者禁用。

(6)舒筋活血片:①组成。由红花、制香附、制狗脊、络石藤、五加皮、伸筋草、桑寄生、煅自然铜、鸡血藤、泽兰等组成。②功效。舒筋活络,活血散瘀。适用于强直性脊柱炎症见腰脊部刺痛,腰骶处疼痛尤甚,可上行至颈,胸椎疼痛,下肢臀腿痛,舌淡紫者。③用法用量。口服,每次 5 片,每日 3 次。④使用说明。本方可用于强直性脊柱炎筋骨痛、肢体拘挛。

4. 药酒疗法

(1)健步酒:①原料。生羊肠 1 具,薏苡仁 60g,桂圆肉 60g,淫羊藿 60g,沙苑蒺藜 60g,仙茅 30g,白酒 3000ml。②做法。将羊肠洗净曝干,切成小段。将羊肠小段与其余药物同装入纱布袋内,扎紧口,放入坛内,倒入白酒,加盖密封,置于阴凉干燥处,每日摇动几次,经 21d 后,开封取出药袋,再用细纱布过滤,贮存在干净瓶内。③说明。温肾温阳,祛风利湿。每日早晚各温饮 10～15ml,药渣晒干后研为粉末,过筛后用药酒冲服,每次 6g。

(2)黑豆补肾酒:①原料。黑大豆 30g,杜仲 30g,枸杞子 15g,熟地黄 30g,怀牛膝 10g,淫羊藿 10g,当归 10g,制附子 10g,茯苓 20g,川椒 6g,白术 10g,五加皮 10g,酸枣仁 6g,羌活 6g,防风 6g,川芎 6g,肉桂 3g,白酒 1500ml。②做法。取以上优质药材,晒干备用。将上药共研成粗末,置于瓷罐或玻璃瓶中,冲入白酒,密封 21d 后服用。③说明。补肾壮阳,除湿祛风,适用于强直性脊柱炎肾阳不足,精血不足者饮用。每日 2 次,每次 30g。

(3)史国公药酒:①原料:羌活、独活、防风、木瓜、蚕沙、红曲、续断、牛膝、桑寄生、白术、当归、川芎、红花、玉竹、鹿角胶、鳖甲胶、甘草等。②做法。为现成药酒,可从药店或食品店买到。每次饮服 10～15ml,每日 2 次。③说明。本酒方重在祛风除湿,通利筋骨,强直性脊柱炎者可以服用。

(4)牛膝羌活酒:①原料。川牛膝、羌活各 30g,当归、防风、肉桂各 20g,白酒 1000ml。②做法。将上药共研粗末备用。将上药末装入干净瓶内,倒入白酒浸泡置阴凉干燥处,每日摇动几下,10～15d 后即可开封饮服。每日早晚各 1 次,每次饮服 10ml 左右。③说明。功能温阳活血,强筋壮骨,祛风除湿。

(5)狗脊参归酒:①原料。狗脊 40g,当归 35g,丹参 30g,白酒 1000ml。②做法。将上药共研粗末备用,将上药末装入干净瓶内,倒入白酒浸泡置阴凉干燥处,每日摇动几下,10～15d 后即可开封饮服。每日早晚各 1 次,每次饮服 10ml 左右。③说明。功能益气血,祛风湿,通经络。

5. 熏洗疗法

(1)川乌 20g,草乌 20g,制附子 20g,川芎 20g,独活 25g,狗脊 30g,杜仲 30g,伸筋草 30g,川椒 20g,制乳香 20g,制没药 20g,桂枝 20g,威灵仙 20g,透骨草 30g。将上述药物置入砂锅中,加水

500～1000ml,文火煎煮 20min,将疼痛不适的肢体置于药物蒸汽中熏蒸 20～30min,每日 1～2 次。剩余的药液做肢体的湿敷,或用于浸泡肢体。

(2)麻黄、桂枝、桑枝、活络草、伸筋草、川芎、牛膝、红花、苍术、木瓜、薏仁、川草乌、土鳖虫、杜仲、独活各等份。将上述药物粉碎,使用时取 500g,装入布袋,加水 1500～2000ml,放入药物熏蒸机内,利用药物熏蒸机产生的药物蒸气进行治疗。每日做 1～2 次,每次 20～30min,10～15 次为 1 个疗程。

(3)威灵仙 60g,羌活 30g,独活 30g,川乌 30g,草乌 30g,土鳖虫 20g,生甘草 60g。将上述药物配制好,装入纱布袋,放入蒸汽锅内,加水 3000ml,待药液煮开后,让患者进入熏蒸机内,开始熏蒸治疗。每日熏蒸 2 次,每次 30～40min,3～4 周为 1 个疗程。

(4)当归 10g,黄芪 10g,红花 10g,川芎 6g,乳香 10g,没药 10g,秦艽 10g,香附子 12g,海桐皮 10g,威灵仙 12g,陈皮 10g,艾叶 250g。将上述药物粉碎,装入布袋中。使用时,将药袋蒸煮加热,再把温度适合的热药袋置于颈、胸、腰部及两侧骶髂关节处。每日 1～2 次,每次 30～40min,10～15 次为 1 个疗程。

(5)全蝎 10g,僵蚕 15g,土鳖虫 15g,地龙 20g,蜈蚣 4 条、桃仁 15g,牛膝 20g,秦艽 20g,豨莶草 20g,制何首乌 20g,熟地黄 30g,白芍 30g,白花蛇 4g,甘草 6g。每日 1 剂,加水煎煮,药液服用,药渣煎水熏洗疼痛肢体。每日熏洗 1～2 次,每次 30～40min。

6. 艾灸疗法

(1)隔姜灸法:患者俯卧位,取胸腰段夹脊穴及督脉上的阿是穴。将选取的穴位涂上万花油或其他具有活血化瘀的药物,再把老姜切成 1～2mm 厚的姜片,并把姜片覆盖于穴位上。把手指大小的艾炷放置于姜片上,每个穴位灸 7～10 壮。每日 1～2 次,10～15 次为 1 个疗程。

(2)督灸法:患者俯卧位。取督脉大椎穴至腰椎穴位,常规消毒皮肤,局部涂上蒜汁,铺上 2 寸宽,5 分厚蒜泥,最后在蒜泥上放置条形艾炷。点燃条形灸炷,任其燃烧 2～3 炷,每周 1～2 次,每次 30min,4 次为 1 个疗程。

在督灸同时,可于脊柱正中线上撒上中药粉,以提高疗效。常用的配方有:①丁麝粉(25% 的丁香、50% 麝香、25% 肉桂);②麝斑散(麝香 0.5g,斑蝥 3g,丁香 1g,肉桂 1g,甘遂 2g):③麝香 1g,马钱子 10g,川芎 15g,当归 15g,淫羊藿 10g。

(3)艾条灸:取艾绒 30g,乳香、没药、丁香、穿山甲(代)、皂角、细辛、桂枝、川芎、独活、杜仲、松香、甘松各 1g。将上药粉碎,与艾绒以 1:2 的比例拌匀做成艾条。用悬灸法,直接灸方法灸命门、阿是穴。每日 1～2 次,10 次为 1 个疗程。

(4)麝火灸:取麝火药块(由麝香 12g,明雄、朱砂各 8g,硫黄 210g 加工而成)如黄豆大,用镊子夹住,点燃后迅速放在阿是穴上,使之继续燃烧,并用手轻轻按揉灸部周围,减轻疼痛。灸后敷贴用麻油、黄丹熬制的膏药。每次灸 10 处左右,灸后第二日,可见灸部起疮,皮肤脱落。在灸处贴敷一张膏药,以后每天换药 1～2 次,直至伤口痊愈(约 40d)。

(5)温筒灸:将荆芥、防风、乳香、没药、白胡椒各 60g,研为细末,再把艾绒 500g 与药拌匀,分为 20 份。将一份药料制成药炷置于筒中。每晚睡前灸 40～50min 在患部施灸,20 次为 1 个疗程。

7. 推拿疗法

(1)脊柱病变:①取穴以脊柱两侧肌肉及穴位为治疗重点,常取的穴位有肾俞、命门、肝俞、脾俞、腰阳关、腰眼等。②患者侧卧位,屈髋屈膝。治疗师一只手固定肩部,另一只手按住患者臀部,双手向相反方向推动基础上,趁患者腰部肌肉放松时,再用力扳一下,然后放松。反复做 5～10 次。③患者俯卧位。治疗师用双手拇指用力按压腰眼穴,再由外向脊柱中线推动肌肉,持续 5～10s 后放松,反复进行。然后用手掌交替顺时针和逆时针方向按揉腰部肌肉 3～5min。④患者坐位。治疗师位于患者身后,用一只手的拇指按压住脊柱一侧,另一只手拉患者颈部,将其身体旋转近 90°。当患者身体旋转至最大限度时,再发力做抖动,然后放松,反复进行 5～10 次。⑤患者坐位。治疗师用双手拇指自上而下反复按压脊柱两侧肌肉和穴位各 5～10 次。再用双手大鱼际顺背部向两侧分推于季肋部 5～10 次,然后用手掌拍击脊柱及背部。

(2)髋部病变:①患者取俯卧位,双下肢伸直。治疗师以肘代指按压环跳穴位 5～10s,然后一只手置于膝关节前方,另一只手扶助患者臀部,轻轻搬动下肢,反复做 5～10 次。②患者仰卧位,双下肢伸直。治疗师用拇指按压臀大肌部位 3～5s,使其局部出现酸胀感,再轻揉臀大肌 1～3min,反复进行。③患者仰卧位。治疗师用拇指点按脾关穴(相当于股动脉局部)。点按时逐渐用力,患者出现酸胀感后,持续 5～10s 后放松,反复进行。

(七)物理疗法

1. 间动电疗法　将一个小圆形电极(直径 1.6～2.6cm)放在疼痛的部位,与仪器阴极相连;另一个电极放在距疼痛点 4～6cm 处,与阳极相连。短期使用密波,中长期使用疏密波或间升波。直流电 1～2mA,脉冲电流加至患者自感有"震颤感"为止。每次每部位 6～8min。

2. 超短波疗法　①患者俯卧位。将电极用棉布包好,或用衬垫把电极与皮肤隔离开,避免电极的金属部分与患者皮肤接触而造成皮肤灼伤。②确定治疗的剂量。超短波疗法的剂量通常是按照患者治疗局部温热感觉的程度来划分的。治疗剂量分为四级:一级剂量又称无热量,患者无温热感觉;二级剂量又称微热量,患者仅仅有轻微的热感觉;三级剂量又称温热量,患者有明显的温热感觉;四级剂量又称热量,患者出现能耐受的强烈热感觉。③选择直径 8～12cm 的电极 2 枚,一枚置于颈椎部位,另一枚置于腰骶部,电极距皮肤表面 2～3cm,剂量:无热量至温热量,每次治疗时间 10～15min,4～5 次后可改为隔日 1 次,15～20 次为 1 个疗程。④ 恶性肿瘤患者,活动性出血或有出血倾向的患者,结核及严重感染患者。严重心肺肝肾等重要脏器功能不全患者禁用。体内有金属植入物(心脏起搏器、人工关节、钢板等)患者禁用该方法。

3. 红外线疗法　将红外线治疗仪器对准脊柱及疼痛部位,红外线治疗仪距离患者皮肤表面 10～20cm,输出功率以皮肤局部出现能耐受的发热感觉为宜。每部位治疗时间 10～20min,每日 1～2 次,10～15 次为 1 个疗程。

为了提高治疗效果,许多学者将中草药溶液涂于准备治疗及疼痛的区域,再用红外线进行理疗。这样,药液中的有效成分在红外线产生的热能的作用下渗透进入皮肤、皮下组织,以至更深的组织,达到疏通经脉,活血化瘀,止痛消肿,调节神经等作用。此外,临床常用的一些膏药、贴剂(如伤湿止痛膏、麝香壮骨膏、狗皮膏等)也可与红外线疗法配合使用,以提高疗效。

4. 微波疗法　患者俯卧位,治疗时将微波辐射器对准脊柱或骶髂关节痛部位微波辐射器距皮肤 10～15cm,剂量:中等剂量,每次治疗时间 5～10min,每日或隔日 1 次,5～20 次为 1 个疗程。

应用微波疗法要注意:① 在微波治疗前,应将身体上所有的金属物品拿掉(如耳环、项链、手表等),防止微波作用于金属产生发热反应,烧伤患者的皮肤。如果患者体内有金属物(如治疗骨折所用的钢板、螺钉、人工关节、心脏起搏器等),禁止使用微波疗法。② 患者进行微波治疗时,如果衣裤如果为非棉毛织品(如尼龙或易燃化纤织品)或易燃、不吸汗的衣裤必须脱去,防止在治疗过程中发生自燃导致伤害的发生。③ 做微波治疗时,要去除皮肤表面的外用药膏等,防止微波导致外用药过热,特别是含有油脂的外用药过热,烧伤皮肤。

5. 干扰电疗法　① 固定法。治疗时必须同时使用 2 组 4 枚电极。应根据患者疼痛的部位、范围确定电极位置。胸、腰椎疼痛者,可将电极置于脊柱两侧和疼痛部位的远近端。如为骶髂根据疼痛,则将4枚电极固定于骶髂关节周围。② 运动法。治疗师的双手分别插入两个手套电极的固定带下,双手下压,使整个电极与患者皮肤充分接触,并在脊柱和骶髂关节局部移动。治疗师通过改变双手压力的大小及电极与患者皮肤的接触面积来调节电流的刺激强度。例如,腰骶部疼痛时,治疗师用手套电极分别放在疼痛点两侧,相距2~4cm。用差频50Hz,患者自己调节电流强度到引起疼痛为止,持续30~60s。如止痛效果不明显,可在几分钟后重复刺激1~2次。③ 抽吸法。抽吸法治疗需能产生负压的仪器和吸盘式电极。使用抽吸式电极时,通过负压把电极固定于治疗部位的皮肤上。使疼痛部位处于4个电极的中心。先开负压,调节负压强度和抽吸频率,然后再开通干扰电流。

干扰电疗的电流强度一般在0~50mA。可根据患者的感觉、有无肌肉收缩及病情需要来确定。治疗中可选用1~2种或更多的差频,每种差频作用5~10min,总治疗时间20~30min。每日或隔日治疗1次,6~12次为1个疗程。

(八)运动疗法

1. 体操疗法

(1)呼吸运动:患者坐位或立位,挺胸收腹,以最大力量吸气,持续数秒钟后,再以最大力量呼气。反复做5~15次。

(2)伸展运动:仰卧位,双臂上举,挺胸、抬头、屏气,做全身伸展运动,用意念将身体纵向"拉长",持续3~5s后放松身体,恢复原状,反复进行1~15次。然后伸直双腿,用力收缩大腿和小腿的肌肉,使下肢肌肉处于紧张状态,再用力背屈踝关节(足趾向膝关节方向屈曲),持续3~5s后放松,反复进行。

(3)膝胸运动:仰卧位,屈髋屈膝,双足置于床面。抬起一侧下肢,使膝关节慢慢向胸部运动,并用双手抱膝部,使抬起的膝关节尽量贴近胸壁,持续3~5s后释手伸膝,回复双足原始位置。

再改用另一侧下肢做上述运动,反复、交替进行,至身体僵硬感消失或减轻为止。

(4)猫背运动:趴跪于床面,低头拱背如弓形,收缩全身肌肉,持续片刻后恢复原位。再塌背仰头抬臀,尽量放松全身肌肉,持续片刻后恢复原位。重复进行 5～15 次。

(5)腹部运动:目的在于加强腹部肌肉力量,保躯干平直姿势。患者仰卧位,屈膝屈髋,双上肢伸直。慢慢抬起头及双肩,用双手触摸膝关节,持续 3～5s 后,回复至原位。上述动作重复做 5～20 次。

(6)转体运动:患者坐位,双臂平举,双手交叉。将身体转向右侧,同时目视右肘,持续 3～5s 后恢复原体位。再将身体向左转,目视左肘。反复、交替进行 5～20 次。

(7)转颈运动:患者坐位,双足着地。首先做头部左转或右转动作,同时目光随头部转动注视同侧肩部,反复做 5～15 次。再做颈部前屈(低头)和后伸(抬头)动作,反复进行。

(8)扩胸运动:患者站立位,双足与肩等宽,面对墙壁,双手平肩支撑在墙上。患者胸部向前运动,尽量靠近墙面,同时双肩向身体的后内侧运动,持续 5～15s 后恢复原位,反复进行。

(9)腰部运动:患者站立位,双脚分开与肩同宽,双手叉腰。腰部做前屈,后伸,左右侧弯,两侧旋转及圆形运动。反复做 5～20 次。

(10)起立运动:双手支撑床栏杆或座椅两侧扶手,双足尖着地。在双上肢支撑的作用下,患者身体由上而下呈波浪运动。反复做 3～5min。

2. 功能康复疗法 强直性脊柱炎主要的临床表现是腰背部及关节的疼痛、不适、僵硬等。所以,强直性脊柱炎患者功能康复最重要的是脊柱运动的康复和关节功能的康复,下面介绍几种功能康复的方法,患者可以根据自身条件选择适当的方法和强度。

(1)预备姿势:自然站立,挺胸抬头,两手自然下垂,两足跟并拢,全身放松。

(2)头颈部运动:双手置于身后。头颈部有节奏地做向前、向后、向左、向右摆动动作,每个动作做 2～4 次。然后头颈部交替做顺时针和逆时针旋转动作,各做 2～4 次后恢复预备姿势。

(3)肩部运动:两臂向两侧平伸,然后屈曲双侧肘关节,使双手指尽力摸肩部。交替做肩关节的顺时针和逆时针旋转动作,每个动作做 5～10 次,然后恢复预备姿势。

(4)扩胸运动:双肩抬起,屈曲肘关节,双手握拳置于胸前。有节奏地做扩胸运动 5～10 次。然后双肘伸直,双臂向两侧平伸展开,尽量后振 2～4 次。再左臂上举、右臂垂下,两臂尽量后振 2～4 次。然后改为右臂上举、左臂垂下,两臂尽量后振 2～4 次,交替进行。完成后,恢复准备姿势。

(5)腰部运动:双手于身后轻按双髋。交替按顺时针方向和逆时针方向旋转髋部各 5～10 次,然后恢复准备姿势。

(6)脊柱运动:双足分开站立,与肩同宽,双手抵住腰部。首先做低头弯腰动作,使头部和脊柱缓慢前屈到最大限度,持续 5～10s 后恢复。再使头部和脊柱缓慢后伸到最大限度,持续 5～10s 后恢复。将部和脊柱缓慢向左侧弯曲到最大限度,持续 5～10s 后恢复。再将头部和脊柱缓慢向右侧弯到最大限度,持续 5～10s 后恢复。

(7)髋部运动:双足站立,首先用左手扶持墙壁等物体,右腿提起,左腿单独站立。将右髋、右膝关节尽力屈曲上提并摆动右髋部 5～10s,然后恢复站立位。再用右手扶持墙壁,左腿提起,右腿单独站立。把左髋、膝关节尽力屈曲上提并摆动左髋部 5～10s。如此交替重复 5～10 次后恢复准备姿势。

3. 影响疗效因素 大多数强直性脊柱炎患者预后良好,病变局限在骶髂关节及少数外周关节,关节功能保持尚好,日常生活基本不受限。仅少数患者进行性累及脊柱而致残。影响预后的因素有以下几种。

(1)未能尽早开始正规治疗者预后差。

(2)有关节外表现者预后较差。

(3)HLA-B27阳性患者较阴性者差。

(4)男性较女性差。

(5)脊柱受累较早者较无脊柱受累者差。

(6)儿童患者髋关节病变严重者预后差。

(7)对慢作用药物过敏或无效的患者预后差。

4. **患者自我护理** 脊柱畸形和强直导致的功能障碍,对患者弯腰、扩胸及屈颈等运动,都会造成极大痛苦和困难。为了减轻或防止这些不良后果,患者除接受医师的各种检查和治疗外,应学会自我护理,如谨慎而长期地进行体位锻炼(最初应得到体疗医师的指导),目的是取得和维持脊柱的最好位置,增强椎旁肌肉力量和增加肺活量。在休息时首要的是保持适当的体位,应睡硬板床,取仰卧位,避免促进屈曲畸形的体位。一旦病变上行侵犯到上段胸椎及颈椎时,应该停止用枕头。凡能引起持续性疼痛的体力活动应该避免。定期测量身高,保持身高记录是防止不易发现的早期脊柱弯曲的一个好措施。胸壁病变比较常见,患者应知道吸烟的危害,停止吸烟。

八、腰椎间盘突出症

(一)概述

1. **腰椎** 腰部的骨骼主要是腰椎。腰椎共有 5 个,组成了腰段脊柱。每个腰椎有椎体、椎弓、横突、关节突及棘突等几个部分。椎弓与椎体的后面联合组成椎间孔。每个椎骨的后面有 1 个椎孔,各椎骨的椎孔上下相连,形成椎管。腰脊柱有很多的关节和韧带,将腰椎骨联合在一起,形成一条骨链,可做各个方向和角度的活动。

2. **腰椎骨及其附件**

(1)椎体:腰椎椎体较颈椎、胸椎的椎体大。椎体的横径大于前后径,前缘长于后缘。传达暴力外伤多造成椎体压缩性骨折,以第 1 腰椎为多见。

(2)椎弓:两侧的椎弓根与椎板相连,呈弓状,称为椎弓,左右各 1 个。脊神经由椎间孔穿出。两椎板在后中线融合,如不融合者,称为脊椎隐裂,易引起腰痛。

(3)椎管:各椎骨的椎孔上下连接,形成椎管。腰椎椎管较胸、颈椎椎管为宽大。椎管的横切面呈三角形。腰椎椎管最宽,而其内容物却是较细的脊髓圆锥和马尾,故腰椎损伤后较少引起截瘫。若腰椎病变合并截瘫,常为新生物所致,应注意。

(4)横突:腰椎横突长短不一,第 3 腰椎横突最长,第 2 腰椎横突和第 5 腰椎横突次之,第 1 腰椎横突和第 4 腰椎横突较短。由于上述解剖特点,第 3 腰椎横突所受腰肌牵拉力最大,常致该处附着点的肌肉等组织发生劳损。

(5)关节突:腰椎关节突的排列为矢状面,即左右位,但稍有倾斜。

(6)棘突:腰椎棘突的排列向后近乎水平。临床检查时,常按棘突标志进行解剖定位。

3. 腰肌 以腰部为主的脊柱周围肌肉可分为浅层肌、深层肌和前外侧肌。

(1)浅层肌:背阔肌是全身最广阔的肌肉。下后锯肌位于背阔肌深面。

(2)深层肌:骶棘肌是一纵行肌群,位于棘突与肋骨之间的沟内。该肌分为外、中、内3部分,包括髂肋肌、最长肌和棘肌。

(3)半棘肌:按其止点和分布位置,分为胸半棘肌、项半棘肌和头半棘肌,肌合成一棘肌。

(4)多裂肌:位于半棘肌的深侧,形状类似半棘肌但较半棘肌为短。多裂肌在腰部和颈部比较发达。

(5)棘突间肌:左右对称,介于棘突之间,以颈腰部最为明显,有协助伸直脊柱的作用。

(6)横突间肌:起止于相邻的横突,在颈腰部比较发达,有使脊柱侧屈的作用。

4. 椎间盘(图 8-1) 这是一个像软垫一样的东西,塞在每一个椎体之间,上下椎体借助它互相连接,所以叫"椎间盘"。椎间盘的总数是 23 个,约占脊柱全长的 1/3。椎间盘由纤维环和髓核构成,中部稍高,后方有髓核。髓核是一种像"果冻"样的白色胶状体,富有弹性。依靠它的软性和弹性,使脊柱能活动自如,并且能缓冲来自运动的震荡。据说我们每向前迈进一步,椎骨就要承受 45kg 振动力。有了椎间盘这个"缓冲器"把震动抵消了,就能使椎骨安然无恙。我们走路、跳蹦也由于有了这个"消震器",脑子也不感觉有震荡。如果遇到车祸、重跌等外力冲击,压碎了椎间盘,或椎间盘的外壳破碎,包在里面的"果冻"漏出,就会压迫神经根及马尾神经,导致剧烈疼痛。

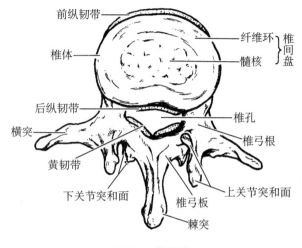

前纵韧带

椎体

纤维环 } 椎间盘

髓核

后纵韧带

横突

椎孔

椎弓根

黄韧带

下关节突和面

上关节突和面

椎弓板

棘突

图 8-1 椎间盘

5. 韧带

(1)前纵韧带:其为坚强,有限制脊柱过度后伸的作用。胸腰椎压缩性骨折施行伸展复位时,或患者进行腰背肌锻炼时,前纵韧带对骨折复位和防止脊柱过度伸展,起着重要的作用。

(2)后纵韧带:上窄下宽,呈扇形,两侧较中央部位薄弱,故脊柱在压力作用下,髓核易在该韧带的侧方向椎管后外侧突出,形成腰椎间盘突出症。

(3)黄韧带(图 8-2):腰部较颈、胸部位发达,有限制脊柱的过度前屈及维持身体直立姿势的作用。黄韧带肥厚,可导致椎管狭窄症。

(4)棘上韧带:在腰骶交界处。棘上韧带能限制脊柱过度前屈的作用,但该韧带较薄弱,甚至有缺如,形成解剖上薄弱环节。

(5)棘间韧带:薄而无力,其厚度由下胸部至下腰部逐渐增加。

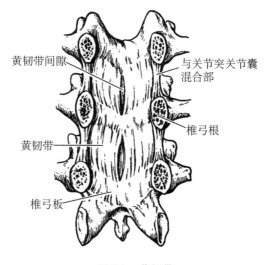

图 8-2　黄韧带

（6）横突间韧带：连接在相邻的两个横突之间，在腰部发育较好，呈膜状。

（7）关节突关节：呈矢状位，主要为伸屈功能，并有稳定脊柱的作用。外伤易造成关节突关节错位。

6. 脊神经　在人体内，大脑是总司令部，指挥全身各器官运动，使之协调。担负传递大脑指挥信息任务的就是神经，它像一根根电话线布满全身，通连各器官。

神经通讯的总干线是脊髓。脊髓呈圆柱形，上端平枕骨大孔与延髓相连，下端终止于第1、第2腰椎水平面，长约45cm，直径约1.25cm，它像一条白色的"电缆"铺设在脊椎骨做成的椎管内。

（1）腰丛：由第12胸神经前支一部分、第1～第3腰神经前支和第4腰神经前支的一部分组成。腰丛位于腰椎两侧的腰大肌深面及其外侧缘。主要分出的外神经为股神经和闭孔神经。①股神经。腰丛中最大的神经，由第2、第3、第4腰神经前支所组成。从腰丛发出后,经腰大肌和髂肌之间,穿过腹股沟韧带深面至大腿。肌支分布于大腿肌前群(股四头肌、缝匠肌),屈髋关节和伸膝关节。皮支分布于大腿前面、小腿内侧和足内侧的皮肤。②闭孔神经。由腰丛发出后,沿骨盆内侧壁向前下行,经闭孔至大腿内侧。肌支分布于大腿肌内侧群(股薄肌、耻骨肌、长收肌、短收肌、大收肌),内收、外旋髋关节。皮支分布于大腿内侧面的皮肤。

(2)骶丛:骶丛由第 4 腰神经前支下部、第 5 腰神经前支和全部骶、尾神经前支组成。骶丛的组成,依神经根移动情况,可有前置型和后置型的变异。前置型,腰$_3$—腰$_4$同时参加腰骶丛;后置型,腰$_5$同时参加腰骶丛等,位于骨盆后壁。

由骶丛后半部分出的神经,还有臀上神经(腰$_4$—腰$_5$、骶$_1$),臀下神经(腰$_4$—腰$_5$、骶$_1$—骶$_2$),股后皮神经(骶$_1$—骶$_3$)。由骶丛前半部分出的有阴部神经。骶丛神经主要分支为坐骨神经。

坐骨神经(腰$_4$-腰$_5$、骶$_1$-骶$_2$),是全身最粗大的神经。从骶丛发出后,由梨状肌下孔出骨盆,经臀部和大腿后面,在大腿后面分出肌支至大腿肌后群(半膜肌、半腱肌和股二头肌)。约在腘窝上角附近,分成胫神经和腓总神经。

坐骨神经含有大量的自主神经纤维,所以坐骨神经有病变,除出现运动和感觉障碍外,还可出现自主神经症状,如皮肤的温觉异常及出汗异常等。

从各神经丛又分出许多周围神经,分别分布到颈部、上肢、上胸、下肢和会阴部的皮肤肌肉等处。

在成人,支配皮肤的感觉神经按节段排列。皮肤感觉的分布:胸髓第 10 节相当于脐平面;腰髓第 1 节相当于腹股沟平面;腰髓$_{1-5}$节分布于下肢前面;骶髓$_{1-5}$节主要分布于下肢后面、臀部及会阴部。各脊髓节段对四肢和躯干皮肤感觉支配区域的划分较为重要,临床上常根据发生感觉障碍的皮肤部位,来判断脊髓损伤或病变的平面,有助于脊髓病变的定位。但仅 1 个脊髓节段的神经受损,感觉障碍并不明显,2～3个脊髓节段的神经受损时,才会出现1个节段的皮肤感觉障碍。

(二)病因和临床表现

腰椎间盘突出症是因椎间盘变性,纤维环破裂,髓核突出刺激或压迫神经根、马尾神经所表现的一种综合征,是腰腿痛最常见的原因之一。以腰$_{4-5}$、腰$_5$-骶$_1$间隙发病率最高。

1. 病因

(1)西医病因:引起腰椎间盘突出的原因,概括起来有以下几个方面。

①脊柱或躯干的先天性畸形引起,如腰椎骶化、脊柱裂、脊椎骨峡部不连接、先天性半椎体畸形、脊柱侧弯等。

②后天性损伤(图 8-3)引起。如腰部椎体骨折、横突骨折、骨折脱位、腰椎间盘损伤,脊柱周围韧带或肌肉损伤、腰椎结核等。

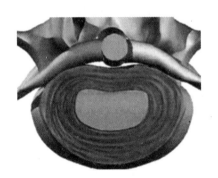

图 8-3　腰椎间盘损伤

③退变(图 8-4)。水分下降,纤维变性,化学成分失衡。

(2)中医病因:中医学认为腰椎间盘突出症乃本虚而标实。感受风寒湿外邪者,其证多实,发病多急;由于肾经亏损所致者,其证多虚,发病多缓。根据中医学理论,一般将本病分为寒湿腰

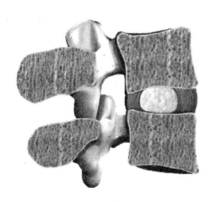

图 8-4　腰椎间盘退变

痛、湿热腰痛、瘀血腰痛、肾虚腰痛四类而予以辨证施治,但往往
有虚实夹杂,症候复杂,但总以肾虚为本,祛邪为标,方能治之
有效。

2. 发病因素　腰椎间盘突出症的发病因素主要有以下几个
方面。

(1)年龄:各种年龄组的人都可以患腰椎间盘突出症,但以中
年人居多。

(2)性别:一般认为男性发病率多于女性,这与男性多从事体
力劳动有关。但女性在怀孕时,腰部易损伤、韧带松弛,故发病者
也不少。

(3)职业:工作方式重体力劳动者、腰背部负担较重者易发
病。工作姿势不良,如经常搬运东西、弯腰干活及司机等使腰部
结构处于力学上的不良条件下,易致腰椎间盘退变及腰部肌肉韧
带劳损。排球、体操及举重等运动项目,也是导致腰椎间盘突出
症易发的原因。

(4)环境:气候在夏秋季节的阴雨天,易受寒湿,故发病率较
高。不少患者对气候变化有"晴雨表"的感觉,说明气候变化与腰
椎间盘突出症关系十分密切。

(5)生活习惯:生活习惯与腰椎间盘突出症的关系也十分密切,如吸烟可使体内小血管收缩、痉挛,影响椎间盘的营养供应,并诱发慢性支气管炎而引起长期咳嗽、哮喘,使椎管内及椎间盘内压力升高,促使椎间盘退变而发生腰椎间盘突出症。穿高跟鞋使足部不适,骨盆前倾,腰肌易于劳损,容易发生腰椎间盘突出症。睡软床难以维持脊柱的生理弧度,易致腰肌劳损而发生腰椎间盘突出症。

3. 临床症状

(1)腰痛:一部分患者不明原因突然发生腰痛,一部分患者则在某次较为明显的腰部外伤之后出现腰痛。持续时间短则数天,长则数月,甚至可达数年之久。腰部疼痛的范围较广泛,但主要表现在下腰部及腰骶臀部。腰痛有时候较轻,有时候较重,疼痛严重时可发生剧痛,腰部不能动、不能翻身、不能起床,严重影响生活和工作。一般平卧时疼痛可减轻,站立及行走后疼痛加重。

(2)臀腿痛:臀腿痛多为逐渐发生,疼痛主要沿臀部、大腿后外侧、小腿外侧至足跟部或足背。站立或久行后疼痛加重,严重者不能卧床睡觉。为了减轻疼痛,患者可采取屈腰、屈颈、屈膝的坐靠姿势。下肢痛一般多发生于一侧下肢,少数则产生双下肢痛或双下肢交替痛。有些患者则出现腰痛同时伴有大腿前侧痛。间歇性跛行时,患者会随着行走距离增多致使腰腿痛逐渐加重。同时感到下肢酸胀麻难忍,取蹲位或坐位后症状消失。肌肉力量减弱。因腰椎间盘突出症造成的肌肉瘫痪较为少见,只有在腰椎间盘突出压迫神经根并使神经根造成损伤才可出现神经麻痹及肌肉瘫痪。轻者肌力减退,重者该肌失去功能而瘫痪。临床多见于腰$_4$-腰$_5$椎间盘突出,腰$_5$神经根麻痹导致胫骨前肌、腓骨长短肌、趾长伸肌瘫痪,表现为足下垂。腰$_5$骶$_1$椎间盘突出,骶$_1$神经根麻痹可致小腿肌瘫痪,表现为跖屈足无力,站立时不能上提足跟。如表现为双侧腰腿痛,会阴部麻木,排便排尿无力,严重时不能伸趾或足下垂,同时,双下肢后外侧会阴部感觉消失,大小便功能障碍,这是因为巨大型腰椎间盘突出压迫马尾神经并造成损伤所致,临床叫作马尾综合征。症状较轻的腰椎间盘突出症患者,在步态上可以和正常人没有明显区别。症状较重者,喜欢取身体前倾而臀部凸向一侧,手扶着腰部而表现为跛行步态,或患者怕负重而呈跳跃式步态。

正常脊柱外形从后面观察是直的,从侧面观察有 4 个生理弯曲,即颈椎和腰椎呈生理性前凸,胸椎和骶椎呈生理性后凸。腰椎间盘突出症可使这种生理弯曲发生改变。轻者可在外形上出现腰椎生理性前凸变浅,严重者则腰椎生理性前凸可以完全消失甚至反凸。

除了脊柱生理性前凸改变之外,脊柱还可以出现侧弯,以使疼痛减轻。侧弯主要发生在腰段。腰段脊柱的侧弯方向可以突向患侧,也可以突向健侧,这与突出物和神经根的相邻关系有关。部分患者的脊柱侧弯方向可以产生交替性改变,即开始脊柱突向一侧,过了一个阶段之后又变成突向另一侧。

(3)压痛点:压痛的部位基本上与椎间盘突出的椎节相一致,即压痛点多在病变椎节间隙的棘突旁。如病变发生在腰$_4$—腰$_5$间隙,则在腰$_4$—腰$_5$棘突旁有深压痛。

(4)腰部活动度改变:腰部在正常情况下的活动度前屈可达 90°,向后及左右侧弯可达 30°。老年人及很少参加体育活动者的活动度可能会小一些。而体操运动员、舞蹈或杂技演员,其活动度可大大超过上述活动范围。腰椎间盘突出症患者腰部各方面的活动度都会受到不同程度的影响。腰椎向左侧侧弯时,脊柱向右侧弯曲可不受限,向左侧弯曲则明显受限,反之亦然。腰部前屈和后伸活动也受限,以后伸活动受限并使腰腿疼痛加重更具有诊断的参考价值。然而,根据是否急性期、病程长短等因素不同,腰部活动范围的受限程度差别亦较大。轻者可近于正常人,严重者腰部活动可完全受限,甚至拒绝测试腰部活动度。

(5)感觉减退:腰椎间盘突出症所引起的感觉减退,大多数为患者主观上感觉小腿外侧、足背及外侧麻木感,但用针刺小腿及足部皮肤时,其感觉和其他部位一样,并无减退或消失。

(6)腱反射改变:患侧的膝反射及跟腱反射可以减弱或消失。腰$_2$-腰$_3$和腰$_3$-腰$_4$椎间盘突出压迫神经根,导致膝反射减弱。腰$_4$-腰$_5$和腰$_5$骶$_1$椎间盘突出压迫神经根,常导致跟腱反射减弱。

(7)直腿抬高试验阳性:对于腰椎间盘突出症的患者,直腿抬高试验是常用的一项重要检查方法。检查时患者仰卧,医者一手握住患者踝部,另一手置于大腿前方,使膝关节保持于伸直位,抬高肢体到一定角度,患者感到疼痛或抬高有阻力时为阳性,并记录抬高的角度,必须注明左侧或右侧。一般腰部扭伤和劳损伴有下肢牵涉性疼痛的患者,直腿抬高试验多无明显异常。

(三)相关检查

(1)X线片(图 8-5):间接征象,间隙窄,侧弯,增生,退变,除外其他骨结构性改变疾病。

(2)CT、MRI(图 8-6)。

(3)脊髓造影(图 8-7)及 B 超、肌电图。

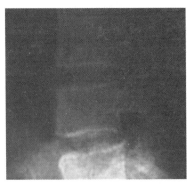
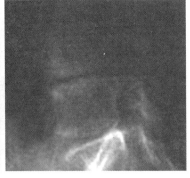

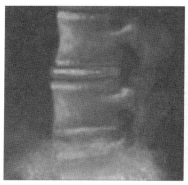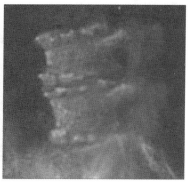

图 8-5　X 线片

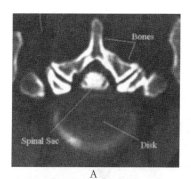

A

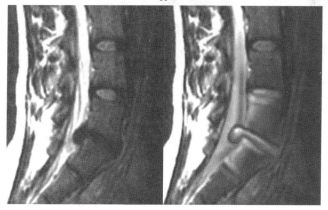

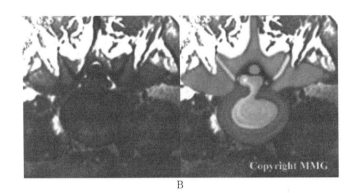

B

图 8-6　CT、MRI 影像

A. CT 图（Bones 骨、Spinal 脊髓、Disk 椎间盘）；B. MRI 图

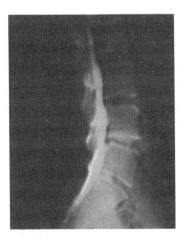

图 8-7　脊髓造影

（四）辨证分型

　　腰椎间盘突出症是以腰腿部疼痛为主的疾患，中医将其归为腰痛范畴。2000 多年前的《黄帝内经·素问》中已有腰痛和腰痛涉及背、骶、臀、下肢等部位疼痛的记载。汉代《金匮要略》记载了

"肾着"，即寒湿腰痛和肾虚腰痛的证治。后世著作在此基础上，不断有所丰富和发展。如隋代《诸病源候论》明确指出"肾主腰脚"，不仅强调腰痛与肾的关系，而且明确指出腰痛可牵涉到下肢痛。腰腿痛主要与脏腑功能失调有关。主要原因有以下几种。

1. 肾的功能失调

(1)腰为肾之腑，肾的亏损，或寒湿侵袭，均可引起腰痛。《黄帝内经素问》说："腰者，肾之腑，转摇不能，肾将惫也。"若七情内伤，房事不节，年老体衰，或腰部伤筋日久等，均可导致肾气亏损，筋脉失养。肾者主骨，肾气不足，腰之大骨节亦损，故有腰腿酸痛乏力、遇劳更甚、四肢不温、头晕耳鸣等病症表现。

(2)久病伤损、房事不节，以及情志内伤，暗耗肾阴，则腰骨筋肌失去肾阴的充养，导致腰腿痛，而见腰腿酸软或胀痛，活动不利，心烦失眠，小便短赤灼热等。如果禀赋薄弱，久病不愈，或房劳伤肾，易感受寒湿之邪，浸淫筋肌脉络，引起腰腿痛，表现为腰腿酸软或冷痛，转侧艰难，形寒，尿频等。

2. 肝的功能失调

(1)肝者主筋，具有联络骨与关节，主全身运动的功能。肢体运动自如有力，有赖于肝气的条达通畅。若肝气瘀滞不畅，气血运行受阻，经脉痹塞，会产生腰痛，而见腰腿疼痛，肢体拘挛，怒则痛甚等。易怒之人常发生腰腿痛，乃愤怒伤肝所致。

(2)肝肾同源，肾阴不足，水不涵木；或肝郁化火，火盛伤阴；或情志内伤，暗耗肝阴；或过服温燥劫阴之品，耗损肝阴，筋脉失其濡养，也会导致腰腿痛，而见腰腿胀痛，或有灼热，肢体麻木，屈伸不利等。

如感受湿热之邪，或嗜酒肥甘，化生湿热；或脾胃运行失常，湿浊内生，湿郁化热，湿热蕴于肝经。湿热循经下注，浸淫筋脉，引起腰痛，会出现腰腿灼热胀痛、胁腹胀满、小便短赤等。感受寒邪，寒入肝经脉络，经脉痹阻，肝经气血凝滞，产生腰痛，而见腰腿拘急冷痛、手足厥冷等。

3. 脾的功能失调

(1)脾主肌肉,主四肢。脾具有运化的功能,使水谷精微营养全身肌肉。故脾脏运化功能正常,则四肢肌肉壮实,不致衰萎。若脾失健运,水湿不运,则湿气下注,留滞经脉,而成腰腿痛,出现腰腿酸痛软弱、下肢浮肿、倦怠懒言等。

(2)脾为后天之本,气血生化之源,若素体脾胃虚弱,或因病致中气不足,脾胃运化功能失常,气血生化之源不足,肌肉筋脉失养,而成腰腿痛,出现腰腿酸软乏力、体倦嗜卧等。

4. 多脏腑功能失调

(1)心肾不交:心肾在生理状态下,心火下降以温肾水,肾水上济以养心火,心肾相交,则水火既济。若因久病、劳倦、房事不节,耗伤心肾之阴;或五志过极,心火亢盛,下及肾阴,以致肾阴阳水火失去协调既济的关系,则出现肾阴不足,心火独亢;或心火亢于上,不能下交于肾,骨髓不充致腰痛,而见腰腿酸软、虚烦不眠、梦遗、潮热盗汗等。

(2)肝肾阴虚:肝藏血,肾藏精。肝血有赖于肾精的滋养,肾精也不断地得到肝血的化生之精来填充。肝阴与肾阴互相滋生,故有"精血同源"与"肝肾同源"之说。肝肾之阴,盛则同盛,衰则同衰。若因七情内伤,劳倦伤精耗血,或久病不愈,耗伤肝肾之阴。肝肾之阴虚衰,则骨髓不充,可导致腰痛,而见腰腿酸软、头晕耳鸣、烦热失眠等。

(3)脾肾阳虚:肾为先天之本,脾为后天之本。脾肾阳气互相资助,相互促进,其有温煦肢体等作用。若因久病耗伤阳气,或水邪久踞,以致肾阳虚衰不能温养脾阳;或脾阳久虚不能充养肾阳,终则脾肾阳虚。阳虚则内寒,经脉凝滞,肢体失其温养而致腰痛,而见腰腿冷痛、形寒肢冷、下利等。

(4)肺肾阴虚:肺肾阴津互相滋养,肾阴为一身阴液之根,故肺阴虚可损及肾阴,肾阴虚则不能上滋肺阴。若病久不愈,劳伤过度,年老体弱,以致肺肾阴虚,阴虚生内热,灼伤筋脉,导致腰痛,而见腰腿酸软、骨蒸潮热、心烦盗汗等。

(五)西医治疗

1. 手术疗法

(1)手术适应证:腰椎间盘突出症的诊断明确,经正规非手术治疗6个月无效者;反复发作症状严重者;突发性腰椎间盘突出症根性痛剧烈无法缓解,并持续加剧者;腰椎间盘突出合并神经根功能丧失或马尾神经功能障碍者。对腰椎间盘突出症初次发作、症状较轻经非手术治疗可缓解者、对其工作和生活影响不明显者,以及腰椎间盘突出症影像学诊断不明确者,均不宜手术。

(2)手术方式:手术方式目前以后路手术为主,根据椎间盘突出的位置、范围及对神经压迫程度和是否存在椎管狭窄等,可分为后路半板减压、全板减压及开窗减压等方法。前路手术可分为经腹入路、椎间盘切除术和前路腹膜外腰椎间盘摘除术,前路手术的意义在于摘除髓核组织同时可以进行植骨。

近年来,显微外科技术迅速发展,目前已有腰椎间盘显微外科摘除术,我国各医院相继开展了经皮腰椎间盘切除术,因其创伤小、出血少,有时有立竿见影的效果,逐渐被患者接受,内镜治疗腰椎间盘突出已广泛应用。

(3)术后康复:不少患者术后疗效不佳甚至复发,与术后康复不利有关,如没有按要求进行康复训练、未能受到医师的指导不知怎样训练、过度训练、过早下地负重式工作等。因此,根据手术中减压和组织损伤情况,指导患者进行康复训练是十分重要的,同时也是确保手术效果的必要手段。一般来说,术后24h开始应做肢抬高训练;可以预防神经根粘连。1周后做腰背肌训练对腰背肌力量的恢复是必不可少的;3周后,腰围保护式石膏固定后离床适度活动;3个月后恢复正常活动,逐渐恢复工作。关于术后下床时间问题,医生看法颇有异同,但对术后软组织和骨组织的修复而言,仍以卧床时间略长为稳妥。

2. 封闭治疗

(1)腰椎管封闭：患者侧卧位，低头弯腰屈腿，充分显露腰背部。常规消毒皮肤，用1‰～2‰盐酸利多卡因注射液5～10ml做局麻。使用腰椎穿刺针头，垂直刺入腰部皮肤，经棘上韧带、棘间韧带、黄韧带进入椎管。在针尖通过黄韧带时，阻力突然减小，操作者手上有"落空感"，说明穿刺针进入了椎管。为了证明穿刺针确实位于椎管内而没有刺入脊髓的硬膜囊，可轻轻回抽针管，如果没有清亮的脑脊液流出，说明穿刺针位于椎管内。为了进一步确认穿刺针的位置，还可经穿刺针注入2～5ml生理盐水，如果推入生理盐水无明显阻力，也可确认穿刺针位于椎管内。封闭治疗前应首先向椎管内注入2‰盐酸利多卡因5ml作为试验剂量，观察10min，患者如果没有异常情况，可注射治疗药物进行封闭治疗。

(2)神经根封闭：患者俯卧位，通过床旁X线透视机确定受累神经根的部位。常规消毒皮肤，用1‰～2‰盐酸利多卡因注射液5～10ml做局麻。用长针头于相应椎体棘突旁4～5cm做穿刺，经皮肤、皮下组织，沿横突下缘穿过横突间韧带，到达受累的神经根处。此时会出现穿刺针尖的落空感，说明穿刺针位于神经根附近。如果出现下肢放射性麻木感(放电感)，说明穿刺针刺激了神经根，应及时调整穿刺方向和深度，然后回抽针管，若无回血或脑脊液流出，说明穿刺成功，可注入药液。

(3)药物选择：将0.25‰～0.5‰盐酸利多卡因注射液10ml(或0.5‰～0.75‰甲磺酸罗哌卡因氯化钠注射液10ml)与地塞米松磷酸钠注射液5mg(或复方倍他米松注射液2ml)混合，再加入生理盐水共20ml缓慢注入患者椎管内。每周1次，可连续治疗2～5次。

(4)注意事项：①注入药物前务必确认穿刺针位于椎管内，而且没有刺入脊髓硬膜囊。因为如果穿刺针进入过深，进入了硬膜囊，就可能将药物注入硬膜囊，是十分危险的。②注入药物要缓慢,边推注药液,边询问患者的感受,如出现任何异常反应,要立即停止推药,及时处理。③做神经根管阻滞时,患者可出现治疗侧下肢的发热、麻木等感觉,应嘱患者平卧 6h。④封闭治疗完成后,要求患者平卧 20min 再离开治疗室,同时医师要注意观察患者的反应。及时处理可能出现的药物过敏和中毒反应、硬膜外血肿、全脊麻等并发症。⑤封闭治疗后注意保持穿刺局部清洁,防止感染。

3. 非手术疗法

(1)机械牵引疗法:目前常用的机械牵引方法为"骨盆牵引法"。患者准备一个骨盆牵引带(一般为皮革制成,有较高的牵引强度,目前市场上有成品出售),一套滑轮系统并将其固定于床上即可构成一套骨盆牵引系统。

患者仰卧或俯卧位,将骨盆牵引带固定于腰部及骨盆部位,使其与皮肤紧密接触,然后将骨盆牵引带通过绳索与滑轮系统连接,安装上牵引重锤即可进行骨盆机械牵引,牵引时间一般为 20～60min,牵引重量应根据患者体重确定,初始牵引重量一般为患者体重的 1/8～1/10,再根据患者对牵引的感受进行调整,每日牵引 1～2 次,5～10d 为 1 个疗程,可根据患者病情进行 2～3 个疗程的治疗。2 个疗程间隔 2～5d。患者进行牵引疗法的最初几天,腰部疼痛的症状可明显减轻。如果牵引 1～2 个疗程后,疼痛无明显好转,可适当增加牵引重量。

(2)腰椎牵引疗法注意事项:牵引疗法对于腰椎间盘突出症及腰部疼痛患者有较好的疗效,但在选择治疗方法时应注意以下几点。

①牵引治疗应在医师及专业人员的指导下进行。患者应在医师的指导下,通过各种检查明确自己疾病的诊断,有无并发症,是否适合做牵引治疗,同时还要确定牵引的方法、牵引重量、调整方法、牵引时间、疗程等。腰椎间盘突出症引起疼痛的牵引治疗,每日做 1～2 次,间隔时间不要超过 1～2 日。因为间隔时间过久

起不到治疗的作用。

②应严格执行牵引治疗计划,不要轻易改变。患者在经过一段时间的腰部牵引治疗后,症状可明显缓解。此时有的患者停止了牵引治疗。专家认为过早地终止牵引治疗不利于巩固疗效。即使腰部疼痛症状明显缓解或消失也不适合过早结束牵引,以减少复发的可能性。

③及时观察治疗效果加强自我保护意识。在牵引治疗过程中,患者及家属应仔细观察治疗反应,如有异常应及时采取措施,在牵引治疗的初期有腹胀、便秘等不适感,经过对症处理,不良感觉可逐渐消失,一般无须中断牵引。如果做了一段时间的牵引治疗后,疼痛的症状无明显改善,应及时与医务人员商量,查明原因并及时处理或改用其他的治疗方法。

④注意症状体征的变化及时调整治疗。在患者做牵引治疗后,如果出现疼痛加剧现象,应暂时停止牵引进一步明确诊断。因为不同的疾病对牵引方法的反应可能不同。而且不同类型的腰椎间盘突出症患者对牵引疗法反应不同。腰椎间盘突出症在不同阶段、不同部位对牵引的反应也不尽相同。在牵引治疗后有时虽然腰腿部疼痛症状消失,但麻木感、肌肉无力等现象有时依然存在,可配合其他疗法进行治疗,如药物治疗、物理治疗、针灸、按摩治疗等。

⑤注意牵引过程中的个体差异。年龄较大的患者不宜进行力量较大的牵引及快速牵引,应以较轻的重量牵引为主。在牵引治疗中注意牵引重锤的高度,防止脱落。在牵引过程中,患者应注意休息,不要做剧烈运动。

⑥预防牵引治疗中的不良反应。较大重量(即牵引重量超过体重50%)的腰椎牵引可能会产生危险,过于肥胖患者有时有晕厥的现象发生。可能与骨盆牵引带压迫胸腹部造成静脉回流受阻及影响呼吸有关。对于伴有呼吸系统疾病的患者,可能在做腰部牵引的初期,会出现呼吸不适的体征。说明牵引对患者呼吸功

能有一定的影响,应及时发现和处理。

(3)肌肉锻炼疗法:腰椎间盘突出症导致腰部疼痛的原因之一是腰椎之间失去稳定性。通过加强腰背部的肌肉锻炼可以增强腰椎的稳定性,从而减轻疼痛。

腰背部肌肉锻炼的原则:根据患者不同的身体素质、体力状况及发病原因等因素综合分析,以确定肌肉锻炼疗法的方法和强度。下面介绍一种"七式法"腰背部肌肉锻炼方法。

第一式:患者取仰卧位,双下肢伸直,患者慢慢收缩自己腰背部的肌肉和臀部的肌肉,使上述肌肉明显紧张,维持 $3\sim5s$ 后放松上述肌肉。反复进行 $10\sim30$ 次,每日做 $2\sim3$ 次。在此基础上,患者再改为仰卧位,慢慢地把臀部抬高,并逐渐抬到最大限度,维持 $3\sim5s$ 后放下,反复进行。

第二式:数日后在第一式的基础上,患者将双膝关节屈曲,双足底支撑床面,慢慢把臀部较高地抬起。如有可能患者可以用双肘同时支撑床面,协同用力,使臀部抬起最高限度,维持 $3\sim10s$ 后放下。休息片刻后再做上述运动,每次做 $10\sim30$ 次,每日做 $2\sim3$ 次。

第三式:一周后,可在练习第一式和第二式的基础上,患者可做强度较大的腰背部后伸锻炼。患者仰卧位,双膝关节屈曲,双足、头部和双肘支撑床面,共同用力把臀部及腰背部抬起,使其最大限度地离开床面。这时人体如同一个"拱桥",所以此式也称为"拱桥式"。上述动作应根据患者体力和身体条件的情况进行,不可强求。每次做 $5\sim10$ 次,每日做 $1\sim2$ 次。

第四式:锻炼 $2\sim3$ 周后,患者可由比较省力的仰卧位锻炼过渡到比较费力的俯卧位腰部后伸锻炼。患者俯卧位,双腿伸直,双手置于身体两侧。要求患者做腰背部肌肉强力收缩,将上身从床面抬起,使其胸部离开床面,维持 $2\sim5s$ 后放下,反复做 $5\sim10$ 次,每日 $1\sim2$ 次。

第五式:在上述各式锻炼的基础上,可做"飞燕"式锻炼。患者取俯卧位,双下肢伸直,双上肢后伸,置于身体两侧,腹部贴于床面。患者通过强力收缩腰背部肌肉,将上半身及双腿抬起离开床面,维持 3～10s 后放下休息,反复做 3～10 次,每日 1～2 次。由于患者锻炼时犹如燕子飞翔之式,所以该式也称为"小燕飞"。

第六式:锻炼 3～4 周后,患者腰背部肌肉力量有明显提高,可继续加强锻炼。患者俯卧位,双上肢向前伸出,双足由助手固定于床面,患者通过腰背部肌肉的收缩,将上半身抬起,胸部离开床面。维持 3～5s 后放松肌肉,然后重复进行。每日做 1～2 次,每次 5～10 次。

第七式:患者取站立位,双足分开与肩同宽,双手扶腰,身体做后伸动作。当身体后伸至极限位之时,将背部肌肉,臀部肌肉及下肢肌肉同时紧张收缩 1 次,然后身体前倾,慢慢恢复直立位。上述动作重复做 10～20 次,每日做 1～2 次。

(4)支具疗法:支具(也称腰围子)疗法广泛应用于腰椎间盘突出症及腰腿疼痛的患者,是一种行之有效的辅助治疗方法。目前市场上各种样式的支具很多,患者应该选择适合自己的支具。例如,身体较胖、腰部较粗的患者,应选择比较硬、相对宽的支具,这样才能起到应有的固定作用。而身体较瘦弱的患者应选择相对窄一些的支具,甚至一个宽腰带就有很好的治疗效果。此外,女性患者的支具不应过硬,可选择较软的,用面棉、麻、布等材料制成的腰围;而活动量较大的男性患者应使用皮革制的硬支具。

要正确使用支具:在腰部疼痛比较重的期间,应使用支具限制腰部运动,起到稳定腰椎的作用。在白天不要随意取下支具,晚间睡觉可以取下休息。腰部痛较轻患者,不要求长时间使用支具,以免出现腰部肌肉萎缩。但在行走、从事剧烈运动、较长时间站立或负重时,应使用腰部支具。此时支具可以稳定腰椎,吸收部分重力,从而防止疼痛的加剧。

(5)要加强腰部肌肉和功能锻炼:支具只能限制腰部的屈曲运动,而不能减小重力对脊柱的压力,所以要从根本上消除腰部痛,就要加强腰背部肌肉的力量。当患者使用支具后,腰背部疼痛减轻或消失,应及时停止使用支具。因为过长时间地使用腰部支具,会造成腰部肌肉的萎缩、腰椎各关节不同程度的僵直,使其活动降低,使人离不开支具。所以使用支具的时间一般不超过3个月,在此时间内,如果腰部症状有所减轻,就要及时地取下支具,积极主动地做腰背部肌肉功能的锻炼,使肌肉不发生萎缩。

(6)功能疗法:也称之为练功疗法。对于腰椎间盘突出症患者而言,功能疗法一般应用在症状体征有所好转之时,功能疗法的方式、方法多种多样,现介绍几种简单常用的方法。

①动髋法。患者取仰卧位,双腿伸直,首先做左腿下蹬,右腿上收的动作,使骨盆呈左低右高的状态。然后再做右腿下蹬,左腿上收的动作,使骨盆呈右低左高状态。双下肢交替进行,各做20～30次,每日1～2次。

②蹬足法。患者取仰卧位,将疼痛的腿伸直(因为腰椎间盘突出症患者常存在单侧下肢放射痛的症状。如果患者为双侧下肢疼痛,则将疼痛相对严重的下肢伸直)。健侧下肢尽量屈髋、屈膝、屈踝(足背勾紧),然后用力向身体斜上方蹬出,蹬出后做下肢肌肉收缩动作,放松还原,然后再做患侧下肢的蹬足动作,双下肢交替进行,各做20～30次,每日做1～2次。

③挺胸法。患者取俯卧位,用双手支撑床面,慢慢将头部抬起,再将上身抬起,使胸部离开床面,同时挺胸抬头,尽量使颈部后仰,维持一段时间,患者自感挺胸的力量一直到达胸部为止,放松上肢使身体恢复俯卧位。重复进行5～10次,每日做1～2次。

④伸腰法。患者取站立位,双足分开与肩同宽。双上手扶腰部,身体慢慢向后倾斜,做腰部后伸动作,要求腰部后伸时幅度逐渐加大,使活动的主要部位在腰部而不是在髋部,维持3～5s后,腰部慢慢伸直,还原初始状态。重复做10～20次,每日1～2次。注意做伸腰时动作要慢,自然呼吸气。

⑤悬攀法。患者站立位,双手高举,攀于门框,或者横杠上。

高度以足尖刚能触地为宜。使身体呈半悬垂状态,然后臀部交替做顺时针和逆时针环绕动作。每次做 2～10min,每日做 1～2 次。

(7)推拿疗法:用于推拿治疗腰腿疼痛的手法源远流长、流派众多,各具特点,应根据患者病情不同特点,灵活选用各种操作手法。

①急性期。处于急性发作期的腰椎间盘突出症,疼痛剧烈,活动受限,推拿手法不宜太重。常用的手法有㨰法、揉法、推法、按法等,主要目的在于促进血液循环和水肿吸收、缓解肌肉痉挛、减轻疼痛等症状。治疗后应卧床休息,以免病情加重。

②治疗期。患者发病 1～2 周后,是治疗的主要阶段。除选用㨰法、揉法、点法等一般手法,用以放松腰背部组织、舒筋活络、缓解疼痛以外,多结合徒手牵引及各种扳法等特殊治疗手法,以期调整神经根局部应力状况,纠正后关节紊乱,缓解神经根受压状态。

③缓解期。对于患腰椎间盘突出症时间较长,病情相对稳定,无明显马尾神经症状的患者,如适当选用㨰法、揉法、点法、按法及腰部斜扳等手法,能起到治疗疾病与预防疾病复发相结合的作用。

(六)中医治疗

1. 辨证论治

(1)湿热浸淫:①症状。背腰及腿部疼痛,活动后痛可减轻,口干不欲饮,无明显畏寒,但恶热;舌红苔黄厚腻,脉濡数。②治则。清热利湿,通络止痛。③方药。四妙丸(苍术、黄柏、川牛膝、薏苡仁)。

(2)风湿寒邪外袭:①症状。背腰拘急疼痛,或连髋股,或引膝胫,或见寒热,腰背觉冷,遇寒则重,得温痛减;脉浮紧,苔白腻。②治则。疏风散寒,祛湿止痛。③方药。三痹汤(独活、防风、人参、黄芪、茯苓、甘草、当归、川芎、白芍、生地黄、杜仲、川牛膝、续断、桂心、细辛、秦艽、生姜、大枣）。

（3）肾精亏虚：①症状。腰背及腿部酸软疼痛，喜温喜按，腰膝无力，遇劳加重；肾阳虚者，畏寒，肢体怕冷，遇冷痛重，得温则舒，面色㿠白，手足不温；舌质淡，脉沉细；肾阴虚者，心烦失眠，口干咽燥，手足心热，足跟疼痛；舌质红、脉弦细。②治则。肾阳亏虚，宜温补肾阳，佐以活血祛风止痛；肾阴亏虚，宜滋补肾阴，佐以活血祛风止痛。③方药。肾阳亏虚，右归丸（熟地黄、附子、肉桂、菟丝子、枸杞子、杜仲、怀山药、山茱萸、当归、鹿角胶）；肾阴亏虚，杞菊地黄丸（枸杞子、菊花、熟地黄、山茱萸、山药、茯苓、泽泻、牡丹皮）。

（4）瘀血阻络：①症状。腰背及腿部疼痛，日轻夜重，脊背活动受限；舌质紫黯，或有瘀斑，脉细涩。②治则。活血祛瘀，通络止痛。③方药。身痛逐瘀汤（秦艽、川芎、桃仁、当归、牛膝、香附、地龙、红花、羌活、甘草、五灵脂、没药）。

2. 中药方剂治疗　中医将腰椎间盘突出症分为气滞血瘀、风寒痹阻、湿热痹阻、肝肾亏虚等型，并在实践中积累了丰富的经验，许多中医学者对此形成独到见解。下面介绍一些常用的中药方剂，患者应根据自身疾病状况，辨证施治，灵活应用，以取得满意疗效。

（1）身痛逐瘀汤（加减）：秦艽 10g，川芎 10g，桃仁 10g，红花 10g，没药 10g，五灵脂 10g，香附 10g，牛膝 15g，地龙 10g，羌活 10g，当归 10g，甘草 6g。每日 1 剂，文火水煎，分 2～3 次服用，10 剂为 1 个疗程。

（2）独活寄生汤（加减）：赤芍 10g，独活 10g，桑寄生 10g，秦艽 10g，细辛 3g，防风 10g，川芎 10g，当归 10g，熟地黄 20g，狗脊 10g，肉桂 6g，牛膝 10g。每日 1 剂，文火水煎，分 2～3 次服用，10 剂为 1 个疗程。

（3）附子补肾汤：制附子 10g，肉桂 10g，山茱萸 10g，杜仲 10g，红花 10g，地龙 10g，肉苁蓉 12g，菟丝子 10g，淫羊藿 10g，龟甲

10g,麦冬 10g,鹿角胶 10g。每日 1 剂,文火水煎,分 2～3 次服用,10 剂为 1 个疗程。

(4)补肾通络汤:熟地黄 15g,川芎 10g,狗脊、骨碎补、怀牛膝、当归、桂枝、羌活、独活各 10g,红花 8g,鸡血藤 20g。有扭伤史者加土鳖虫 10g,自然铜 10g,苏木 10g;腰部活动障碍者加白芍 30g,木瓜 12g,伸筋草 10g。每日 1 剂,文火煎煮 2 次,取药汁 500ml,分 2～3 次服用,12 剂为 1 个疗程。

(5)活瘀舒筋汤:桂枝 10g,延胡索 12g,当归 10g,赤芍 20g,丹参 15g,鸡血藤 10g,伸筋草 15g,刘寄奴 12g,续断 15g,桑寄生 10g,王不留行 15g,川乌、草乌各 6g。每日 1 剂,水煎后取汁 400ml,早晚 2 次服用,14 剂为 1 个疗程。

(6)抗骨增生饮:大独活 15g,川续断 15g,怀牛膝 15g,海桐皮 30g,西秦艽 18g,川杜仲 10g,威灵仙 10g,当归 10g,地龙 10g,巴戟天 12g,金狗脊 9g,骨碎补 9g,生甘草 9g。用水煎服,每日 1 剂,每日服 2 次。

(7)独活党参汤:独活、党参、续断、菟丝子、桂枝、仙茅、淫羊藿、狗脊、黑芝麻各 12g,桑寄生、鸡血藤、黄芪、青风藤各 20g,白芍、甘草各 10g。每日 1 剂,水煎后分 2 次服。

(8)独活秦艽汤:独活 10g,秦艽 10g,防己 10g,五加皮 10g,川芎 10g,川草乌 10g,威灵仙 15g,赤芍 15g,续断 15g,寄生 20g,川牛膝 20g,细辛 3g。每日 1 剂,水煎服。1 个月为 1 个疗程,可服用 1～2 个疗程。

(9)归尾泽兰汤:归尾、泽兰各 12g,赤芍、川楝子、延胡索各 9g,制川乌(先煎)6g。每日 1 剂,文火水煎,分 2 次服用。还可取药渣以布包热熨腰部,或加水煎,以药汤洗腰部。

(10)当归 10g,狗脊 20g,党参 20g,丹参 15g,川牛膝 15g,制川乌 6g,桑寄生 10g,熟地黄 10g。风寒痹阻加羌活 10g,秦艽 12g,防风 10g;寒湿痹阻型加肉桂 10g,鹿角胶 20g,细辛 3g;湿热痹阻型去川乌加苍术 12g,黄柏 10g,薏苡仁 30g,茵陈 10g;气滞血瘀者加甲珠 10g,川芎 10g;肝肾亏损型加山茱萸 12g,女贞子 15g,旱莲草 10g。全蝎粉 3g(装胶囊)。每日 1 剂,药物用文火水煎 3 次并将药汁混合,分 3 次冲服全蝎粉胶囊,10 剂为 1 个疗程,疗程间隔 2~4d。

(11)赤芍 50g,鸡血藤 30g,威灵仙 30g,木瓜 15g,骨碎补 30g,蜂房 15g,白术 30g,知母 30g,牡蛎 30g,枳壳 15g,甘草 15g,全蝎 10g,蜈蚣 2 条。每日 1 剂,水煎后取汁 400 毫升,早晚 2 次服用,14 剂为 1 个疗程,可连续服用 2~3 个疗程。

(12)五虎散:地龙 20g,土鳖虫、全蝎、乌梢蛇、穿山甲(代)各 9g。文火煎煮 20min。每日 1 剂,早晚 2 次服用。如症状明显减轻,可将上述药物焙干研末,装入胶囊,每日服 2 次,每次 2~4g(2~4 粒胶囊),用黄酒冲服。15d 为 1 个疗程。

(13)核归丸:核桃仁 210g,黑芝麻 210g,杜仲 60g,续断 30g,骨碎补 45g,木瓜 30g,菟丝子 60g,延胡索 30g,香附 15g,当归 60g。除核桃仁、黑芝麻外,余药晒干,研碎过筛备用,将黑芝麻于碾槽内碾碎,再放入核桃仁一起碾细,再与药粉一起倒入盆内,以炼蜜 250g 分数次加入盆内搅拌,反复揉搓成团块,制成重 7g 的丸剂,每天口服 2 次。每次 1 丸,用黄酒 20ml 送下,连服用完 100 丸为 1 个疗程。

(14)复方马钱子散:土鳖虫、川牛膝、甘草、麻黄、乳香、没药、全蝎、僵蚕、苍术各 720g,生马钱子 6000g。将马钱子置铁锅中加水适量,慢火煮沸,8h 后取出,剥去外皮,切成 0.5~1mm 厚的薄片,晾干,炒至呈棕褐色。乳香、没药置铁锅内,加热,去除油质并烘干。全部药物混合粉碎后过筛,分装成胶囊,每粒含散剂 0.5g。每晚临睡前服药 1 次,每次 5~10 粒,用黄酒 30~60ml 加适量白开水送服。药量自小量(5 粒)开始,每晚增加 1 粒,但最多不宜超过 1 次 10 粒,服药后应安静卧床休息,当晚不宜饮多量开水。连续服药 2 周为 1 个疗程,疗程间休息 2~3d。疼痛缓解后每晚可减服 1~2 粒,续服 2~3 周以巩固疗效。

(15)马前子 3g,补骨脂、甘草各 10g。研成细末,分成 10 包,每日口服 2 次。每次服 1 包,10d 为 1 个疗程。

(16)乌梢蛇、蜈蚣、全蝎各 10g。将其用文火焙干后研磨成粉,平分为 8 包。第一天上、下午各服 1 包,以后每天上午服 1 包,7d 为 1 个疗程,疗程间隔 3～5d。

(17)穿山龙 30g,威灵仙、花椒根各 15g,钩藤、五加皮根各 20g,母鸡 1 只。将上述药物和母鸡放入 2000ml 水中炖煎 30～50min,取其汤分 3～5 次服。每周服 1 剂,可连服 3～5 剂。

(18)黄芪、熟地黄、淫羊藿、巴戟天、杜仲、桑寄生、当归、赤芍、怀牛膝各 15g,附子 12g,川芎 9g,鸡血藤 30g。加水 500ml,文火煎煮 20min。每日 1 剂,分 2～3 次服用,10d 为 1 个疗程,可服用 2～4 个疗程。

(19)附子(先煎)、桂枝、泽泻、炒白芍、猪苓、牛膝、杜仲、红花、防己、防风各 15g,麻黄、杏仁、党参、白术、黄芩各 10g,川芎 20g,甘草 6g。每日 1 剂,水煎 2 次,合在一起。早晚各服 250ml,1 个月为 1 个疗程。

(20)熟地黄 50g,白芥子 20g,鹿角胶、麻黄各 10g,肉桂、炮姜炭、生甘草各 5g。水煎 2 次,将药汁混合,每日 1 剂,2 次分服。20d 为 1 个疗程。

(21)青皮、荆芥、红花、枳壳、三七各 6g,羌活、防风、牛膝、杜仲、独活、当归、五加皮、乌药、延胡索各 9g,狗脊、丹参各 12g。加水共煎 2 次,取药汁混合,每日 1 剂,2 次分服。

3. 中成药

(1)腰痛片:①组成。杜仲叶、补骨脂、续断、当归、白术、牛膝、肉桂、乳香、狗脊、赤芍、泽泻、土鳖虫。②功效。强腰补肾,活血止痛。用于腰椎间盘突出症属肾虚腰痛者。③用法用量。食盐开水送服,每次 6 片,每日 3 次。④使用说明。阴虚火旺,有实热者忌服。

(2)归肾丸:①组成。熟地黄、枸杞子、杜仲、菟丝子、怀山药、山茱萸、白茯苓、当归。②功效。本药补肾固精,主治腰椎间盘突出症,症见腰酸腿软、形容憔悴、心烦失眠、神疲乏力者,宜于采用。③用法用量。每日2~3次,每次9g,于空腹时用温开水或淡食盐开水送下。④使用说明。口干舌燥、大便干结者,慎用。忌生冷、油腻食物。

(3)鹿茸膏:①组成。鹿茸、鹿角胶、当归、熟地黄、红参、白术、茯苓、川芎、白芍药、香附、枸杞子、甘草、益母草膏。②功效。功能补肾益精,益气养血,主治腰椎间盘突出症,症见腰脊酸疼、两膝酸软、神疲乏力、头昏耳鸣者宜于服用。③用法用量。每日2次,每次1匙,于空腹时用温开水冲服。④使用说明。不宜长期和大剂量服用。服药中出现口干、便秘、心中烦热时,宜暂停服用。

(4)腰痹通胶囊:①组成。三七、川芎、延胡索、白芍、牛膝、狗脊、熟大黄、独活。②功效。活血化瘀,祛风除湿,行气镇痛。用于血瘀气滞、脉络闭阻所致腰椎间盘突出症,症见腰腿痛,痛有定处,痛处拒按,轻者俯仰不便,重者剧痛不能转侧者,宜于采用。③用法用量。口服,每次3粒,每日3次,宜饭后服用。30d为1个疗程。④使用说明。消化性溃疡患者慎服或遵医嘱。

(5)独活寄生合剂:①组成。独活、桑寄生、杜仲、川牛膝、当归、秦艽、北细辛、熟地黄、川芎等。②功效。养血舒筋,祛风除湿,补养肝肾,适宜于腰椎间盘突出症,症见腰膝冷痛、四肢麻木、骨关节痛、屈伸不利、畏寒发热者服用。③用法用量。每日3次,每次1~2支(10~20ml),于饭后服下。④使用说明。忌辛辣、生冷、油腻食物。

(6)杜仲补腰合剂:①组成。杜仲、党参、当归、枸杞子、牛膝、补骨脂、熟地黄、菟丝子、香菇、猪腰子。②功效。补肝肾,益气血,强腰膝。适宜于腰椎间盘突出症,症见腰腿疼痛、疲劳无力、精神萎靡、小便频数者服用。③用法用量。每日2次,每次30~40ml,于空腹时服用。④使用说明。孕妇、小儿忌服。高血压、糖尿病患者慎用。忌生冷、油腻食物。

4. 药酒治疗

(1)痹灵药酒:①原料。杜仲、乳香、没药、三七、土鳖虫、丹参各 30g,血竭、红花各 20g,蜈蚣、白花蛇各 2 条,全蝎 12g,白酒2500ml。②制作方法。将上述药材切片或切段,加入白酒中,密封浸泡 15d,即可使用。③用法用量。口服,每次服用 25ml,日服2 次,坚持服用 1 个月。④功效主治。具有通络活血、壮腰消肿、舒筋止痛的功效。用于治疗腰椎间盘突出症等。⑤药方来源。引自《湖北中医学院学报》。⑥方评。杜仲性温,味甘,归肝、肾经,具有补肝肾、强筋骨、安胎的功效。全蝎性平,味辛,有毒,归肝经,具有息风镇痉、攻毒散结、通络止痛的功效。用于小儿惊风、抽搐痉挛、中风口㖞、半身不遂、破伤风、风湿顽痹、偏正头痛、疮疡、瘰疬。⑦注意事项。脾胃虚寒者慎服。

(2)桂心酒方:①原料。桂心 15g,白酒 500ml。②制作方法。将桂心研成细末,用纱布袋装,扎紧袋口,浸于白酒之中,密封瓶口,每日摇晃 1 次,7d 即可使用。③用法用量。口服,每次 5~10ml,每日 2 次,饭前空腹用米粥送服。④功效主治。具有温阳散寒的功效。主治肾气虚冷、腰脚疼痛不可忍(腰椎间盘突出症属寒证者用之)。⑤药方来源。引自《普济方》。⑥方评。桂心性大热,味辛、甘。归肾经、脾经、心经、肝经,具有补火助阳,引火归元,散寒止痛,温通经脉的功效。⑦注意事项。阴虚火旺、里有实热、血热妄行出血及孕妇均禁服,畏赤石脂。

(3)强肾活血酒:①原料。杜仲 24g,独活、干地黄、当归、丹参、川芎各 12g,白酒 1000ml。②制作方法。上述药去除杂质,以纱布袋装,放入酒瓶中,封口浸泡 30d,滤汁备用。③用法用量。口服,每次 20ml,每日 3 次。④功效主治。具有强肾活血的功效。主治腰椎间盘突出症、腰膝疼痛、筋脉拘紧、活动不利。⑤药方来源。引自《外台秘要》。⑥方评。杜仲性温,味甘,归肝经、肾经,补肝肾、强筋骨、安胎。独活性微温,味辛、苦,归肾经、膀胱经,祛风除湿、通痹止痛,用治风寒湿痛、腰膝疼痛、少阴伏风头痛。川芎性温,味辛,归肝经、胆经、心包经,活血行气,祛风止痛。⑦注意事项。阴虚阳盛,真热假寒及孕妇均禁服。服药时不宜饮酒,不宜以白酒为引。不宜与半夏、瓜蒌、天花粉、贝母、白蔹、白及同用。

(4)菟丝子牛膝酒:①原料。菟丝子、牛膝各 50g,白酒 750ml。②制作方法。上述 2 味药,去除杂质,凉开水快速淘洗,滤去水液,晒干为粗末,与白酒同浸于坛内,密封浸泡 30d,去除药渣,滤取药液,瓶装备用。③用法用量。内服,煎汤:用量 10~15g,或入丸散。外用:炒研调敷。④功效主治。具有补益肝肾的功效。主治腰膝冷痛、腰椎间盘突出症初期。症属风寒阻络。⑤药方来源。引自《肘后备急方》。⑥方评。菟丝子性平,味辛、甘,归肝经、肾经、脾经,具有补肾益精,养肝明目的功效。属补虚药下分类的补阳药。用于肾虚腰痛,阳痿,早泄,尿浊,带下,小便频数;胎动不安,先兆流产;肝肾不足,视物昏花,视力减退。此外,本品还可用于脾虚食少,大便不实,常与白术、山药、茯苓、党参等同用。牛膝性平,味甘、微苦,归肝经、肾经,具有逐瘀通经、通利关节、利尿通淋等作用。⑦注意事项。孕妇及月经过多者慎用。

(5)羊肾酒:①原料。生羊肾 2 个,菟丝子 30g,鹿茸(炙)、大茴香各 15g,白酒 3000ml。②制作方法。将后 3 味药研为末,将羊肾洗净切碎,滤取酒液,瓶装备用。③用法用量。口服,每次 15ml,每日 3 次。外用,炒研调敷。④功效主治。具有温补肾阳的功效。主治肾虚腰痛、腰椎间盘突出症,症属肾虚、风寒型。⑤药方来源。引自《本草纲目》。⑥方评。菟丝子性平,味辛、甘,归肝经、肾经、脾经,具有补肾益精,养肝明目的功效,属补虚药下分类的补阳药。用于肾虚腰痛,阳痿,早泄,尿浊,带下,小便频数;胎动不安,先兆流产;肝肾不足,视物昏花,视力减退。此外,本品还可用于脾虚食少,大便不实,常与白术、山药、茯苓、党参等同用。⑦注意事项。孕妇及月经过多者慎用。

(6)淫羊藿酒:①原料。淫羊藿 60g,白酒 500ml。②做法。将淫羊藿洗净,沥干水分,装入纱布袋内扎紧口。将药袋放入酒坛内,倒入白酒,盖好盖,浸泡 7d 即成,每日饮服 2 次,每次 10ml。③说明。本药酒功能温肾壮阳通络,适用于腰椎间盘突出症肾阳虚弱,腰膝酸软,畏寒肢冷,尤以下肢为甚,头晕目眩,精神萎靡,舌淡苔白者。

(7)参茸酒:①原料。人参 20g,鹿茸 20g,枸杞子 30g,黄芪 30g,何首乌 30g,生地黄 25g,麦冬 25g,茯苓 25g,白酒 2500ml。②做法。将上药研为粗末,用细纱布袋装好,扎紧口。将药袋置于酒坛中,倒入白酒,加盖密封,放置阴凉干燥处。每日摇动几次,经 15d 后,即可开封澄清取饮,每日早晚各饮 20ml。③说明。本药酒功能补元气,益精血,用于肝肾不足所致的腰椎间盘突出症,症见四肢疼痛,筋骨痿软,腰酸腿痛等。

(8)神仙固本酒:①原料。牛膝 25g,制首乌 20g,枸杞子 12g,天冬 6g,麦冬 6g,生地黄 6g,熟地黄 6g,当归 6g,人参 4g,肉桂 3g,糯米 400g,细曲 32g。②做法。将糯米蒸熟,沥半干,倒入坛内,再将上药置于砂锅内,加水适量,煎取汁,冷却后倒入装有糯米的坛内,加入细曲,拌匀,加盖密封。置于保温处,经 14d 开封,尝酒味不淡即成,压去糟渣,用细纱布过滤,收贮干净瓶内。每日早晚各饮 10ml。③说明。本药酒功能滋阴益气,健身固本,可用于肾虚所致的腰椎间盘突出症的调养,症见筋疲骨软,腰背酸痛,下肢尤甚,形寒肢冷等。

(9)益春延寿酒:①原料。人参 30g,枸杞子 12g,黄芪 12g,当归 18g,熟地黄 18g,肉桂 3g,川芎 6g,蜂王浆 10g,白酒 2500ml。②做法。将上药研为粗末,用细纱布袋装好,扎紧口。将药袋置于酒坛中,倒入白酒、蜂王浆,加盖密封,放置阴凉干燥处。每日摇动几次,经 15d 后,即可开封澄清取饮,每日早晚各饮 10ml。③说明。本药酒功能补气益血,强身壮体,可用于肾虚所致的腰椎间盘突出症的调养,症见筋疲骨软,腰背酸痛,下肢尤甚,形寒肢冷者,宜于采用。

5. 外敷疗法

(1)川乌 10g,草乌 10g,生南星 12g,骨碎补 5g,松香 10g,当归 15g,红花 15g,威灵仙 12g,细辛 5g,羌活 10g,独活 10g,冰片 4g,樟脑 10g,大黄 12g,桃仁 10g,白芥子 5g。将上述药物研磨成粉状。使用时取药粉 50～60g,用醋调和呈糊状,入锅加热后装入布袋,外敷于腰部疼痛处。每日 2～3 次,每次 30～50min,10～12d 为 1 个疗程,可连续治疗 2～3 个疗程。治疗过程中如药袋温度下降,可再次加热,反复使用。

(2)红花 9g,川芎、牛膝 15g,桑枝、细辛各 10g,威灵仙、陈皮、海桐皮、伸筋草、路路通各 12g。血瘀型加乳香、没药各 15g,三七 10g,血竭 4g;寒湿型加桂枝、苍术各 12g,附片 9g;湿热型加麻黄、荆芥各 10g,茯苓 15g;肝肾亏虚型加桑寄生、独活各 15g,土鳖虫 6g。将上述药物加水 1500ml,浸泡 40～50min,文火煎煮 20min。患者取仰卧位于熏蒸床上,将裸露的腰部对准熏蒸窗,用药液蒸汽熏蒸疼痛部位。每日 1～2 次,每次 30min,15d 为 1 个疗程,可连续应用。熏蒸治疗时应将蒸汽温度控制在 46℃ 左右,防止皮肤烫伤。

(3)郁金、红花、川乌、独活、苍术、姜黄、细辛、樟脑、薄荷、艾叶、白芥子、松节、乳香、川芎各 30g。将上述药物研磨成粉装,置于布袋内。使用时先将布袋置于腰部疼痛处,然后将热水袋放置于布袋上方,以加热药物。亦可在加热的同时用手轻揉局部组织,促进药物渗透。每日 1 袋,每袋可使用 2 次,10d 为 1 个疗程,可连续治疗 2～4 个疗程。

(4)青风藤、骨碎补、海桐皮、独活、麻黄、泽兰、乳香、威灵仙各 20g,当归、川芎、赤芍、川牛膝、补骨脂、淫羊藿、透骨草各 30g,艾叶 250g,细辛 10g。将上述药物研成粗末,装于布袋内。用时将装药布袋放入清水中浸泡 10min,取出滤干,再放于蒸笼中蒸

30min(用微波炉烤热亦可),以药物热透为宜。患者俯卧位,暴露腰部及症状较重的臀腿部,垫上两层纱布,将蒸热的药袋置于治疗部位,表面用塑料薄膜覆盖并加盖毛巾被保暖。每次 30～40min,每日 1 次,10 次为 1 个疗程,可连续治疗 3～4 个疗程。

(5)干姜 60g,干辣椒 30g,木瓜 25g,乌头 20g。加水 2000ml,文火煎煮 30min,取药汁 1000ml。用热药汁熏洗腰部,再以纱布蘸药汁热敷疼痛处。每日 2 次,7d 为 1 个疗程,可连续治疗 3～4 个疗程。

(6)豨莶草、炮姜各 60g,附子、川乌头、草乌头、肉桂、胆南星各 30g,乳香、没药、细辛各 15g。将其研磨成细末混合。每次治疗时取 30g 药物细末与醋调为糊状,敷于腰部,每日 1～2 次,每次 20～30min。

(7)生川乌、生草乌各 10g,马前子 12g,三七 20g。研磨为细末。使用时用醋调和成糊状,敷于患处,用绷带固定。每日 1～2 次,每次 20～30min。

(8)穿山甲 6g,海马、木香各 10g,五灵脂、王不留行各 12g。研磨成细末混合。使用时用鸡蛋清调和成糊状,外敷于患处。每日 1～2 次,每次 20～30min。

(9)续断、苏木各 30g,防风、白芷、附子、川乌、草乌各 20g,狗脊、独活各 45g。研成细末,用薄棉布制成布兜,将药末装入其中,日夜穿戴于腰部。

(10)将生川乌、生草乌、制马钱子、生半夏、细辛、防风、透骨草、伸筋草、威灵仙、桂枝、桑枝、木瓜、姜黄、苍术、当归、红花、川芎、赤芍、延胡索、鸡血藤、地鳖虫、生麻黄、海桐皮等,各适量碾成粗粉,分装入布袋中备用。将药袋用水浸湿,然后放入家庭用微波炉加热或放入锅中蒸热,再用热药袋置于腰部。每日 2～3 次,每次 20～50min,10 次为 1 个疗程。

(11)生川乌 30g,生草乌 30g,桂枝 15g,当归 15g,鸡血藤 30g,宽筋藤 30g,透骨草 30g,大黄 15g。将上述药物用水浸泡后,加水至 1000ml,文火煎煮浓缩至 500ml。将热药汁置于床下,用其蒸汽熏蒸腰部。每日 2～3 次,每次 20～30min。药剂可重复使用 2～3 次。

(12)将透骨草 20g,伸筋草 20g,鸡血藤 30g,红花 10g,桃仁 10g,白芷 20g,苏木 16g,附子 10g,麻黄 6g 混合,加水后用文火煎煮 20～30min,取药汁 400ml。将浸入温热药汁的药垫置于腰部和腿部疼痛部位(如药垫温度下降,可加热后继续使用),每日治疗 1～2 次,每次 20～30min,10 次为 1 个疗程。如在中药外敷治疗的基础上,配合理疗,效果更好。方法是在药垫上方放置理疗仪器的正、负极板(正极位于腰部,负极位于腿部)。开通电源,逐渐加大电流,使患者自觉腰部有电流沿患侧坐骨神经向下放射,感觉以患者能耐受为度。

6. 物理疗法

(1)直流电疗法:如果患者主要表现为脊柱部位或脊柱两侧的疼痛及不适,可以将两个面积为 10cm×15cm 的金属电极板分别置放于腰部脊柱两侧。电流强度为 8～12mA,每次 15～30min,每日 1 次,10～15 次为 1 个疗程。

进行直流电疗时要准备好金属电极板和衬垫。金属极板表面应使用软衬垫包裹。不可将金属极板和患者的皮肤直接接触,以防止造成皮肤烫伤。同时,调整治疗电流时应该缓慢,避免过度刺激机体而使患者产生不适感。在正常治疗条件下,患者皮肤局部有轻度"针刺感"或"蚁走感",如果出现皮肤的"烧灼感"或剧烈的疼痛感,说明治疗电流强度过大,应该及时调整。

(2)电兴奋疗法:① 将二枚电极放置于腰椎两侧疼痛部位,通过调节该仪器将感应电流输出至电极,直至腰部有向四面放散的麻木动感,维持 2～4min,再加大输出电流量(为原电流的 1～1.5 倍),继续维持电刺激 10～15min,然后治疗结束。② 将二枚电极分别置于患者腰椎中线,正电极在上方,负电极在下方。操作者在 1～2s 内将仪器输出电流调至患者感到正电极部位有明显发热感觉,然后再将输出电流迅速下调至 0。此过程可重复 1～2次。③ 将两个手柄电极分别放置于患者腰部疼痛部位。将输出的感应电流逐步增加至患者能够耐受为止,维持 3～5min。然后操作者手持手柄电极从患者背部慢慢移动至腰部,停留 2～4min。然后再将电极下移至臀部,继续维持 2～4min。④用两个 8cm×12cm 大小的电极,一个横置于骶部,另一个竖放于腰部,接通电源后,尽快把电量调至 8～12mA,待患者强烈的通电感消失后,在2～7min 内把电量再增加到 18～23mA。每次治疗时间共15min。每日或隔日 1 次,如有效,可继续治疗至 6～12 次。

(3)音频电流疗法:将电极放置于疼痛部位,并将电极与音频治疗仪器相连接。操作者慢慢转动仪器的输出旋钮,直至电流强度达到患者能够耐受为止。持续数分钟后,如果患者自感到电流刺激强度减弱,则可继续增加刺激电流的强度。治疗时间每次20～30min,每日 1 次。如果症状能够缓解,则可改为隔日 1 次。

(4)短波、超短波疗法:患者取卧位或坐位,治疗桌椅应选择木制。理疗前应取下患者的手表、项链等金属物品。根据所治疗的部位正确安装电极,调节治疗剂量,直至患者理疗部位有温热感为止。

患者的"温热感"分为四级:一级为"无热量",此时患者无温热感觉;二级为"微热量",此时患者有较舒服的温热感觉;三级为"温热量",此时患者有明显的温热感觉;四级为"高热量",此时患者出现能够耐受的热感。

患者如果因腰椎间盘突出症或腰椎骨性关节病引起背部、腰部的疼痛及麻木感,可应用此方法治疗。用 8～12cm 的电极放置于腰部或腰椎两侧。用温热量 15～20min,每日或隔日 1 次,10～20 次为 1 个疗程。

(5)微波疗法:患者取坐位或俯卧位,暴露腰部及骶部皮肤。使用圆形辐射器,辐射器距离皮肤 10～12cm,功率 40～60W,治疗时间 20～30min,每日 1 次,治疗次数 5～10 次。

　　微波理疗仪器以输出功率来区别治疗剂量。以圆形或矩形辐射器,距离皮肤10cm为标准。小剂量:输出功率为20～50W;中剂量:输出功率为50～100W;大剂量:输出功率为100～200W。

　　操作者可以根据仪器的输出功率来估算微波剂量的大小。一般规律:疼痛及症状越急越严重,所用的剂量应越小;反之,患者的症状越缓慢越轻,所用的剂量可以酌情增加。

　　(6)红外线疗法:患者取俯卧位,暴露腰背部疼痛部位。根据准备治疗的部位及症状的严重程度决定红外线辐射的功率。如果治疗的范围比较小,症状比较轻,可选择150～350W功率;如果治疗的范围比较大,可选用500～1000W功率的红外线辐射器。治疗时,红外线灯辐射器距离患者皮肤40～60cm,以患者感到皮肤有温热感为止。每次治疗时间20～30min,每日1～2次,10～20次为1个疗程。

　　由于红外线疗法可使皮肤局部组织的温度升高,许多专家提出将该方法与我国传统的中草药渗透疗法联合应用,以提高对骨质增生治疗的效果。将红花、桃仁、当归、川芎、草乌、川乌、马前子、桑寄生、干姜、干草共10种中草药各1两,捣碎,用50%乙醇500ml浸泡10d左右,过滤后备用。患者在进行红外线理疗前,将上述中草药的提取液涂红外线治疗区域,再进行红外线理疗,目的是使中草药的有效成分在红外线产生的热量作用下渗透进入皮肤、皮下组织及更深部的组织,达到活血化瘀的作用。此外,临床常用一些膏药、贴膜(如伤湿止痛膏、麝香虎骨膏、狗皮膏等)也可与红外线疗法联合应用,可以提高治疗效果。

　　(7)间动电疗法:① 将一个小圆形电极(直径1.6～2.6cm)放在疼痛部位,另一个电极放在距疼痛局部4～6cm处。短期使用密波,中长期使用疏密波或间升波。直流电1～2mA,脉冲电流加至患者自感有"震颤感"为止。每次每部位6～8min。每日或隔日1次,10～15次为1个疗程。②选择大圆形电极(直径4～6cm)2个。分别置于脊柱疼痛节段的两侧,使用密波,疏密波和间升波。

直流电 2～3mA,调节仪器使患者局部出现麻刺感或震颤感。每次 6～8min,每日 1～2 次,10～15 次为 1 个疗程。③ 使用 2 个圆形电极(根据肌肉萎缩的部位酌情选择电极的大小),分别放置于肌肉的起止点(腰背部肌肉萎缩可将电极分别置于颈部和腰骶部位;大腿肌肉萎缩可将电极放置于大腿根部和膝关节前上方;小腿肌肉萎缩者可将电极放置于膝关节后方和小腿后方)。使用断续波和起伏波。直流电 2～4mA,使患者局部有震颤感或麻刺感,每次 3～6min,每日 1～2 次,10～15 次为 1 个疗程。

(七)自然疗法

1. 按摩疗法

(1)患者俯卧:术者双手沿督脉及膀胱经,自上而下做擦法,手法力度深透,持续操作 3～4min。在肾俞穴处可以吸定后擦至产生明显的温热感止。

(2)患者俯卧:术者双手沿督脉及膀胱经,自上而下做掌根揉法,手法力度深透,持续操作 3～4min。在肾俞穴处可以吸定后揉至产生明显的温热感止。

(3)患者俯卧:术者双手沿膀胱经,自上而下做拿法,手法力度深透,持续操作 3～4 遍。在肾俞、大肠俞穴处可以重点提拿。

(4)患者俯卧:术者双手以掌根着力,分推腰背 2～3 遍,弹拨患者第 2、3 腰椎横突旁、髂腰韧带、腰骶关节、髂嵴后部等处1～2min。

(5)点按穴位:环跳、承扶、委中、承山穴,深压穴位片刻后则施以轻柔的揉法。

(6)患者侧卧:接触床面的下肢伸直,另一下肢屈曲。术者位于患者腰部后方,一肘部抵住患者肩前部,另一肘抵住髂前上棘后方,两手同时向相反方向用力,使腰部脊柱旋转,当旋转到最大幅度时,骤然用力按压,"咔嗒"声表示斜扳成功。然后斜扳另一侧腰部。

（7）患者俯卧：在胸部和大腿根部各垫 2～3 个枕头，使腰部悬空。术者双手叠放在患者腰部，以掌部着力，做有节律的压放震颤 3～4min。

2. 针灸疗法　人体腰背部有多条经脉循行，督脉、足太阳膀胱经都循行于此。而足三阳三阴经在下肢部都有循行。因此，对治疗腰椎间盘突出症可以取三焦俞、肾俞、气海俞、大肠俞、关元俞、委中、志室、秩边、环跳。

三焦俞、肾俞、气海俞、大肠俞、关元俞、志室分别位于第 1～5 腰椎棘突下旁开 1.5 寸或 3 寸，在解剖结构上分别位于脊神经丛脊髓分支处，具有调整腰部局部气血，舒筋活络。而肾俞是肾气直接输注之处，志室内应肾脏，是肾之精气寄托之处，两穴具有很强的调补肾脏之功，能够强肾而治本。秩边位于骶骨部，可疏通足太阳经气，委中为腰背两条膀胱经下行汇合之穴，可治整个腰背疾病。环跳具有较强祛风除湿，舒筋利节，通经活络之功，为治疗下肢疾病的主穴。以上几穴结合使用为治疗的主要配穴。

（1）腿痛：可以加刺承山、伏兔（图 8-8），伏兔位于大腿侧，能通经活络，调理腿部气血，止痛之力；而承山调理腿部气机，舒筋活络之力甚强，两穴相配具有很好的舒筋活络，止痛之功。

（2）腰骶部痛：可加次髎、小肠俞、膀胱俞，都位于骶骨部，可调理骶骨局部气血，从而达到止痛的目的。

出现膝关节并发症可加梁丘、血海、阴陵泉、阳陵泉、犊鼻、足三里。梁丘是胃经气血深聚之处，能通调膝部经气；血海为血之大会，养血、活血之力甚强，能通调膝部气血；阴陵泉位于脾经，属水，土能生水，与肾之气相通，能够补益肾气以治本；阳陵泉为筋气会和之处，治筋之要穴，为筋会，具有疏筋、壮筋之功；犊鼻通调膝部气机甚强；足三里属土，为胃经之本穴，能益气养血，强壮筋骨，并能疏通经络，舒筋利节。

3. 拔罐疗法　主要针对腰骶部疼痛及膝部疼痛。

（1）腰骶部疼痛：拔腰部及骶髂部，配合肾俞、腰俞、腰眼、志

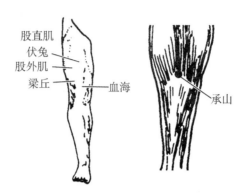

图 8-8　腿部常用穴位

室。用大型火罐,每次拔罐 5～10 个。

　　(2)膝部疼痛:拔膝关节周围,配合内外膝眼、阴陵泉、血侮、委中。用中小型火罐,每次拔罐 5～10 个。

九、骨性关节炎

骨性关节炎又称退行性关节炎、增生性关节炎、肥大性关节炎、骨性关节病等,是最常见的骨关节疾病之一。骨性关节炎是局部关节的退行性病变,关节软骨的变性、破坏及骨质增生为特征的慢性关节病。

骨性关节炎在中年以后多发。国内的初步调查显示,骨性过关节炎的总患病率约为 15%,40 岁人群的患病率为 10%~17%,60 岁以上则达 50%,而在 75 岁以上的人群中 80% 患有骨性关节炎。该病的最终致残率为 53%,女性多见。近期世界卫生组织的一项报告认为骨性关节炎是引起女性残障的第四大病因,男性残障的第八大病因。

骨性关节炎分为原发性和继发性两类。原发性骨性关节炎病因尚不明了,一般认为与年龄、性别、职业、种族、肥胖、软骨代谢、免疫异常和遗传等多种因素有关。继发性骨性关节炎可继发于任何关节损伤或疾病,如半月板损伤、关节内骨折、先天畸形等。骨性关节炎按部位又可分为中枢性(如颈椎、腰椎等)和周围性(如膝关节、髋关节等)。

(一)病因病理

骨性关节炎,从严格意义上讲并不是一种单一的疾病,而是由多种不同的因素通过相同或不同的发病机制所造成的一组临床表现相同或相近的关节内紊乱综合征。

1. 病因

(1)西医病因:骨性关节炎可分为原发性与继发性两类。原发性骨性关节炎发病原因不明;继发性骨性关节炎多由外伤、体力劳动、运动和过度使用、肥胖、遗传、关节炎等原因而引起。

(2)中医病因:中医学认为,肾主骨,生髓,髓居骨中,骨赖髓以充养。所以,本病的发生以肾精亏虚为根本,另外还与损伤、外邪侵袭有关。肾精亏虚:年老肾精亏虚,无力充养骨髓,导致关节功能退变。外邪侵袭,感受风寒湿邪,如着凉、久居潮湿之地、冒雨涉水、外邪侵袭筋骨而发病。

2. 病理

(1)关节及其周围组织的变化:关节软骨的变性是骨性关节炎最主要的变化。正常关节软骨呈蓝白色、透明,表面光滑。发病早期,关节软表面粗糙,软骨基质中的胶原纤维裸露进一步磨损则呈绒毛状漂起。软骨细胞坏死,并释放出酶类,进一步分解了软骨基质中的胶原纤维结构,使软骨软化。病变进一步发展,负重区软化的软骨被磨损而糜烂脱落,直至暴露软骨下骨,使软骨下骨硬化、光滑,呈象牙样改变(图 9-1)。软骨边缘由于关节稳定性减弱,关节囊韧带的牵引刺激而血管增生,通过软骨内化骨形成骨赘即骨质增生。

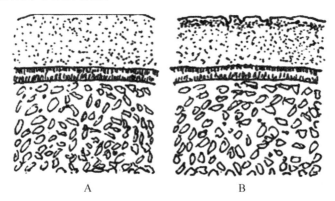

A   B

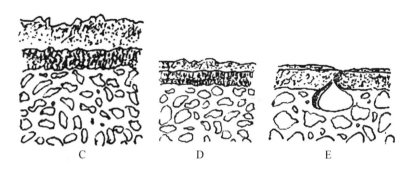

图 9-1　骨性关节炎的关节软骨和其下的骨组织病理变化过程

A. 正常;B. 关节面软骨的早期退行性变;C. 关节面软骨软化;D. 关节面软骨糜烂;E. 磨损严重处关节软骨面上的软骨被擦去,其下骨质发生硬化,髓腔内有囊腔形成

(2)滑液的变化:透明质酸是滑液中的主要成分。骨性关节炎患者的关节滑膜,透明质酸分泌的质与量明显下降,减弱了对关节的机械保护作用,使关节软骨易于老化和磨损。透明质酸的抑制炎性细胞作用减弱,使滑膜炎症加重。滑液中透明质酸的质与量下降时,会进一步削弱滑膜细胞合成透明质酸的功能,使之形成恶性循环。

(二)临床表现

原发性骨性关节炎多发生于 50 岁以后,女性略多于男性,常有多个关节受累。继发性骨性关节炎的发病年龄较小,平均在 40 岁左右,常只有少数关节受累。根据关节部位不同,临床表现亦有所区别。

1. 脊柱症状　间歇性颈肩腰背部酸痛,晨起时感疼痛,稍活动后反而减轻,劳累后及夜间疼痛加重,甚至不敢翻身,局部热敷可感舒服。颈椎或腰椎活动受限,但无强直,各方面活动度减少或失灵。X 线片可见颈椎和腰椎骨质增生,生理前凸变小或消失。

2. 髋部症状　疼痛与活动有关,髋关节前屈,内旋和外旋易诱发疼痛。疼痛可放射至大腿内侧膝关节附近。若单侧髋关节病变,则因疼痛而跛行,上楼困难,从矮凳起立也困难。若双侧病变,则只能拖着脚走。

3. 膝部症状　发病率最高,早期主要症状是活动时膝部痛,或关节静止一段时间后或晨起时出现僵直感,活动片刻可感疼痛减轻或消失,体检时可发现关节运动或屈曲时有摩擦音,局部可有轻度压痛。晚期出现畸形,难以行走。有明显 X 线变化时可见关节边缘的骨质增生、骨赘形成、关节间隙变窄(图 9-2),软骨下骨硬化和囊性变,有时可见游离体。

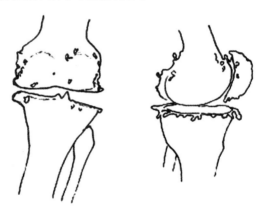

图 9-2　骨性关节炎(膝部)X 线变化

4. 手部症状　好发于远端指间关节,关节背侧出现结节,局部关节有轻度屈曲畸形,关节酸痛肿胀,活动受限,有摩擦音,常误诊为类风湿关节炎。

5. 足部症状　多见于老年人,走路时脚底疼痛,早晨重,下午轻,起床下地第 1 步常痛不可忍,时轻时重。

（三）辨证分型

骨性关节炎属中医学"痹证"范畴。骨性关节炎的中医证候可以分为以下五种。

（1）肝肾不足、筋脉瘀滞证：主要表现是关节痛,胫软膝酸,活动不利,动作牵强,舌质偏红,苔薄或薄白,脉滑或弦。应配活血化瘀,通络止痛的药物进行治疗。

（2）脾肾两虚、湿注骨节证：主要表现为关节痛,肿胀积液,活动受限,舌质偏红,或舌胖质淡,苔薄或薄腻,脉滑或弦。应配散寒逐湿,温经通脉的药物进行治疗。

（3）肝肾亏虚、痰瘀交阻证：主要表现为关节肿痛,痿弱少力,骨节肥大,活动受限,舌质偏红,或舌胖质淡,苔薄或薄腻,脉滑或弦细。应配滋养肝肾,舒筋活络进行治疗。

（4）风寒湿邪阻络证：主要表现为患处疼痛较剧,关节活动迟涩,肢体沉重,肌肤麻木怕冷等,应注意风寒湿邪阻络,配用驱邪通络,温燥散风药物进行治疗。

（5）气滞血瘀证：主要表现为疼痛突发,其痛如锥,发有定处,转侧艰难,伸展不能,伴有肢体麻木相间、肢软无力等,应注意气滞血瘀,配用活血化瘀,舒筋通络药物进行治疗。

中医药治疗骨性关节炎的方法较多,疗效也较好,是目前治疗本病行之有效的方法,其主要采用祛风、散寒、除湿等方法。消除风寒湿邪对骨质的损害,解除关节疼痛,同时通过活血滋补肝肾等,改善骨内血液循环,增进对骨质的营养,促进增生性关节病的关节内积液吸收,降低关节内压力及关节软骨修复作用,但对已经形成的骨质增生无治疗作用。

（四）西医治疗

骨性关节炎的西医治疗主要是药物治疗及手术治疗两种治疗方法。

1. 药物治疗

（1）抗炎镇痛药：能缓解轻、中度疼痛，改善临床症状，目前常用的有对乙酰氨基酚，通常总量不超过每日 3mg。非甾体抗炎药（NSAIDs）有美洛昔康、依托度酸、萘丁美酮和塞来昔布等。类固醇皮质激素对骨性关节炎患者的使用应严格限制，只适用于骨性关节炎患者伴发滑膜炎出现关节腔积液时做局部关节腔注射，全身应用应列为禁忌，以防加速关节软骨退变。中度至严重的膝骨性关节炎患者，以上药物治疗仍不能解除疼痛时，临床主张将阿片类药物作为最后选择，如可待因、曲马朵。

（2）改善病情药物：此类药物起效慢，一般需数周以上，但停药后疗效仍持续一定时间，既能抗炎镇痛，又有延缓骨性关节炎发展的作用。如硫酸氨基葡萄糖、S-腺苷基蛋氨酸、双瑞醋因等，可直接补充软骨基质，减缓软骨降解，并通过反馈机制促进软骨细胞代谢活性，恢复软骨细胞基质分泌功能，还可抑制关节内多种降解酶的活性，对软骨起保护作用。

（3）透明质酸钠关节内注射：透明质酸钠关节内注射，不仅起到软骨保护、抑制炎症反应作用，还可诱导内源性透明质酸钠的分泌（正向）增加，对早、中期骨性关节炎是为较为理想的治疗方法。

2. 手术治疗 常在骨性关节炎的中晚期非手术治疗难以奏效时，采取一定的手术治疗。根据以关节的不同，病情的不同，年龄及其他社会相关因素不同，采用关节灌洗术、直视或关节镜下关节清理术、关节截骨术如胫骨高位截骨术（图 9-3）、关节成形术、全关节置换术或关节融合术。

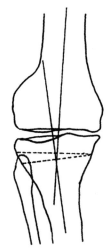

图 9-3 关节截骨术：胫骨高位截骨术

(五)中医治疗

1. 辨证施治

(1)肝肾不足、筋脉瘀滞证:①症状。关节痛,胫软膝酸,活动不利,动作牵强,舌质偏红,苔薄或薄白,脉滑或弦。②治则。活血化瘀,通络止痛。③方药。身痛逐瘀汤(秦艽、川芎、桃仁、红花、甘草、羌活、没药、香附、五灵脂、牛膝、地龙、当归)。

(2)脾肾两虚、湿注骨节证:①症状。关节痛,肿胀积液,活动受限,舌质偏红,或舌胖质淡,苔薄或薄腻,脉滑或弦。②治则。散寒逐湿,温经通脉。③方药。蠲痹汤(当归、羌活、姜黄、黄芪、白芍、防风、甘草)。

(3)肝肾亏虚、痰瘀交阻证:①症状。关节肿痛,痿弱少力,骨节肥大,活动受限,舌质偏红,或舌胖质淡,苔薄或薄腻,脉滑或弦细。②治则。滋养肝肾,舒筋活络。③方药。六味地黄汤(熟地黄、茯苓、山药、山茱萸、牡丹皮、泽泻)。

2. 中药方剂疗法

(1)方法1:①药物。威灵仙15g,肉苁蓉15g,熟地黄15g,青风藤15g,丹参15g。②用法。每日1剂,加水500ml,煎煮2遍和匀,取汁200ml,每日2次分服。③说明。上肢麻痛者加姜黄10g,下肢麻痛者加怀牛膝10g。

(2)方法2:①药物。炙附片12g,补骨脂15g,狗脊15g,路路通15g,桑寄生20g,穿山龙20g,车前子20g,党参20g,白术15g,甘草10g。②用法。每日1剂,加水煎煮后分2次服。③说明。血气不足加黄芪、熟地黄;阳虚较甚加肉桂、干姜、鹿角胶;风寒偏盛加川乌、草乌;伴有肢体麻木抽搐加木瓜、僵蚕。

(3)方法3:①药物。生黄芪15g,防己12g,羌活12g,当归12g,茯苓12g,赤芍12g,红花12g,制南星9g,牛膝12g,炙甘草5g。②用法。每日1剂,加水煎分2次服用。③说明。对骨性关节炎膝部肿胀疗效可靠。

(4)方法4:①药物。川续断15g,怀牛膝10g,全当归3g,巴戟天10g,炒三甲10g,无名异15g,光桃仁10g,软防风8g,宣木瓜10g,胡芦巴10g,泔苍术8g,延胡索8g。加水450ml,浓煎成150ml。②用法。每日1剂,早晚2次煎服。③说明。大便不爽加瓜蒌15g。主治腰椎骨性关节炎;治疗颈椎病则去木瓜,加威灵仙10g。

(5)方法5:①药物。白术15g,茯苓24g,甘草9g,制乳香3g,制没药3g,丹参12g,当归12g,土鳖虫9条,骨碎补12g,杜仲9g,木瓜9g,怀牛膝12g,蜈蚣3条,桃仁9g,红花9g。②用法。每日1剂,水煎分2次服。③说明。主治胸腰椎骨性关节炎。

(6)方法6:①药物。熟附子9g,怀牛膝9g,汉防己9g,当归9g,制龟甲18g,鹿角霜12g,熟地黄12g,补骨脂12g,肉桂6g,制乳香6g,制川乌6g,甘草6g,桑寄生15g,炙黄芪15g,炙麻黄3g。②用法。每日1剂,水煎后分2～3次服用。③说明。主治胸腰椎骨性关节炎及老年劳损腰痛。

(7)方法7:①药物。独活15g,川续断15g,制川乌15g,制草乌15g,熟地黄15g,桑寄生30g,丹参30g,黄芪30g,细辛5g,牛膝10g,地龙10g,乌药10g,炙甘草10g,土鳖虫6g。②用法。每日1剂,水煎后分2次服。药渣用纱布包后趁热敷于腰部,以温热不损伤皮肤为度。③说明。主治胸腰椎骨性关节炎。

(8)二藤汤:①药物。鸡血藤30g,生薏苡仁30g,茯苓20g,丹参15g,川牛膝15g,当归12g,地龙10g,炒白术10g,制南星10g,羌活10g,生甘草10g,雷公藤6g。②用法。上药雷公藤先煎30min,再加其他药煎30min,连煎2次,合并煎汁,早晚分2次服下。③说明。功能补益肝肾,活血通络,祛风散寒,适用于各型骨性关节炎。

(9)四虫散:①药物。地鳖虫90g,全蝎90g,炮山甲90g,蜈蚣30条。②用法。上药共研细末,混匀,装入瓶中备用。每次吞服6g,每日2次。服完上述药量为1个疗程,休息数日,可继续服第

2个疗程。③说明。功能活血通络,适用于气滞血瘀所致的骨性
关节炎。

(10)活筋汤:①药物。白芍 30g,木瓜 15g,威灵仙 15g,当归
12g,五加皮 10g,甘草 6g。②用法。水煎服,每日 1 剂,早晚分 2
次服,15d 为 1 个疗程。③说明。功能祛风散寒,通络止痛,适用
于风寒之邪阻络所致的骨性关节炎。

(11)曲直汤:①药物。丹参 30g,当归 10g,知母 15g,山茱萸
10g,乳香 6g,没药 6g。②用法。水煎服,每日 1 剂,早晚分 2 次
服。③说明。功能活血化瘀,清热凉血,适用于气滞血瘀所致的
骨性关节炎。

(12)健骨汤:①药物。延胡索 20g,黄芪 15g,丹参 15g,杜仲
15g,川牛膝 15g,鹿角片 15g,淫羊藿 10g,骨碎补 10g,鸡内金
10g,炮山甲 6g。②用法。先将炮山甲、鹿角片放锅中,加水煎
40min,然后加入其他药,煎煮 40min,连煎 2 次,合并煎汁,分 2
次于饭后服下。③说明。功能补益肝肾,理气活血,适用于肝肾
亏损所致的骨性关节炎。

(13)活络通痹汤:①药物。黄芪 30g,独活 20g,熟地黄 20g,
桑寄生 20g,丹参 20g,续断 15g,川牛膝 10g,地龙 10g,乌药 10g,
制川乌 6g,炙甘草 6g,地鳖虫 6g,北细辛 3g。②用法。先煎制川
乌 30min,然后放入其他药物,煎 40min,连煎 2 次,合并煎汁,分 2
次服用,药渣趁热外敷患处。③说明:适用于腰椎骨质增生。

(14)补肾活瘀汤:①药物。熟地黄 30g,鸡血藤 30g,白芍
15g,牛膝 15g,黄芪 15g,肉苁蓉 20g,杜仲 12g,当归 12g,淫羊藿
10g,红花 10g,狗脊 10g,木香 6g。②用法。水煎服,每日 1 剂,早
晚分 2 次服。③说明。功能补肾养血化瘀,适用于肝肾亏损、瘀
血内阻所致的骨性关节炎。

(15)灵仙蛇饮:①药物。乌蛇 30g,威灵仙 30g,丹参 30g,姜
黄 20g,木瓜 15g,狗脊 15g,当归 12g,秦艽 10g,补骨脂 10g,苏木
10g,花椒 5g。②用法。水煎服,每日 1 剂,早晚分 2 次服。③说

明。适用于颈腰椎骨质增生。

3. 中成药

(1)伸筋丹:①组成。地龙、制马钱子、防己、乳香、红花、五加皮等。②功效。活血消肿,伸筋舒络。适用于气滞血瘀所致的骨性关节炎。③用法用量。本品为胶囊,每次口服 5 粒,每日 3 次。

(2)软骨丹:①组成。熟地黄、鹿角胶、龟甲、当归、红花、桂枝、防风、蜈蚣、土鳖虫、川草乌等。②功效。补肾壮骨,活血祛寒。药理实验证实,该药能明显促进巨噬细胞的活性,增强机体免疫功能,并具有调节骨代谢及加速骨质增生区炎症产物的清除作用。③用法用量。蜜丸,每丸重 9g,每日早晚各服 1 丸,1 个月为 1 个疗程。

(3)壮骨关节丸:①组成。狗脊、淫羊藿、独活、骨碎补、木香、鸡血藤、续断、熟地黄等。②功效。补肾壮骨,活血祛风。适用于强直性脊柱炎症见腰脊部刺痛,腰骶处疼痛尤甚,可上行至颈、胸椎疼痛,下肢臀腿痛,舌淡紫等。③用法用量。每次 6g,每日 3 次,用温开水送服。

(4)野木瓜片:①组成。由野木瓜提取物制成。②功效。祛风除湿,通络止痛。适用于骨性关节炎属风寒湿邪阻络者。③用法用量。本品为片剂,每次口服 3~4 片,每日 3 次。

(5)健步壮骨丸:①组成。龟甲、熟地黄、黄柏、知母、白芍、锁阳等。②功效。补益肝肾,祛风散寒,除湿通络。适用于肝肾不足,寒湿阻络之久痹,腰膝酸痛,肢软乏力,关节疼痛,阴冷加重,骨质疏松所引起的筋骨痿软者。③用法用量。每次 1 丸,每日 3 次。

(6)追风透骨丸:①组成。乌梢蛇、荆芥、防风、土鳖虫、香附、威灵仙、桂枝等。②功效。祛风通络止痛。适用于骨性关节炎属风寒湿邪阻络者。③用法用量。每次 6~9g,每日 2 次,温开水送服。

(7)骨刺消痛液:①组成。延胡索、川草乌、木瓜等。②功效。

通络止痛。适用于骨质增生所引起的疼痛,关节活动受限等。③用法用量。口服液,每次 20ml,每日 2 次。

(8)根痛平冲剂:①组成。牛膝、伸筋草、红花、没药、乳香等。②功效。活血通络止痛。适用于颈椎骨质增生,症见肩颈疼痛,活动受限,上肢麻木等。③用法用量。开水冲服,饭后服用,每次 1 包(12g),每日 2 次。

(9)骨友灵擦剂:①组成。红花、鸡血藤、川乌、威灵仙、防风、蛇蜕、延胡索、首乌、续断、冰片、陈醋、白酒等。②功效。活血化瘀,通络止痛。适用于各型骨性关节炎。③用法用量。本品为外用药,每日涂擦患处数次。

(10)七厘散:①药物组成。血竭、乳香(制)、没药(制)、红花、儿茶、冰片、人工麝香、朱砂。②功能主治。化瘀消肿,止痛止血。用于跌打损伤,瘀血阻滞及外伤所致的局部皮肤青紫,肿胀疼痛,活动受限,肢体畸形,或外伤出血;软组织损伤、脱臼、骨折、切割伤见上述证候者。③剂型规格。散剂:每瓶 1.5g,3g。还有胶囊、软膏等剂型。④用法用量。温开水或黄酒送服。1 次 1~1.5g,每日 1~3 次。外用:取适量,用白酒或开水调敷患处,或用干粉撒于伤口。⑤注意事项。方中含朱砂,不宜过量久用。孕妇禁用。肝肾功能不全者慎服。皮肤过敏者勿用。

(11)正骨水:①药物组成。九龙川、猪牙皂、买麻藤、过江龙、香樟、香加皮、海风藤、豆豉姜、羊耳菊、虎杖、草乌、木香、土鳖虫、莪术、徐长卿、降香、两面针、碎骨木、五味藤、千斤拔、朱砂根、横经席、穿壁风、鹰不扑、樟脑、薄荷脑。②功能主治。活血祛瘀,舒筋活络,消肿止痛。用于跌打损伤、骨折脱位。症见局部皮肤肿胀疼痛,活动受限,或骨折剧痛,肢体畸形,以及体育运动前后消除疲劳。③剂型规格。水剂:每瓶 12ml、30ml、45ml、88ml。④用法用量。外用。用药棉蘸药液轻搽患处;重症者用药棉浸药液湿敷患处 1h,每日 2~3 次。⑤注意事项。外用药,忌内服。孕妇慎用。方中含草乌,不可过量久用。不能搽入伤口。

（12）外用无敌膏：①药物组成。乳香、没药、红花、赤芍、苏木、重楼、三七、血竭、马钱子、木鳖子、生川乌、生草乌、细辛、冰片、八角枫、四块瓦、雪上一枝蒿、桑寄生、五香血藤、独活、透骨草、伸筋草、地黄、熟地黄、续断、土茯苓、海螵蛸、当归、白芷、猴骨、海马、三分三、黄芪、骨碎补、淫羊藿、千年健、杜仲、海风藤、刺五加、钻地风、牛膝、白术、肉桂、苍术、党参、茯苓、秦艽、仙鹤草、苦参、地肤子、鹤虱、黄连、黄芩、黄柏、大黄、金银花、威灵仙、蕲蛇。②功能主治。活血祛瘀，祛风除湿，消肿止痛，去腐生肌，清热拔毒。用于跌打损伤、风湿痹病、疖病。症见局部肿胀青紫剧痛，功能障碍，活动受限，或风寒湿痹，腰腿、关节肿痛麻木，屈伸不利，或疮疖红肿疼痛；软组织损伤、风湿性关节炎、类风湿关节炎、创伤性关节炎、骨性关节炎、毛囊炎见上述证候者。③剂型规格。黑膏药：每张 30g。④用法用量。外用。加温软化贴于患处。⑤注意事项。孕妇及哺乳期妇女禁用。方中含马钱子、生川乌、生草乌有毒药物，破损之处不宜使用。外贴引起皮肤过敏者停止使用。

（13）克伤痛搽剂：①药物组成。当归、川芎、红花、丁香、生姜、樟脑、松节油。②功能主治。活血化瘀，消肿止痛。用于跌打损伤，局部皮肤青紫瘀斑，血肿疼痛，活动受限；急性闭合性软组织损伤见上述证候者。③剂型规格。搽剂：每瓶 30ml、40ml、100ml。还有气雾剂。④用法用量。外用。适量涂擦患处并按摩至局部发热，每日 2～3 次。⑤注意事项。孕妇慎用。皮肤破损处不宜使用。乙醇过敏者忌用。

（14）骨质宁搽剂：①药物组成。云母石、枯矾、黄连。②功能主治。活血化瘀，消肿止痛。用于瘀血阻络所致的骨痹、跌打损伤。症见关节疼痛，肢体酸胀麻木，屈伸不利，或伤处局部青紫瘀斑，肿胀疼痛，功能障碍；骨质增生、骨性关节炎、软组织损伤见上述证候者。③剂型规格。搽剂：每瓶 50ml、100ml。④用法用量。外用。适量涂于患处，每日 3～5 次。⑤注意事项。擦破伤或溃疡及对本品过敏者不宜使用。

(15)祛伤消肿酊:①药物组成。连钱草、生川乌、川芎、莪术、红花、两面针、血竭、威灵仙、茅膏菜、海风藤、野木瓜、桂枝、栀子、白芷、冰片、了歌王、天南星、酢浆草、薄荷脑、樟脑。②功能主治。活血化瘀,消肿止痛。用于跌打损伤所致皮肤青紫瘀斑,肿胀疼痛,关节屈伸不利,活动受限;急性扭挫伤见上述证候者。③剂型规格。酊剂:每瓶 20ml。④用法用量。外用。用棉花蘸取药液涂擦患处,每日 3 次。⑤注意事项。孕妇禁用。对本品过敏者勿用。皮肤破损处不宜涂用。

(16)神农镇痛膏:①药物组成。三七、红花、川芎、当归、血竭、乳香、没药、重楼、土鳖虫、胆南星、石菖蒲、羌活、白芷、狗脊、防风、升麻、马钱子、熊胆粉、人工麝香、冰片、樟脑、薄荷脑、颠茄流浸膏、丁香罗勒油、水杨酸甲酯。②功能主治。活血散瘀,消肿止痛。用于跌打损伤、风湿痹病。症见伤处皮肤青红紫斑,疼痛剧烈,活动受限,或风湿痹阻,关节、腰背酸痛,遇寒加重,得热痛减,屈伸不利;软组织损伤、椎伤、风湿关节炎、类风湿关节炎见上述证候者。③剂型规格。橡胶膏:每帖 7cm×10cm。④用法用量。外用。贴患处。⑤注意事项。孕妇及风湿热痹,关节红肿热痛者慎用。皮肤过敏者及皮肤破损处不宜使用。

(17)损伤速效止痛气雾剂:①药物组成。血竭、人工麝香、乳香(醋炙)、红花、冰片、樟脑。②功能主治。活血化瘀,消肿止痛,舒筋活络,消炎生肌。用于跌打损伤、急性运动创伤,瘀血阻络所致的骨关节、肢体肿胀疼痛,活动受限,局部皮肤青紫;急性软组织损伤、骨折脱臼疼痛见上述证候者。③剂型规格。气雾剂:每瓶 20ml(内含药液 10ml)。④用法用量。外用。用时摇匀倒置,距伤处 15～30cm,揿压喷头,喷涂患处 5～10 层,每日 1～3 次。⑤注意事项。孕妇慎用。皮肤过敏者忌用。

(18)息伤乐酊:①药物组成。鸡血藤、透骨草、防风、白芷、草乌(银花、甘草炙)、三七、肉桂、大黄、血竭、红花、艾叶、地黄、紫草、辣椒、樟脑、冰片、薄荷素油、雄黄。②功能主治。活血化瘀，消肿止痛。用于跌打损伤或外感风寒湿邪痹阻所致的外伤局部青紫，瘀血不散，红肿疼痛，活动受限，或风寒湿痹，关节疼痛，遇寒加重，得热痛减，小便清长；急性闭合性软组织损伤、风湿性关节炎、类风湿关节炎见上述证候者。③剂型规格。酊剂：每瓶20ml 或 40ml。④用法用量。外用。涂擦于洗净的患处，1 次 2～5ml，每日 3～5 次；皮下瘀血肿胀严重者可用纱布浸药液，湿敷患处。⑤注意事项。外用药切忌入口。风湿热痹，关节红肿热痛者慎用。孕妇忌用。关节炎急性期、皮肤过敏者及皮肤破损处不宜使用。

(19)消肿止痛酊：①药物组成。大罗伞、小罗伞、黄藤、栀子、三棱、莪术、川芎、白芷、木香、防风、荆芥、细辛、桂枝、沉香、五加皮、徐长卿、红杜仲、薄荷脑、两面针、黄藤、樟脑。②功能主治。舒筋活络，消肿止痛。用于跌打扭伤，风湿痹病骨痛，无名肿毒及腮腺炎肿痛。③剂型规格。酊剂。④用法用量。外用：擦患处；口服：必要时饭前服用，1 次 5～10ml，每日 1～2 次。⑤注意事项。孕妇忌服，外用不宜擦腹部。皮肤破损处禁用。对酊剂过敏者勿用。

(20)跌打镇痛膏：①药物组成。土鳖虫、大黄、生草乌、马钱子(炒)、薄荷素油、薄荷脑、樟脑、冰片、降香、黄芩、黄柏、虎杖、两面针、水杨酸甲酯。②功能主治。活血止痛，散瘀消肿，祛风胜湿。用于外伤瘀血，风湿瘀阻所致的跌打损伤、风湿痹病。症见局部胀痛或刺痛拒按，或风寒湿痹，腰腿冷痛，痛有定处，肢体关节疼痛，活动受限；急慢性扭挫伤、软组织损伤、慢性腰腿痛、风湿性关节炎、类风湿关节炎见上述证候者。③剂型规格。橡胶膏：每帖 10cm×7cm 或 10cm×400cm。④用法用量。外用。贴患处。⑤注意事项。方中马钱子、草乌有毒，不可过量久用。破伤出血者不可外敷。孕妇及皮肤过敏者慎用。

(21)麝香祛痛搽剂：①药物组成。人工麝香、红花、三七、龙血竭、冰片、薄荷脑、独活、生地黄、樟脑。②功能主治。活血祛瘀,舒经活络,消肿止痛。用于跌打损伤及感受风寒湿邪,闭阻脉络所致的痹病。症见各种跌打损伤,瘀血肿痛,活动受限,以及风湿瘀阻,关节晨僵,肿胀疼痛,遇寒加重,得热痛减,屈伸不利;急性软组织损伤、风湿性关节炎、类风湿关节炎见上述证候者。③剂型规格。搽剂:每瓶 56ml。还有气雾剂。④用法用量。外用。涂搽患处后,按摩 5～10min 至患处发热,或湿敷患处,每日2～3 次。⑤注意事项。风湿热痹,关节红肿热痛及对乙醇过敏者慎用。孕妇忌用。

(22)麝香舒活灵:①药物组成。人工麝香、血竭、三七、红花、冰片、生地黄、樟脑、薄荷脑。②功能主治。活血化瘀,消肿止痛,舒筋活络。用于肌肉、筋膜、韧带损伤或关节脱位,局部瘀血肿胀,疼痛剧烈,关节活动不利;闭合性新旧软组织损伤见上述证候者。还可用于肌肉疲劳酸痛。③剂型规格。搽剂:每瓶 30ml、50ml 或 100ml。④用法用量。外用。涂擦患处并加按摩,每日1～2 次。⑤注意事项。外用药,不可内服。切忌接触溃疡和外伤创面。孕妇禁用。局部变态反应者,应停止用药。

4. 药酒治疗

(1)冯了性药酒:①原料。丁公藤 240g,麻黄 40g,桂枝、威灵仙、白芷、青蒿子各 20g,小茴香、防己、羌活、独活、五加皮各 15g,当归尾、川芎、建栀子各 12.5g,白酒 2375ml。②制作方法。将药物蒸透,与白酒共置入容器中,密封浸泡 45d 以上即成。浸泡期间,隔日振摇 1 次,或密封后置锅中隔水蒸 2～3h,再静置 1 周后可服用。③用法用量。口服:每日 2～3 次,每次 15ml。④功效主治。具有祛风湿、止痹痛的功效。适用于风湿痹痛属风邪偏重,症见筋骨、肌肉、关节疼痛,游走不定,痛处肿胀,关节屈伸不利以及肢体麻木等。⑤药方来源。引自《上海市国药业固有成方》。⑥方评。丁公藤性温,味辛,归胃经、脾经、肝经,具有祛风除湿、消肿止痛的作用。用治风湿痹痛、半身不遂、跌仆肿痛、慢性风湿性关节炎、青光眼、各种疼痛。⑦注意事项。有小毒。本品有强烈的发汗作用,虚弱者慎用,孕妇忌服。

(2)复方穿山龙酒:①原料。穿山龙、豨莶草、老鹳草各 75g,威灵仙 60g,苍术 15g,白酒 1500ml。②制作方法。将前 5 味中药捣成粗末,放入净酒坛内,加白酒 1500ml,搅拌均匀,加盖密封,浸泡 10～15d,每日摇动 1 次,加快有效成分溶出,启封后过滤,除去药渣,澄清装瓶备用。③用法用量。口服:每日 3 次,每次 20～40ml,早、中、晚各 1 次,空腹温服为宜。④功效主治。具有舒筋活络、祛风湿、止痹痛的功效。用于治疗风湿痛、关节疼痛。⑤药方来源。引自《中药制剂汇编》。⑥方评。穿山龙性温,味甘、苦,归肝经、肾经、肺经,具有活血舒筋、祛风止痛、止咳、平喘、祛痰的作用。治疗腰腿疼痛、筋骨麻木、跌打损伤、闪腰岔气、咳嗽喘息。民间用本品泡酒煎服,治疗筋骨麻木、风湿痹痛;穿山龙注射液治类风湿关节炎,近期疗效好,不良反应小;四川生物研究所用复方穿山龙冠心灵治疗冠心病、心绞痛有较好疗效。⑦注意事项。有小毒,粉碎加工时,注意防护,以免发生过敏反应。

(3)伸筋草酒:①原料。伸筋草 15g,白酒 500ml。②制作方法。将伸筋草加工碎,浸泡于白酒中,封口。置阴凉处,每日摇晃 1～2 次,7d 后过滤即成。③用法用量。口服:每日 2 次,每次 15～20ml。④功效主治。具有散寒除湿、舒筋通络的功效。主治风寒湿痹、关节疼痛、肌肤麻木等症。常饮之有舒通经络、健体强身的作用。⑤药方来源。引自《临床实用中药学》。⑥方评。伸筋草性温,味微苦、辛,归肝经、脾经、肾经,具有祛风寒、除湿消肿、舒筋活络的作用。用于风寒湿痹、关节酸痛、皮肤麻木、四肢软弱、水肿、跌打损伤。外用适量,捣敷患处。⑦注意事项。尚不明确。

(4)桑枝酒:①原料。桑枝、黑大豆、薏苡仁、十大功劳、银花、五加皮、木瓜、黄柏、蚕沙、松仁各 30g,白酒 3000ml。②制作方法。将上药捣碎,装入细纱布袋里扎紧口,放入小坛中,倒入白酒,密封浸泡 10d 以上,弃去药袋即可服用。③用法用量。口服:每日 3 次,每次 30～50ml。④功效主治。具有祛风除湿、清热通络的功效。主治湿热痹痛,症见肢体关节疼痛,痛处焮红灼热,肿胀疼痛剧烈,筋脉拘急,兼有口渴、心烦,舌红苔黄,脉滑数等症。⑤药方来源。引自《实用中医内科学》。⑥方评。桑枝性平,味苦,归肝经,具有祛风湿,通经络,行水气的作用,主治风湿痹痛,中风半身不遂,水肿脚气,肌体风痒。⑦注意事项。孕妇忌服桑枝,寒饮束肺者也不宜服。

(5)西藏雪莲药酒:①原料。雪莲花 250g,木瓜、桑寄生、党参、芡实各 25g,杜仲、当归、黄芪各 20g,独活 18g,秦艽、巴戟天、补骨脂各 12g,黄柏、香附各 10g,五味子、鹿茸各 8g,冰糖 750g,白酒 7500ml。②制作方法。将上述药材共研为粗末,与白酒一起置入容器中,密封浸泡 25～30d,过滤去渣后,加入冰糖,搅拌至溶解后,过滤去渣,即可使用。③用法用量。口服:每次服用 15～20ml,每日早、晚各服用 1 次。④功效主治。具有祛风除湿、养血生精、补肾强身的功效。用于治疗风湿性关节疼痛,伴见腰膝酸软、目眩耳鸣、月经不调。⑤药方来源。引自《古今名方》。⑥方评。芡实性寒,味甘、咸,归心经、肝经,凉血、活血、解毒透疹。用治血热毒盛、斑疹紫黑、麻疹不透、疮疡、湿疹、水火烫伤。⑦注意事项。脾胃虚寒便溏者慎服。

(6)百药长寿酒:①原料。当归、白芍、白术、茯苓、牛膝、杜仲、破故纸、茴香、五味子、陈皮、半夏、苍术、厚朴、枳壳、香附、官桂、羌活、独活、白芷、防风、乌药、秦艽、川草薢、晚蚕沙、干姜各 30g,川芎 15g,怀地黄、枸杞子、干茄根各 120g,天冬、麦冬、何首乌各 60g,砂仁 1.5g,红枣 500g,烧酒 3000ml。②制作方法。将上述前 34 味药材捣为粗末,装入布袋,悬于酒坛中,加入白烧酒,密封浸泡 15d,即可使用。浸酒后的药酒,可晒干研成末,制成药丸服用。③用法用量。口服:每次服用 15～30ml,日服 3 次。④功效主治。具有补肝肾、和脾胃、祛风湿、活血通络的功效,用于治疗肝肾不足、脾胃不和、风湿痹阻经络等所引起的身体虚弱、腰膝无力、食少腹满、胸闷恶心、筋骨疼痛等症。⑤药方来源。引自《摄生秘剖》。

(7)定风酒(二):①原料。当归、天冬各 60g,五加皮、麦冬、怀牛膝、川芎、熟地黄、生地黄、秦艽各 30g,桂枝 20g,蜂蜜、白糖各 100g,米醋 50ml,白酒 2500ml。②制作方法。将诸药粉碎成粗末,放入净容器中加白酒 2500ml,待药末浸透加入蜂蜜、白糖、米醋,加盖密封,放阴凉处浸泡 2～3 周,经常摇动促进中药成分溶出,启封后过滤除去药渣,澄清装瓶备用。③用法用量。口服:每天早晚各 1 次,每次空腹饮服 20～30ml。④功效主治。具有滋补肝肾、益精血、壮筋骨、祛风湿的功效。用于治疗肝肾亏虚所致的腰腿无力、肢体麻木、筋骨疼痛等症。⑤药方来源。引自《随息居饮食谱》。⑥方评。天冬性寒,味甘、苦,归肺经、肾经,具有养阴润燥、润肺生津的作用。用治肺热干咳、顿咳痰黏、咽干口渴、肠燥便秘。⑦注意事项。虚寒泄泻及风寒咳嗽者禁服。

(8)丹参石斛酒:①原料。丹参、川芎、杜仲、白茯苓、防风、白术、党参、桂心、五味子、陈皮、黄芪、没药、当归各 30g,石斛 60g,干姜、牛膝各 45g,炙甘草 15g,白酒 2000ml。②制作方法。将上述前 17 味药材捣为粗末,装入布袋,置于容器中。加入白酒。密封浸泡 7d 后,过滤去渣,即可使用。③用法用量。口服:每次饭前温服 20ml,日服 2 次。④功效主治。具有补虚祛邪、活血通络、止痛的功效。用于治疗脚气痹弱、筋骨疼痛等。⑤药方来源。引自《药酒汇编》。⑥方评。五味子性温,味酸、甘,归肺经、心经、肾经,具有收敛固涩、益气生津、补肾宁心的作用。用治久咳虚喘、津伤口渴及消渴、自汗、盗汗、遗精、滑精、久泻不止、心悸、失眠、多梦及慢性肝炎转氨酶升高者等。陈皮味辛、味苦,性温,归脾经、肺经,理气开胃、燥湿化痰,治脾胃病。用治胸脘胀满、食少呕吐、咳嗽痰多。⑦注意事项。凡表邪未解,内有实热,咳嗽初起,麻疹初期,阴虚燥咳,咯血、吐血或内有实热者慎用。均不宜用。

(9)复方鸡血藤酒:①原料。鸡血藤 120g,川牛膝、桑寄生各 60g,白酒 1500ml。②制作方法。将上述药材共研为粗末,装入布袋,扎紧袋口,加入白酒浸泡,14d 后取出药袋,压榨取液,并将药液与药酒混合,静置,过滤去渣后,即可使用。③用法用量。口服:每次 20ml,日服 2 次。④功效主治。具有养血活血、舒筋通络的功效。用于治疗筋骨不舒疼痛、腰膝冷痛、跌打损伤、风寒湿痹、手足麻木、坐骨神经痛。⑤药方来源。引自《民间百病良方》。⑥方评。鸡血藤性温,味苦、甘,归肝经、肾经,具有补血、活血、通络的作用。用治月经不调、血虚萎黄、麻木瘫痪、风湿痹痛。桑寄生味苦、甘,性平,归肝经、肾经,具有补肝肾、强筋骨、祛风湿、安胎元的作用。用治风湿痹痛、腰膝酸软、筋骨无力、崩漏经多、妊娠漏血、胎动不安、高血压。⑦注意事项。尚不明确。

(10)三花药酒:①原料。当归 25g,人参、桑寄生、白芍、木瓜、茯苓、钩藤、红枣、桂圆肉各 30g,防风、川芎、桂尖、炙甘草、秦艽各 15g,川牛膝、白术、苍术各 18g,熟地黄 60g,白酒 1500ml。②制作方法。将上述前 18 味药材捣碎,置于容器中,加入白酒,密封浸泡 30d,过滤去渣后,即可使用。③用法用量。口服:每次 30～60ml,每日早、晚各服用 1 次。④功效主治。具有调和气血、祛风除湿、舒筋通络的功效。用于治疗风湿筋骨痛及半身不遂。⑤药方来源。引自《药酒汇编》。⑥方评。桑寄生味苦、甘,性平,归肝经、肾经,具有补肝肾、强筋骨、祛风湿、安胎元的作用。用治风湿痹痛、腰膝酸软、筋骨无力、崩漏经多、妊娠漏血、胎动不安、高血压。⑦注意事项。尚不明确。

(11)巴戟羌活酒:①原料。巴戟天、牛膝、石斛各 18g,羌活、当归、生姜各 27g,川椒 2g,白酒 1000ml。②制作方法。将诸药粉碎成粗末,放入坛中加白酒 1000ml,待药末浸透后加盖密封,浸泡经常摇动搅拌,加速中药成分溶出,2～3 周后启封,静置澄清 1 天,取清液装瓶备用。③用法用量。口服:根据酒力随时饮用,每次 15～20ml。④功效主治。具有补肝肾、祛风湿、活血通络、舒筋利关节的功效。用于治疗腹部瘀结冷痛、折伤闪挫、腰膝痹痛等症。⑤药方来源。引自《太平圣惠方》。⑥方评。巴戟天性微温，味甘、辛，归肾经、肝经，具有补肾阳，强筋骨，祛风湿的功效。用治阳痿遗精，宫冷不孕，月经不调，少腹冷痛，风湿痹痛，筋骨痿软。⑦注意事项。阴虚火旺及有湿热之证者忌服本品。

（12）车前草酒：①原料。车前草（连根）7 棵，葱白 7 棵，大枣 7 枚，白酒 500ml。②制作方法。将上述前 3 味药材洗净，切碎，晾干，置于容器中，加入白酒，密封，隔水煮至 250ml，过滤去渣后，即可使用。③用法用量。口服：每次 25～50ml，每日 3 次。④功效主治。具有利水清热、通阳解毒的功效。主治湿气腰痛。⑤药方来源。引自《本草纲目》。⑥方评。车前草性寒，味甘，归肝经、肾经、肺经、小肠经，具有清热利尿，祛痰，凉血，解毒的功效。外用鲜品适量，捣敷。用于水肿尿少，热淋涩痛，暑湿泻痢，痰热咳嗽，吐血衄血，痈肿疮毒。⑦注意事项。精滑不固者禁服。

（13）杜仲酒：①原料。杜仲 240g，丹参 240g，川芎 150g，白酒 3000ml。②制作方法。将上述前 3 味药材切碎，置于容器中，加入白酒，密封浸泡 5～7d，过滤去渣后，即可使用。③用法用量。口服：每次温服 10～30ml，日服 3 次。④功效主治。具有活血化瘀、补肾壮腰的功效。用于治疗血瘀为主，兼有肾虚腰痛，其特点是腰痛而酸，疼痛部位固定，夜间加重，或有外伤史，舌有瘀点等。⑤药方来源。引自《经心录》。⑥方评。杜仲性温，味甘，归肝经、肾经，具有补肝肾、强筋骨、安胎的功效。丹参性微寒，味苦，归心经、肝经。具有祛瘀止痛、活血调经、养心除烦、排脓生肌的功效。用治月经不调、经闭、痛经、癥瘕积聚、胸腹刺痛、心烦不眠、疮疡肿毒、宫外孕、肝脾肿大、心绞痛。煎服。⑦注意事项。月经过多而无瘀血者禁服，孕妇慎用。

（14）独活杜仲酒：①原料。独活、川芎、熟地黄各 9g，炒杜仲、当归各 18g，丹参 20g，米酒 2000ml。②制作方法。将上药加工粗碎，装入绢袋里，放入瓷瓶或坛内，加盖密封，浸渍 5～7d（急用可隔水煮半小时,保温 1h)开封,取去药袋,过滤即得。③用法用量。口服:温服。每次 20ml,不拘时,常令如醉,不能饮酒者,尽自己的酒量而饮之。④功效主治。具有祛风、散寒、利湿的功效。主治腰脚冷痹、不仁疼痛等症。⑤药方来源。引自《圣济总录》。⑥方评。独活性微温,味辛、苦,归肾经、膀胱经,祛风除湿、通痹止痛。用治风寒湿痛、腰膝疼痛、少阴伏风头痛。川芎性温,味辛。归肝经、胆经、心包经。活血行气,祛风止痛。⑦注意事项。月经过多,孕妇及出血性疾病慎服;阴虚火旺者禁服。

(15)独活当归酒:①原料。独活、杜仲、当归、川芎、熟地黄、丹参各 30g,白酒 1000ml。②制作方法。将诸药粉碎成粗末,放入净瓷坛中,加白酒 1000ml,浸透药粉,加盖密封,浸泡,经常摇动搅拌,促进有效成分溶出,2～3 周后启封,滤去药渣,澄清 1d,装瓶备用。③用法用量。口服:每日 2～3 次,每次 20～30ml 或随酒量饮用。④功效主治。具有祛风湿、活血祛瘀、舒关节、壮筋骨的功效。用于治疗风湿性腰痛。⑤药方来源。引自《圣济总录》。⑥方评。独活性微温,味辛、苦,归肾经、膀胱经,具有祛风除湿、通痹止痛的功效。用治风寒湿痛、腰膝疼痛、少阴伏风头痛。杜仲性温,味甘,归肝经、肾经,具有补肝肾、强筋骨、安胎的功效。⑦注意事项。脾胃虚寒,月经过多者慎服。

(16)独活寄生酒:①原料。独活、川牛膝、秦艽、白芍、党参各 12g,桑寄生、防风、川芎各 8g,当归、杜仲、生地黄各 20g,茯苓 16g,甘草、肉桂、细辛各 6g,白酒 600ml。②制作方法。将上述前 15 味药材捣碎,置于容器中,加入白酒,密封浸泡 14d 后,过滤去渣,即可使用。③用法用量。口服:不拘时,随量服之。④功效主治。具有益肝肾、补气血、祛风湿、止痹痛的功效。主治腰膝酸痛、肢体麻木等症。⑤药方来源。引自《药酒汇编》。⑥方评。独活性微温,味辛、苦。归肾经、膀胱经。祛风除湿、通痹止痛。用治风寒湿痛、腰膝疼痛、少阴伏风头痛。牛膝性平,味甘、微苦。归肝经、肾经。逐瘀通经、通利关节、利尿通淋。⑦注意事项。脾胃虚寒者慎服。

（17）杜仲丹参酒：①原料。杜仲、丹参各120g，川芎60g，黄酒2000ml。②制作方法。将三药共研为末，放入净瓷坛中加黄酒搅拌均匀，加盖密封，浸泡7～14d，经常摇动以促进有效成分溶出，启封过滤除尽药渣，澄清装瓶备用。③用法用量。口服：每日饮服2次，早、晚服用，每次20～30ml，也可随量饮用。④功效主治。具有补肝肾、活血通络、行气止痛的功效。用于治疗腰脊酸困、筋骨无力、足膝痿弱、小便余沥等症。⑤药方来源。引自《外台秘要》。⑥方评。杜仲性温，味甘，归肝经、肾经，具有补肝肾、强筋骨、安胎的功效。丹参性微寒，味苦，归心经、肝经，具有祛瘀止痛、活血调经、养心除烦、排脓生肌的功效。用治月经不调、经闭、痛经、癥瘕积聚、胸腹刺痛、心烦不眠、疮疡肿毒、宫外孕、肝脾肿大、心绞痛。煎服。⑦注意事项。月经过多而无瘀血者禁服，孕妇慎用。

（18）杜仲石斛酒：①原料。杜仲120g，石斛85g，牛膝15g，熟地黄150g，丹参90g，肉桂60g，白酒4000ml。②制作方法。将上述前6味药材捣碎，装入布袋，置于容器中，加入白酒，密封浸泡14d，过滤去渣后，即可使用。③用法用量。口服：每次15～25ml，每日3次。④功效主治。具有补肾阳、壮筋骨的功效。主治腰脚酸困、行走无力、筋骨痿软等症。⑤药方来源。引自《药酒汇编》。⑥方评。杜仲性温，味甘，归肝经、肾经，具有补肝肾、强筋骨、安胎的功效。肉桂性大热，味辛、甘，归肾经、脾经、心经、肝经，具有补火助阳，引火归元，散寒止痛，温通经脉的功效。⑦注意事项。阴虚火旺，里有实热，血热妄行出血及孕妇均禁服，畏赤石脂。

（19）杜仲加皮酒：①原料。杜仲、五加皮各50g，白酒1000ml。②制作方法。将上述前2味药材切碎，置于容器中，加入白酒，密封浸泡10d，过滤去渣后，即可使用。③用法用量。口服：每次10～15ml，每日2次。④功效主治。具有祛风湿、强筋骨的功效。主治风湿腰痛、风寒湿痹、腰腿酸痛等症。⑤药方来源。

引自《民间百病良方》。⑥方评。杜仲性温,味甘,归肝经、肾经,具有补肝肾、强筋骨、安胎的功效。五加皮性温,味辛、苦,归肝经、肾经,具有祛风湿、补肝肾、强筋骨的功效。属祛风湿药下分类的祛风湿强筋骨药。⑦注意事项。阴虚火旺者慎服。

(20)地胡酒:①原料。熟地黄 250g,胡麻仁 100g,薏苡仁 30g,白酒 1500ml。②制作方法。将胡麻仁蒸熟捣烂,薏苡仁捣碎,熟地黄切碎,共入布袋,置容器中,加入白酒,密封,放在阴凉处,浸泡 15d 后,开封,去掉药袋,沥干,再用细纱布过滤一遍,贮瓶备用。③用法用量。口服:每次 10~30ml,每日早、晚各服 1 次。④功效主治。具有养阴血、补肝肾、通血脉、祛风湿、强筋骨的功效。主治精血亏损、肝肾不足之腰膝软弱、筋脉拘挛、屈伸不利等症。⑤药方来源。引自《食医心鉴》。⑥方评。熟地黄性微温,味甘,归肝经、肾经,具有补血滋阴,益精填髓的功效。用于血虚萎黄,心悸怔忡,月经不调,崩漏下血,肝肾阴虚,腰膝酸软,骨蒸潮热,盗汗遗精,内热消渴,眩晕,耳鸣,须发早白。⑦注意事项。脾胃虚弱、气滞痰多、腹满便溏者禁服。

(21)海蛇药酒:①原料。海蛇(蜜炙)57.5g,过岗龙、鸡血藤、桂圆肉、枸杞子、黑老虎根、汉桃叶、菊花、两面针、当归、党参各 15g,何首乌、丁公藤、川牛膝、熟地黄、防风、巴戟天、桂枝、木瓜各 10g,半枫荷 25g,豆豉姜、川芎、陈皮各 5g,红花 7.5g,羌活、独活各 2.5g,杜仲 7g,蔗糖 50g,白酒 5000ml。②制作方法。将上述前 27 味药材捣碎,置于容器中,加入白酒,密封浸泡 60d,每 14 日搅拌 1 次。过滤后加入蔗糖,搅拌至完全溶解,静置,过滤去渣,即可使用。③用法用量。口服:每次 10~25ml,日服 2~3 次。④功效主治。具有祛风除湿、舒筋活络、强身壮骨的功效。用于治疗腰膝酸痛、肢体麻木、风寒湿痹。⑤药方来源。引自《临床验方集》。⑥方评。本方兼补肾宁心,化痰安神,用于心肾不交兼痰浊的健忘证,症见善忘无记、腰酸腿软、头晕心悸、少寐多梦、纳呆。⑦注意事项。尚不明确。

(22)核桃全蝎酒:①原料。核桃仁 9g,全蝎 2 只,黄酒 150ml。②制作方法。将上述药材焙黄并研末,加入黄酒煎沸 10min,过滤去渣,待温,即可使用。③用法用量。口服:每次 75ml,每日 2 次。④功效主治。具有补肾壮阳、通利水道的功效。主治腰部疼痛、小便淋沥不禁等症。⑤药方来源。引自《民间百病良方》。⑥方评。核桃性温,味甘,归肾经、肺经、大肠经,具有温补肺肾、定喘化痰、润肠涩精的作用。用治腰膝酸软、虚寒喘咳、遗精阳痿、大便秘结。全蝎性平,味辛,有毒,归肝经,息风镇痉、攻毒散结、通络止痛,属平肝息风药下属分类的息风止痉药。用于小儿惊风、抽搐痉挛、中风口歪、半身不遂、破伤风、风湿顽痹、偏正头痛、疮疡、瘰疬。⑦注意事项。孕妇禁用。

(23)海桐皮酒:①原料。海桐皮、牛膝、枳壳、杜仲、防风、独活、五加皮各 30g,生地黄 30g,白术 20g,薏苡仁 15g,白酒 1500ml。②制作方法。将诸药粉碎成粗末,放入净瓷坛内,加白酒 1500ml,药粉浸透后加盖密封,浸泡 2~3 周,并经常摇动搅拌,促进药性进入酒内,启封滤去药渣,澄清 1d,取清酒装瓶备用。③用法用量。口服:每天早、中、晚各 1 次,每次温热饮服 10~15ml。④功效主治。具有祛风湿、补肝肾、强筋骨的功效。用于治疗风湿痹痛、肢节疼痛无力、腰膝酸软等症。⑤药方来源。引自《风科集验方》。⑥方评。海桐皮性温,味辛。有毒,归胃经、肝经,具有祛风痰、定惊搐、解毒、散结、止痛的作用。外用生品适量捣烂,敷膏或研末以酒调敷患处。用治中风痰壅、口眼㖞斜、语言謇涩、痰厥头痛、偏正头痛、喉痹咽痛、破伤风;外治瘰疬痰核、毒蛇咬伤。⑦注意事项。血虚生风、内热生惊及孕妇慎服。血虚生风、内热生惊及孕妇慎服。

(24)枸杞巴戟酒:①原料。枸杞子、巴戟天各 30g,白酒 500ml。②制作方法。将上述药材共研为粗末,装入布袋,扎紧袋口,置于容器中,用白酒浸泡,7d 后取出药袋,压榨取液,将榨取液与药酒混合,静置过滤后,即可使用。③用法用量。口服:每次

10～15ml,每日 2 次。④功效主治。具有补益肝肾、养血明目的功效。主治肾虚腰痛、头目眩晕、视物昏花、阳痿、遗精、身体虚弱等症。⑤药方来源。引自《民间百病良方》。⑥方评。枸杞性平,味甘,归肝经、肾经,具有滋补肝肾、益精明目等功效。用治虚劳精亏、腰膝酸痛、眩晕耳鸣、内热消渴、血虚萎黄、目昏不明。巴戟天性微温,味甘、辛,归肾经、肝经,具有补肾阳,强筋骨,祛风湿的功效。用治阳痿遗精,宫冷不孕,月经不调,少腹冷痛,风湿痹痛,筋骨痿软。⑦注意事项。阴虚火旺及有湿热之证者忌服本品。

(25)蛤蚧参茸酒:①原料。蛤蚧(去头足)1 对,人参 30g,鹿茸 6g,巴戟天、桑螵蛸各 20g,肉苁蓉 30g,白酒 2000ml。②制作方法。将上述前 6 味药材切碎,装入布袋,置于容器中,加入白酒,密封,隔日振摇 1 次,浸泡 14d 后,过滤去渣,即可使用。③用法用量。口服:每次空腹温服 10ml,每日 2 次。④功效主治。具有补元气、壮肾阳、益精血、强腰膝的功效。主治肾虚腰痛、腰腿痛、神疲食少、气短喘促、失眠健忘、心悸怔忡、梦遗滑精、下肢乏力、宫寒腹痛等症。⑤药方来源。引自《临床验方集》。⑥方评。蛤蚧性平,味咸,归肺经、肾经,具有补肺益肾、纳气定喘、助阳益精的功效。用治虚喘气促、劳嗽咳血、阳痿遗精。鹿茸性温,味甘、咸,归肾经、肝经,具有壮肾阳,益精血,强筋骨,调冲任,托疮毒的功效。用治阳痿滑精,宫冷不孕,羸瘦,神疲,畏寒,眩晕耳鸣耳聋,腰脊冷痛,筋骨痿软,崩漏带下,阴疽不敛。研末冲服。⑦注意事项。外感风寒喘嗽及阳虚火旺者禁服。凡阴虚阳亢,血分有热,胃中火盛,肺有痰热及外感热病未愈者均禁服。

(26)加味养生酒:①原料。枸杞子、牛膝、山茱萸、生地黄、杜仲、菊花、白芍各 60g,五加皮、桑寄生各 120g,龙眼肉 240g,木瓜、当归各 30g,桂枝 9g,白酒 10 000ml。②制作方法。将前 13 味共制为粗末,入布袋,置容器中,加入白酒,密封,浸泡 10d 后,过滤去渣,即成。③用法用量。口服:每次 10～20ml,每日 2 次。④功效主治。具有补肾养肝、益精血、强筋骨、祛风湿的功效。主治腰膝疼痛、四肢麻木、头目眩晕、风湿痹痛等症。⑤药方来源。引自《药酒汇编》。⑥方评。木瓜性温,味酸,归肝经、脾经,具有平肝舒筋、和胃化湿的功效。属祛风湿药下属分类的祛风湿强筋骨药。用治湿痹拘挛、腰膝关节酸肿疼痛、吐泻转筋、脚气水肿出血性休克,又可治风湿性关节炎、脚癣等。⑦注意事项。下部腰膝无力,由于精血虚、真阴不足者不宜用,湿热偏盛,小便淋闭者慎服。

(27)健步酒:①原料。生羊肠 1 具、桂圆肉、沙苑子、生薏苡仁、淫羊藿、仙茅各 120g,白酒 10 000ml。②制作方法。先将羊肠洗净阴干,切成小段,其余 5 味药材加工使碎,装入布装,置于容器中,加入白酒,密封浸泡后,过滤去渣,即可使用。③用法用量。口服:每次 10~15ml,每日 2 次。④功效主治。具有补肾壮阳、理虚健脾、散寒除湿的功效。主治脾肾虚损,偏于肾阳不振的腰膝无力,肚腹小温,性欲减退及风湿痹痛,关节拘挛,不思饮食,健忘失眠等症。⑤药方来源。引自《药酒汇编》。⑥方评。沙苑子性平,味甘,归肝经、肾经、大肠经,具有补肝肾、益精血、润肠燥的功效。属补虚药下属分类的补血药。用治头晕眼花、耳鸣耳聋、须发早白、病后脱发、肠燥便秘、肝肾不足、风痹、瘫痪、妇人乳少。仙茅性热,味辛,归肾经、肝经、脾经,具有补肾阳、强筋骨、祛寒湿的功效。用治阳痿精冷、小便失禁、崩漏、心腹冷痛、腰脚冷痹、痈疽、瘰疬等。⑦注意事项。相火炽盛,阳强易举者忌服。

(28)巨胜酒:①原料。黑芝麻、薏苡仁各 300g,生地黄 480g,白酒 1500ml。②制作方法。将黑芝麻炒香,薏苡仁炒至略黄,将此 2 味并捣烂,与切碎的生地黄共入布袋,置容器中,加入白酒,密封,浸泡 10d 后,过滤去渣,即成。③用法用量。口服:每次 20ml,每日 2 次。④功效主治。具有补肝肾、润五脏、填精髓、祛湿气的功效。主治风虚痹弱、腰膝疼痛、神经衰弱、健忘、须发早白等症。⑤药方来源。引自《药酒汇编》。⑥方评。黑芝麻性平,味甘,归肝经、肾经、大肠经,具有补肝肾、益精血、润肠燥的功效。

用治头晕眼花、耳鸣耳聋、须发早白、病后脱发、肠燥便秘、肝肾不足、风痹、瘫痪、妇人乳少。⑦注意事项。脾胃虚寒便溏者慎服。

(29)千年健酒:①原料。千年健 100g,白酒 1000ml。②制作方法。将千年健加工成粗末,放入酒坛中加白酒搅拌均匀润湿,加盖密封,于阴凉处浸泡 7~10d,可开盖搅拌数次,滤去药渣,澄清装瓶备用。③用法用量。口服:每日 2 次,早、晚每次各服 15~20ml。④功效主治。具有祛风除湿、强筋壮骨、止痹痛的功效。用于治疗风湿痹痛、腰膝冷痛、筋骨无力、下肢拘挛麻木等症,适宜老年人饮用。⑤药方来源。引自《临床实用中药学》。⑥方评。千年健性温,味苦、辛,归肝经、肾经,具有祛风湿、健筋骨的功效。属祛风湿药下属分类的祛风湿强筋骨药。用治风寒湿痹、腰膝冷痛、下肢拘挛麻木。外敷适量,用治中风关节肿痛、慢性盆腔炎、骨折愈合迟缓。⑦注意事项。脾胃虚寒便溏者慎服。

(30)秦巴杜仲酒:①原料。杜仲、枸杞子、杜仲叶各 20g,牛膝、菟丝子、制何首乌、当归、茯苓、补骨脂(制)各 15g,白酒 1500ml。②制作方法。将上述药材共研为粗末,装入布袋,扎紧袋口,置于容器中,用白酒浸泡,7d 后取出药袋,压榨取液,将榨得的药液与药酒混合,静置过滤后,即可使用。③用法用量。口服:每次 10ml,每日 2~3 次。④功效主治。具有补益肝肾、强健筋骨的功效。主治肝肾不足、腰膝酸软无力、肾虚腰痛等症。⑤药方来源。引自《民间百病良方》。⑥方评。杜仲性温,味甘,归肝经、肾经,具有补肝肾、强筋骨、安胎的功效。菟丝子性平,味辛、甘,归肝经、肾经、脾经,具有补肾益精、养肝明目的功效。属补虚药下分类的补阳药。用于肾虚腰痛,阳痿,早泄,尿浊,带下,小便频数;胎动不安,先兆流产;肝肾不足,视物昏花,视力减退。此外,本品还可用于脾虚食少,大便不实,常与白术、山药、茯苓、党参等同用。内服:煎汤,用量 10~15g,或入丸散。外用:炒研调敷。⑦注意事项。孕妇及月经过多者慎用。

(31)杞蓉药酒:①原料。枸杞子 90g,制首乌 45g,肉苁蓉、牛膝、茯苓、当归、补骨脂各 16g,红花 10g,麦冬、栀子各 3g,红曲 2g,白酒 2000ml。②制作方法。将红花与捣碎成末的其他中药一起放入酒坛中加白酒搅拌均匀,密封浸泡 7～10d 启封滤去药渣,澄清装瓶备用。③用法用量。口服:每日 2 次,每次 10～20ml,早晚服用。④功效主治。具有补益肝肾、固精养血的功效。用于治疗肝肾两虚所致的头晕目花、腰膝酸痛等症。⑤药方来源。引自《新编中成药》。⑥方评。枸杞性平,味甘,归肝经、肾经,具有滋补肝肾、益精明目等功效。用治虚劳精亏、腰膝酸痛、眩晕耳鸣、内热消渴、血虚萎黄、目昏不明。⑦注意事项。外感实热、脾虚泄泻者慎服。

(32)络石藤酒:①原料。络石藤、骨碎补各 60g,狗脊、生地黄、当归、薏苡仁各 30g,仙茅、萆薢、白术、黄芪、玉竹、枸杞子、山茱萸、白芍、木瓜、红花、牛膝、续断、杜仲各 15g,黄酒 3000ml。②制作方法。将红花与捣成粗末的其他中药混合一起放入瓷坛内,加黄酒搅拌均匀,密封浸泡 7～10d,滤去药渣,澄清装瓶备用。③用法用量。口服:每天 2 次,每次 15～20ml,早晚服用。④功效主治。具有补肝肾、益精血、祛风湿、舒筋通络的功效。用于治疗肝肾不足、脾虚血弱兼风湿痹阻之肢体麻木、腰膝酸软、体倦乏力等症。⑤药方来源。引自《治疗与保健药酒》。⑥方评。络石藤味苦,性微寒,归心经、肝经、肾经,具有祛风通络、凉血消肿的功效。属祛风湿药下分类祛风湿强筋骨药。外用适量,研末调敷或取鲜品捣烂敷伤处。用治风湿热痹,筋脉拘挛,腰膝酸痛,喉痹,跌仆损伤。⑦注意事项。阳虚畏寒,大便溏泻者禁服。

(33)牛膝酒:①原料。牛膝、川芎、羌活、地骨皮、五加皮各 55g,薏苡仁、海桐皮各 50g,生地黄 25g,甘草 20g,白酒 3000ml。②制作方法。将诸药加工成粗末,放入净酒坛中,加白酒 3000ml,待药粉浸透加盖密封,浸泡并经常摇动,启封,过滤去药渣装瓶备用。③用法用量。口服:每天早、中、晚各 1 次,每次 30～50ml。④功效主治。具有活血通络、祛风湿、补肝肾、壮筋骨、行气止痛的功效。用于治疗腰膝脊背痛等症。⑤药方来源。引自《普济方》。⑥方评。牛膝性平,味甘、微苦,归肝经、肾经,具有逐瘀通经、通利关节、利尿通淋等作用。地骨皮性寒,味甘,归肺经、肝经、肾经,具有凉血除蒸、清肺降火的作用。属清热药下属分类的清热凉血药。用治阴虚潮热、骨蒸盗汗、肺热咳嗽、咯血、衄血、内热消渴。⑦注意事项。脾胃虚寒者慎服。

(34)牛蒡酒:①原料。牛蒡子(微炒)75g,茵芋9g,白茯苓250g,牛膝25g,川椒、附子(炮裂、去皮脐)、生姜(炮)各50g,大豆(炒香)200g,大麻子100g,白酒2000ml。②制作方法。将上述前9味药材捣碎,装入布袋,置于瓷瓶中,加入白酒,密封浸泡7d,过滤去渣后,即可使用。③用法用量。口服:每次10～15ml,每日早、中、晚各服用1次。④功效主治。具有祛湿散寒、止痛除烦的功效。主治风寒湿气、腰间疼痛、坐卧不安等症。⑤药方来源。引自《药酒汇编》。⑥方评。牛蒡子性寒,味辛、苦,归肺经、胃经,具有疏散风热、宣肺透疹、消肿解毒的功效。用于风热感冒、咳嗽、咽喉肿痛、麻疹、荨麻疹、腮腺炎、痈肿疮毒等症;对猩红热的预防、面神经麻痹也有一定的疗效。大豆性平,味甘,归脾经、胃经、肺经,具有透邪解表,利湿解热的功效。用于暑时感冒,肢体酸重,胸闷脘痞,小便不利。⑦注意事项。无湿热者忌用。

(35)牛膝薏仁酒:①原料。牛膝、薏苡仁、酸枣仁、赤芍、制附子、炮姜、石斛、柏子仁各30g,炙甘草20g,白酒1500ml。②制作方法。将诸药捣成粗末,置于泡酒坛中加白酒搅拌均匀,加盖密封,放阴暗处浸泡7～10d,并经常摇动,促进有效成分溶出,启封滤去药渣,澄清装瓶备用。③用法用量。口服:不拘时,每次温饮15～20ml。保持常有酒气相续,勿醉。④功效主治。具有祛风除湿散寒、助肾阳、利关节、养心安神的功效。用于治疗手臂麻木不仁、腰膝冷痛、筋脉拘挛、关节不利及大便溏泄、精神萎靡等症。⑤药方来源。引自《圣济总录》。⑥方评。牛膝性平,味甘、微苦,归肝经、肾经,具有逐瘀通经、通利关节、利尿通淋等作用。酸枣仁性平,味甘、酸,归肝经、胆经、心经,具有补肝、宁心、敛汗、生津的作用。用治虚烦不眠、惊悸多梦、体虚多汗、津伤口渴。具有镇静催眠、镇静降温、抗惊厥、降压的作用。⑦注意事项。内有实邪郁火及肾虚滑泄梦遗者慎服。

(36)人参天麻酒:①原料。人参、牛膝、天麻各 15g,炙黄芪 30g,白酒 1000ml。②制作方法。将上药共研为粗末,纱布袋装,扎口,白酒浸泡 14d 后。取出药袋,压榨取液。将榨取液与药酒混合,静置,过滤后装瓶备用。③用法用量。口服:每次 10ml,每日 2～3 次。④功效主治。具有补气健脾、舒筋活络的功效。主治气虚血少、肢体麻木、筋脉拘挛或病后体虚等症。⑤药方来源。引自《临床验方集》。⑥方评。人参性温,味甘、微苦,归心经、肺经、脾经、肾经。大补元气、复脉固脱、补脾益肺、生津安神。⑦注意事项。实热证、湿热证及正气不虚者禁服。不宜与茶同服。不宜与藜芦、五灵脂同用。

(37)人参天麻药酒:①原料。天麻、川牛膝各 210g,黄芪 175g,穿山龙 700g,红花 28g,人参 40g,50°白酒 10L,蔗糖 850g。②制作方法。将前 6 味酌予碎断,置容器中,加入白酒,密封,浸泡 30～40d 后取出浸液,去渣压榨,合并滤液,加蔗糖,搅拌溶解,密封,静置 15d 以上,滤过,分装,备用。③用法用量。口服,1 次 10ml,每日 3 次。④功效主治。具有益气活血,舒筋止痛的功用。主治气血不足、关节痛、腰腿痛、四肢麻木等。⑤药方来源。引自《药酒汇编》。⑥方评。穿山龙性温,味甘、苦,归肝经、肾经、肺经,具有活血舒筋、祛风止痛、止咳、平喘、祛痰的功效。治疗腰腿疼痛、筋骨麻木、跌打损伤、闪腰岔气、咳嗽喘息。民间用本品泡酒煎服,治疗筋骨麻木、风湿痹痛;穿山龙注射液治类风湿关节炎,近期疗效好,不良反应轻;四川生物研究所用复方穿山龙冠心灵治疗冠心病、心绞痛有较好疗效。⑦注意事项。有小毒,粉碎加工时,注意防护,以免发生过敏反应。

(38)五加皮酒:①原料。五加皮 50g,当归 45g,牛膝 75g,白酒 1000ml。②制作方法。将五加皮、当归、牛膝粉碎,放入酒坛中加白酒 1000ml,加盖密封,放在阴凉处浸泡 2～5 周,经常摇动,启封,滤去药渣装瓶备用。③用法用量。口服:每日早、晚各 1 次,每次 20～30ml。④功效主治。具有祛风除湿、补肝肾、强筋骨的功效。用于治疗风湿痹痛、腰腿软而无寒热者。⑤药方来源。引自《本草纲目》。⑥方评。五加皮性温,味辛、苦,归肝经、肾经,具有祛风湿、补肝肾、强筋骨的功效。属祛风湿药下分类的祛风湿强筋骨药。⑦注意事项。阴虚火旺者慎服。

(39)三味杜仲酒:①原料。杜仲、丹参各 60g,川芎 30g,白酒 1000ml。②制作方法。将上药粉碎成粗末,放入纱布袋,置于酒坛中加白酒 1000ml,加盖密封,置阴凉处浸泡,每日摇动 1 次,经 10～15d 开封去掉药袋挤出药酒,澄清装瓶备用。③用法用量。口服:每日早、晚各 1 次,每次饮用 10～15ml,也可随餐饮用,勿过量致醉。④功效主治。具有补肝肾、强筋骨、活血行气、祛风止痛的功效。用于治疗腰脊酸困、筋骨疼痛、足膝痿弱、小便余沥等症。特别适合老年人体弱、腰膝酸困、足膝痿弱、筋骨疼痛者长期饮用。⑤药方来源。引自《外台秘要》。⑥方评。杜仲性温,味甘,归肝经、肾经,具有补肝肾、强筋骨、安胎的作用。丹参性微寒,味苦,归心经、肝经,具有祛瘀止痛、活血调经、养心除烦、排脓生肌的作用。用于治疗月经不调、经闭、痛经、癥瘕积聚、胸腹刺痛、心烦不眠、疮疡肿毒、宫外孕、肝脾肿大、心绞痛。煎服。川芎性温,味辛,归肝经、胆经、心包经,具有活血行气、祛风止痛的作用。⑦注意事项。月经过多而无瘀血者禁服,孕妇慎用。

(40)参茸蛇酒:①原料。乌梢蛇 1 条,苍术、羌活、防风各 10g,红花 8g,西洋参 3g,鹿茸 2g,白酒 500ml。②制作方法。将上述前 7 味药材洗净,沥干水分,装入布袋,置于容器中,加入白酒,密封浸泡 1 个月,过滤去渣后,即可使用。③用法用量。口服:每次 10～15ml,每天早、晚各服 1 次。④功效主治。具有疏风祛湿、舒筋活血的功效。主治风寒湿痹、腰腿疼痛、肢体麻木等症。⑤药方来源。引自《经典药酒保健方选粹》。⑥方评。乌梢蛇性平,味甘,归肝经,祛风、通络、止痉。外用适量,烧灰调敷。用治风湿顽痹、麻木拘挛、中风口眼㖞斜、半身不遂、抽搐痉挛、破伤风、麻风疥癣、瘰疬恶疮。⑦注意事项。血虚生风者慎服。

(41)腰痛酒:①原料。杜仲 15g,补骨脂、苍术、鹿角霜各 9g,白酒 500ml。②制作方法。将上述前 4 味药材研成粗粉,置于容器中,加入白酒,密封浸泡 7d,过滤去渣后,即可使用。③用法用量。口服:每次 30ml,每日早、晚各服用 1 次。④功效主治。具有温肾散寒、祛风利湿的功效。主治风湿腰痛、延年腰痛。⑤药方来源。引自《中药制剂汇编》。⑥方评。杜仲性温,味甘,归肝经、肾经,具有补肝肾、强筋骨、安胎的作用。补骨脂性温,味辛、苦,归肾经、脾经,具有温肾助阳、纳气、止泻的作用。属补虚药下属分类的补阳药。用治肾阳不足、命门火衰之腰膝冷痛、阳痿、遗精、尿频、脾肾阳虚泄泻、肾不纳气之虚喘、白癜风等。⑦注意事项。久病虚寒,尿多,便溏者禁服。

(42)苡仁防风酒:①原料。薏苡仁、杜仲各 45g,防风、牛膝、桂心、干生地黄、独活各 30g,黑豆(炒香)75g,当归、川芎、丹参、制附子各 15g,酸枣仁 5g,白酒 1800ml。②制作方法。将上述前 13 味药材捣碎,装入布袋,置于容器中,加入白酒,密封浸泡 10d,过滤去渣后,即可使用。③用法用量。口服:每次饭前温服 10～15ml,每日 3 次。④功效主治。具有补肝益肾、祛风除湿、活血通络的功效。主治腰痛或连及膝脚疼痛。⑤药方来源。引自《药酒汇编》。⑥方评。薏苡仁性凉,味甘、淡,归脾经、胃经、肺经,健脾利湿、除痹止泻、清热排脓。用治水湿停蓄之水肿、小便不利、淋浊、脚气浮肿、脾虚泄泻、湿痹筋脉拘挛、屈伸不利或痿弱无力、肺痈、咳吐脓痰、肠痈等。杜仲性温,味甘,归肝经、肾经。补肝肾、强筋骨、安胎。⑦注意事项。本品力缓,宜多服久服。脾虚无湿,大便燥结及孕妇慎用。

(43)山萸地膝酒:①原料。山茱萸、怀牛膝、熟地黄各 60g,五味子 40g,杜仲、麦冬各 30g,白酒 25 000ml。②制作方法。将上述前 6 味药材捣碎,装入布袋,置于容器中,加入白酒,密封,隔日振摇数下,浸泡 14d 后,过滤去渣,即可使用。③用法用量。口服:每次 10～20ml,每日 2 次。④功效主治。具有补肝肾、壮筋骨的功效。主治腰痛膝软、筋骨无力、头晕等症。⑤药方来源。引自《药酒汇编》。⑥方评。山茱萸性微温,味酸、涩,归肝经、肾经,补益肝肾,收涩固脱。属收涩药下属分类的固精缩尿止带药。用于眩晕耳鸣,腰膝酸痛,阳痿遗精,遗尿尿频,崩漏带下,大汗虚脱,内热消渴。⑦注意事项。命门火炽,肝阳上亢,及素有湿热,小便不利者禁服。

(44)石斛酒:①原料。石斛 24g,人参、黄芪、防风各 9g,朱砂(水飞)、炒杜仲、牛膝、五味子、茯苓、山茱萸、山药、萆薢各 12g,细辛 6g,天冬、生姜各 18g,薏苡仁、枸杞子各 100g,白酒 2000ml。②制作方法。将诸药粉碎成粗末,用白酒浸泡 7～10d,滤去药渣,澄清装瓶备用。③用法用量。口服:不拘时,随量温饮,常令有酒气相继,不得致醉。④功效主治。具有益气养阴、祛风湿、温经通络的功效。用于治疗腰腿疼痛、头面游风等症。⑤药方来源。引自《奇效良方》。⑥方评。石斛性微寒,味甘,归胃经、肾经,具有益胃生津、滋阴清热的作用。⑦注意事项。热病早期阴未伤者,湿温病未化燥者,脾胃虚寒者,均禁服。

(45)徐长卿酒:①原料。徐长卿、金果榄各 30g,杜仲 5g,黄酒 500ml。②制作方法。将上述前 3 味药材切碎,置于容器中,加入黄酒,密封浸泡 15d,过滤去渣,即可使用。③用法用量。口服:每次 30～50ml,每日 3 次。④功效主治。具有祛风湿、止痹痛的功效。主治风湿腰痛、关节痛。⑤药方来源。引自《陕甘宁青中草药选》。⑥方评。徐长卿性温,味辛,归肝经、胃经,具有祛风化湿、行气通络的作用。金果榄性寒,味苦,归肺经、大肠经,具有清热解毒、利咽、目痛的作用。⑦注意事项。脾胃虚弱以及无热毒结滞者慎服。

(46)羊肾酒:①原料。羊肾1对,仙茅、薏苡仁、沙苑子、桂圆肉、淫羊藿各30g,白酒2000ml。②制作方法。将羊肾洗净,切碎,其余5味药材捣碎,共装入布袋,置于容器中,加入白酒,盖好以文火加热30min后,离火待冷,密封浸泡7d,过滤去渣,即可使用。③用法用量。口服:每次10~25ml,日服2次。④功效主治。具有补肾温阳、安神调胃的功效。用于治疗腰酸膝冷、小腹不温、行走乏力、精神恍惚、食欲缺乏等症。⑤药方来源。引自《药酒汇编》。⑥方评。淫羊藿性温,味辛、甘,归肝经、肾经,具有补肾阳、强筋骨、祛风湿的作用。用治阳痿遗精、筋骨痿软、风湿痹痛、麻木拘挛;更年期高血压。⑦注意事项。阴虚火旺及有湿热之证者忌服本品。

(47)骨增酒:①原料。威灵仙30g,透骨草30g,杜仲30g,怀牛膝30g,丹参30g,穿山甲(代)20g,白芥子20g,50°白酒2000ml。②做法。上药共研粗末,装入纱布袋内,扎紧口。药袋置于瓷罐或玻璃瓶中,加入白酒,密封半个月(冬季20d)后服用。每次15~20ml,每日3次。以上为1个疗程的剂量,服25~30d,间隔3~5d,可进行第2个疗程。③说明。本药酒有补肝肾、通经脉、行气血、濡筋骨的作用,对促进患部充血水肿的解除及组织的修复,改善血液循环与营养状态有一定的作用,故对骨质增生的症状消除具有明显的效果。

(48)雪莲酒:①原料。雪莲60g,白酒500ml。②做法。将雪莲切碎,用细纱布袋装好,扎紧口。药袋放入酒瓶中,倒入白酒,加盖密封,置于阴凉干燥处,每日摇动数次,经7d后静置澄清,见色微红即可取饮。每日早晚各温饮10~15ml。③说明。本药酒功能壮阳散寒,祛风除湿,适用于骨性关节炎。

(49)乌梢蛇木瓜酒:①原料。乌梢蛇50g,木瓜20g,秦艽20g,当归20g,川牛膝20g,补骨脂20g,淫羊藿20g,狗脊20g,杜仲20g,地龙15g,桂枝10g,全蝎10g,白僵蚕10g,蜈蚣3条,白酒1500ml。②做法。将蛇等烘干,放坛中,冲入白酒,加盖,密封浸1

个月后,倒取酒饮用,每日 2 次,每次 30ml。③说明。本药酒适宜于骨性关节炎者,滋补肝肾,舒筋活血。

(50)仙灵杜仲酒:①原料。淫羊藿 120g,杜仲 120g,怀牛膝 120g,薏苡仁 250g,白酒 2500ml。②做法。将上药浸于白酒中,蜡封瓶口,15d 后可用。每次 30ml,早晚各 1 次。③说明。本药功能健脾益肾,养血通络,适宜于骨性关节炎,腰膝软弱,肢体倦怠,手足不温者饮用。

5. 熏洗法

(1)方法 1:全蝎 5g,蜈蚣 2 条,透骨草 20g,虎杖 20g,桂枝 10g,没药 10g,红花 10g。上药加水浸泡,用武火煎开 20min,捞出药渣后熏洗患处,每日 1 次,10 次为 1 个疗程。适宜于膝骨性关节炎者。

(2)方法 2:艾叶 30g,伸筋草 20g,五加皮 20g,木瓜 15g,当归 15g,羌活 10g,防风 10g,地龙 10g,生川乌 3g,土鳖虫 3g。上药加水浸泡 30min 后,用武火煎开 20min,捞出药渣后熏洗患处,每日 1 次。适用于手骨性关节炎者熏洗。

(3)方法 3:黄芪 20g,当归 20g,皂角刺 15g,制川乌 6g,炙甘草 6g。上药加水浸泡,用武火煎开 20min,捞出药渣后熏洗患处,每日 1 次。适用于跟骨骨刺者。

6. 贴敷法

(1)方法 1:透骨草 15g,生地黄 15g,五加皮 15g,山楂 15g,当归 12g,赤芍 12g,红花 10g,羌活 10g,独活 10g,防风 10g,五味子 6g,炮附子 6g。上药共研细末,用醋调成糊状,贴敷患处,隔日 1 次。适用于髋骨性关节炎者。

(2)方法 2:姜黄 15g,赤芍 12g,山栀 10g,白芷 10g,炮山甲 6g,冰片 6g。上药共研细末,用醋调成糊状,贴敷患处,隔日 1 次。适宜于手骨性关节炎者采用。

(3)方法 3:当归 20g,川芎 15g,乳香 15g,没药 10g,山栀 10g。上药共研细末,用醋调成糊状,贴敷患处,隔日 1 次。适宜于膝骨性关节炎者采用。

7. **发泡法** 鲜毛茛 50g,鲜威灵仙 50g,斑蝥 1 只。上药洗净切碎,捣烂如泥,制成绿豆大小的圆粒,敷贴在选定的病点皮肤上,然后用普通膏药或胶布固定,24h 后揭开。敷贴过程中,如果感到灼痛难忍,可及时揭开。采用本法可出现局部有"银杏"样大或"豆粒"样大的微黄色水疱,水疱可任其吸收,亦可用消毒针头刺破,流尽疱液,外涂甲紫或纱布固定,4~7d 自然结痂脱落。

8. **熨摩法** 两面针 30g,海风藤 20g,乳香 15g,独活 15g,苍术 15g,木瓜 15g,姜黄 12g,当归 12g,川芎 12g,秦艽 10g,防风 10g,山栀 10g,桂枝 10g,红花 10g,泽泻 10g,大黄 10g,川草乌 6g,北细辛 3g,没药 10g。将上药切碎后混匀,分成 2 等份,分装布袋内,扎紧袋口,用水浸透后取出,沥干水分,放入蒸笼内蒸热,再用药袋在患处快速拍打,每日 1 次,每次 10~15min。采用本法,能使药效渗透筋骨,对骨性关节炎起到治疗作用。

9. **药锤法** 威灵仙 20g,樟脑 15g,当归 12g,红花 10g,肉桂 5g,制马钱子 5g,生川乌 5g,生草乌 5g,75% 乙醇 500ml。先将前 7 味药(除樟脑外)研为细末,第 1 次加乙醇 350ml,浸泡 7d 以上,每日振摇 1 次,用纱布过滤,药渣再加乙醇 150ml,浸泡 5d,加压挤尽醇液,静置 1d,滤取清液,最后合并 2 次滤液,加入樟脑即成。用 4cm×11cm 的软质木作锤头,一头为平面,一头为钝尖型,磨光即可。再以 2cm×3cm 的圆棍作锤柄,锤柄楔入锤头 6.5cm 处钉好粘牢即可。用时涂药液于痛点,再用木槌锤击,锤尖垂直向下,从中心开始,逐渐扩展为 2~4cm,每处锤击 1~2min,每分钟锤击 100 次左右,以患者感到疼痛而又能耐受为度。骨性关节炎病症经久反复发作者,可以试用。

(六)自然疗法

1. **按摩** 按摩具有镇痛,改善血液、淋巴循环及松解粘连作用,故对骨性关节炎有较好的疗效。但需根据病情部位分别采用不同的按摩方法。

(1)膝关节按摩:在患侧关节周围采用捏拿的方法,以广泛放松关节的韧带、肌肉等软组织。点按患侧膝关节周围的疼痛点或膝眼穴 1~2min。

(2)腰背部按摩:双手握虚拳,用力敲打腰背部,每日数次,每次 5~10min。此外,还可练习倒着走路,即在平坦的马路上或宽敞的庭院里倒着走路。

(3)足跟按摩:先在足跟部按压,找到压痛点,用木槌对准压痛点轻轻敲打 3~5 次,用力要适当,再在压痛点的周围轻轻敲打,并反复揉搓足跟及小腿肚。每周治疗 2 次,再配合用热水烫脚,效果更好。

(4)手指按摩:双手互相按揉,每次按揉 30min,每日 1 次,按揉应用力,局部可有酸胀感和发热感。

2. 针灸法　主要针对膝骨性关节炎进行针灸治疗。

(1)方法 1:取穴鹤顶、犊鼻、内膝眼、血海、足三里、阳陵泉、太溪、太冲。患者仰卧位,微屈膝,穴位常规消毒后用 1.5~2 寸毫针刺入,平补平泻,留针 30min。每日治疗 1 次,10 次为 1 个疗程。可使局部气血通畅,关节通利。

(2)方法 2:取穴内膝眼、犊鼻、阳陵泉、阴陵泉。用直径为0.30mm、长为 125mm 规格的毫针,自犊鼻进针向内膝眼方向透刺,进针 40~50mm,膝关节局部可有酸胀感;由阳陵泉直刺进针,向阴陵泉方向透刺,进针 75~100mm,局部酸胀感或有麻电感向足部放射。隔日治疗 1 次,7 次为 1 疗程,疗程间休息 3d。对患膝具有良好的中枢和周围镇痛作用,可使患膝的症状得以缓解,功能得以改善。

(3)方法 3:取患病关节的膝眼、梁丘、血海、阳陵泉及阿是穴。采用火针用疾刺法,不留针。隔 2d 灸 1 次,10 次为 1 个疗程。若膝关节周围有积液,用火针刺后拔罐吸液,连拔 2 次,每次 15min,使积液排出。可温通经络,改善血液循环,减低压力,使疼痛好转。

3. 拔罐法　主要针对膝关节痛,膝部疼痛拔膝关节周围,配合内外膝眼、阴陵泉、血海、委中。用中小型火罐,每次拔罐5～10个。

4. 保健操

(1)慢步行走:全身放松,缓慢步行,高抬大腿,同时双臂或单臂高抬,腿落下,同时臂放下,如此交替反复进行。

慢步行走时,应松肩垂肘,含胸拔背,不可偻背、耸肩、抬肘;应松腰塌胯,尾闾内收,似有托起小腹之意,使上体和头部能保持上下一条直线,不可形成弯腰或凸臀。为了加大运动量,腿可始终保持微屈。

(2)踢腿行走:自然站立,两手叉腰,左大腿提起,用左足大趾点地,同时右腿微蹲,支持全身体重。

然后,左腿伸直向前方踢出,左足掌离地20cm。左足尖上翘,左足向前方蹬出,接着恢复原来左足背与左腿成直线的姿势,再用脚掌向内、外各转1圈,然后左足尖上翘。左足落地,左大腿顺势向前,右腿伸直,向前跨一步,与左腿看齐。

再自然站立,两手叉腰,右大腿提起,用右足大趾点地,同时左腿微蹲,支持全身体重。

然后,右腿伸直向前方踢出,右足掌离地20cm。右足尖上翘,右足向前方蹬出,接着恢复原来右足背与右腿成直线的姿势,再用脚掌向内、外各转1圈,然后右足尖上翘。右足落地,右大腿顺势向前,左腿伸直,向前跨一步,与右腿看齐。

如此左右交替,一步步往前走,次数可灵活掌握。